妇产科诊疗与临床儿科学

王合丽　等/主编

天津出版传媒集团
天津科学技术出版社

图书在版编目（CIP）数据

妇产科诊疗与临床儿科学 / 王合丽等主编. -- 天津：天津科学技术出版社，2024. 3

ISBN 978-7-5742-1836-9

Ⅰ. ①妇… Ⅱ. ①王… Ⅲ. ①妇产科病－诊疗②儿科学 Ⅳ. ①R71②R72

中国国家版本馆CIP数据核字(2024)第054977号

妇产科诊疗与临床儿科学

FUCHANKE ZHENLIAO YU LINCHUANG ERKEXUE

责任编辑：梁　旭

责任印制：兰　毅

出　　版：天津出版传媒集团 / 天津科学技术出版社

地　　址：天津市西康路 35 号

邮　　编：300051

电　　话：(022) 23332377

网　　址：www.tjkjcbs.com.cn

发　　行：新华书店经销

印　　刷：山东道克图文快印有限公司

开本 787×1092　1/16　印张 12.5　字数 270 000

2024 年 3 月第 1 版第 1 次印刷

定价：79.00 元

编 委 会

主　编　王合丽（临沂市人民医院）

张同梅（山东省枣庄市中医医院〈北京中医药大学枣庄医院〉）

宫恩香（诸城市中医医院）

饶晓萌（茌平区人民医院）

张爱华（昌邑市妇幼保健院）

孙淑芳（德州市武城县人民医院）

目　录

第一章　女性生殖系统炎症

第一节　外阴及阴道炎

外阴炎主要指外阴的皮肤与黏膜的炎症。女性外阴皮肤比较薄，外阴部暴露于外，又与阴道、尿道、肛门毗邻，经常受阴道分泌物、月经血、尿液和粪便的刺激，使外阴比较湿润，容易感染产生炎症。各种病原微生物如病毒、细菌、真菌、原虫等都可以引起女性外阴的炎症。婴幼儿和老年人由于生理上的特点，外阴部也容易产生炎性变化。按发病原因外阴炎可分为特异性和非特异性两大类。特异性外阴炎将在阴道炎中介绍，现在讨论非特异性外阴炎。

一、非特异性外阴炎

由一般化脓性细菌引起的外阴炎称为非特异性外阴炎，多为混合性细菌感染，常见的病原菌有金黄色葡萄球菌、乙型溶血性链球菌、大肠埃希菌、变形杆菌、厌氧菌等。临床上可分为单纯性外阴炎、毛囊炎、外阴脓疱病、外阴疖病、蜂窝织炎及汗腺炎等。

1.单纯性外阴炎

单纯性外阴炎症是指外阴部皮肤在各种致病因子的作用下，外阴部皮肤黏膜组织发生的非特异性炎症。

(1)病因：主要的致病因素是单纯的细菌感染。常见的细菌有大肠埃希菌、类白喉杆菌、金黄色葡萄球菌和溶血性链球菌。宫颈或阴道发炎时，阴道分泌物流出，刺激外阴可引起外阴炎；穿着透气性差的化纤内裤，外阴皮肤经常湿润或糖尿病、尿瘘、粪瘘患者外阴长期被尿液、大便浸渍均可继发感染而导致外阴炎。

(2)临床表现：炎症多发生于小阴唇内、外侧及大阴唇，甚至整个外阴部。急性期主要表现为外阴充血、水肿、糜烂，患者有灼热感、疼痛、瘙痒、行走困难等，严重者可以发生湿疹、溃疡或脓疱，甚至蜂窝织炎，有时可伴有腹股沟淋巴结肿大、压痛。慢性患者，由于长期刺激，可出现皮肤增厚、粗糙、皲裂，有时呈苔藓化或色素减退。

(3)治疗

①去除病因：急性期应卧床休息，避免性生活，停用引起外阴部激惹的外用药品，积极治疗宫颈炎、阴道炎；保持外阴部的清洁、干燥，改穿棉质透气的内裤；有尿瘘或粪瘘的患者行修补术；糖尿病尿液引起的外阴炎则应治疗糖尿病。

②局部治疗：1∶5000 高锰酸钾溶液坐浴，每次 15～30min，每日 2～3 次。坐浴后局部涂

金霉素或1%硫酸新霉素软膏，或可的松软膏等。

③物理疗法：非特异性外阴炎可用物理治疗，如红外线疗法，急性期控制后隔日照射1次，直至痊愈；超短波疗法，无热量每次5～6min，每日1次，炎症逐渐控制后可改用微热量，每日1次，每次5～8min；微波治疗，每次5～10min，每日或隔日1次。对亚急性或慢性采用超短波治疗，隔日1次；红外线疗法，每次20～30min，每日1次，8～12次为1个疗程。同时行1：5000高锰酸钾溶液坐浴，水温40℃左右，每次15～30min，5～10次为1个疗程，均有一定的疗效。

2.外阴毛囊炎

(1)病因：为细菌侵犯毛囊及其所属皮脂腺引起的急性化脓性感染。病原体为金黄色葡萄球菌、表皮葡萄球菌及白色葡萄球菌。多见于手术前备皮之后。当全身抵抗力下降，外阴局部不洁或肥胖表皮摩擦受损均可诱发此病。

(2)临床表现：毛囊口周围红肿、疼痛，毛囊口有白色脓头，中央有毛发通过。脓头逐渐增大，呈锥形隆起，数日后结节中央组织坏死变软，出现黄色小脓栓，再过数日脓栓脱落，排出脓液，炎症逐渐消退，但常反复发作。

(3)治疗

①保持外阴清洁，勤换内裤，勤洗外阴，避免进食辛辣食物或饮酒。

②病变较广泛时，可口服头孢类、大环内酯类抗生素。已有脓疱者，可用消毒针刺破，并局部涂1%新霉素软膏或2%的莫匹罗星软膏，亦可涂2%的碘酊或1%的甲紫。

3.外阴疖病

(1)病因：由金黄色葡萄球菌或白色葡萄球菌引起。

(2)临床表现：开始时毛囊口周围皮肤轻度充血，逐渐形成高于周围皮肤的紫红色硬结，皮肤表面紧张，有压痛，硬结边缘不清楚，称为外阴疖病。常伴腹股沟淋巴结肿大，以后疖肿中央变软，表面皮肤变薄，并有波动感，继而中央顶端出现黄白色点，不久溃破，脓液排出后，疼痛减轻，红肿消失，逐渐愈合。

(3)治疗：保持外阴清洁，早期用1：5000高锰酸钾溶液坐浴后涂敷抗生素软膏，以促使炎症消散或局限化，亦可用红外线照射以促使疖肿软化。有明显炎症或发热者应口服抗生素，有人主张用青霉素10万～40万U加入0.5%普鲁卡因10～20mL做封闭治疗，封闭时应在疖边缘外2～3cm处注射。当疖肿变软，有波动感时，应切开引流。切口要适当大，以便脓液及坏死组织能顺利排出。但切忌挤压，以免炎症扩散。

4.外阴急性蜂窝织炎

(1)病因：为外阴皮下、筋膜下肌间隙或深部蜂窝组织的一种急性弥漫性炎症。致病菌以溶血性链球菌为主，其次为金黄色葡萄球菌及厌氧菌。炎症由皮肤或软组织损伤引起。

(2)临床表现：特点是病变不易局限化，迅速扩散，与正常组织无明显界限。浅部的急性蜂窝织炎局部明显红肿、剧痛，并向四周扩大，病变中央常因缺血坏死。深部的蜂窝织炎，局部红肿不明显，只有局部水肿和深部压痛，疼痛较轻，但病情较严重，有高热、寒战、头痛、全身乏力、白细胞计数升高，压迫局部有捻发音。蜂窝组织和筋膜有坏死，以后可有进行性皮肤坏死，脓液恶臭。

(3)治疗：早期采用头孢类或青霉素类抗生素口服或静脉滴注。局部可采用热敷或中药外敷，若不能控制，应作广泛多处切开引流(切忌过早引流)，切除坏死组织，伤口用3%过氧化氢溶液冲洗和湿敷。

5.外阴汗腺炎

(1)病因：常见病原菌是金黄色葡萄球菌、大肠埃希菌、链球菌、变形杆菌、假单孢菌等。多发生于青春期后和生育年龄的患者，外阴部汗腺分泌旺盛，分泌物黏稠，加上致病菌的感染，使腺管堵塞，导致外阴汗腺炎。有痤疮的患者容易罹患本症，且常反复发作。

(2)临床表现：外阴部有多个有压痛的红色肿块，以后软化，化脓后会穿破。如果未经治疗或治疗不彻底，会继续感染、发作。表现为在原处或其他好发部位，每隔一段时间就出现相同的感染，严重时会形成窦道或瘢痕。

(3)治疗：保持外阴清洁，教育子女了解外阴清洁的重要性，避免穿化纤面料内裤。早期治疗可用1∶5000高锰酸钾溶液温热坐浴，每日2～3次。外阴清洁保持干爽，严重时口服或肌内注射抗生素，形成脓疱时切开排脓。反复感染有瘢痕或窦道形成的患者，可以考虑切除瘢痕或窦道。

二、假丝酵母菌性外阴炎

假丝酵母菌性外阴炎是指假丝酵母菌在女性外阴部生长、繁殖并引起外阴的皮肤产生的炎症。既往将这类疾病都称为霉菌性外阴炎，但这类病原菌的新名称是真菌，故使用真菌性外阴炎或假丝酵母菌性外阴炎较合适。

1.病因

病原菌基本上都是寄居于阴道或肠道内的白假丝酵母菌或光滑假丝酵母菌，外阴的病变与阴道的病变常常同时存在，所以经常称为外阴阴道假丝酵母菌病。

2.临床表现

假丝酵母菌性外阴炎的最常见症状是白带增多，外阴及阴道内有烧灼感，伴有严重的瘙痒以及性交疼痛。体格检查时发现外阴皮肤湿润，常常有抓痕，并有成群存在的小丘疹、水疱或湿疹样糜烂。皮损多见于大阴唇之间及阴蒂部，个别患者有溃疡形成。患者的瘙痒症状往往比较严重，影响工作和睡眠，有时亦可伴有尿频、尿痛等症状。

3.诊断

将白带在显微镜下进行检查，发现真菌孢子和假菌丝即可确诊。对可疑患者，应行真菌培养。

4.治疗

外阴单纯的真菌感染以局部治疗为主。口服咪唑类抗真菌药效果较好。局部可使用达克宁霜或1%甲紫外涂。合并有假丝酵母菌性阴道炎的患者主要应治疗阴道炎。久治不愈者，应检查血糖以排除糖尿病。

三、婴幼儿外阴炎

1.病因

婴幼儿外阴皮肤特别嫩、薄，自我防护功能不健全，且常有尿液浸泡，加上护理不当，很容易感染，产生婴幼儿外阴炎。最常见的细菌是化脓性球菌、链球菌、大肠埃希菌、白喉杆菌以及淋球菌、假丝酵母菌、滴虫或蛲虫等，常通过母亲或其他护理人员的手、衣物、浴盆、浴巾等传播；亦可由于卫生习惯不良，外阴不洁，或外阴部因蛲虫引起瘙痒而抓伤等导致侵入而发生炎症。

2.临床表现

主要表现为患儿外阴部皮肤红肿、疼痛、瘙痒，分泌物较多，致使婴幼儿烦躁不安及哭闹。检查可见外阴、阴蒂部红肿，尿道口或阴道口充血、水肿或破溃，严重时可致小阴唇粘连。因阴唇粘连覆盖尿道口，尿液由粘连部上方或下方裂隙排出，婴幼儿排尿时因尿液刺激致使疼痛加重而哭闹。如果检查不仔细，会误诊为泌尿生殖道畸形。用棉签取分泌物做涂片和细菌培养有助于诊断。

3.治疗

(1)注意卫生，不穿开裆裤，减少外阴受污染机会。婴幼儿大小便后要清洗外阴，避免使用刺激性强的肥皂。外阴清洁后可局部采用婴儿浴粉或氧化锌(锌氧粉)，以保持外阴干燥。

(2)清水清洗外阴后，局部使用抗生素软膏或眼膏涂抹。对于年龄稍大的幼儿，可以使用1∶10 000的高锰酸钾稀释液坐浴。要注意幼儿外阴部皮肤非常薄嫩，所以高锰酸钾溶液要非常淡，并向家属交代，配制时一定要在所有高锰酸钾颗粒全部溶解后方可坐浴，以免高浓度的药液或未完全溶解的高锰酸钾颗粒灼伤皮肤。坐浴后擦干外阴，可选用下列药物涂敷：40%的紫草油纱布；炉甘石洗剂；15%的氧化锌；瘙痒明显者可用10%氢化可的松软膏。

(3)阴唇粘连时，使用碘伏消毒后，可用两大拇指将两侧阴唇向外、向下轻轻按压促使粘连分离。分离后的创面每日涂擦40%的紫草油或凡士林软膏，以免再度粘连，直至上皮完全长好为止。如果粘连比较紧，难以分离的话，可以局部使用雌激素软膏(倍美力软膏)，涂抹10～14d，使局部上皮增生，粘连会自行分离。一般不主张使用手术分离，因为手术所导致的创伤，可以使局部再次发生粘连。如长期不愈合可换用抗生素软膏涂抹。

四、老年性阴道炎

1.病因

老年性阴道炎常见于绝经前、后的妇女。老年妇女由于卵巢功能衰竭，雌激素水平降低，阴道壁的弹性组织减少，阴道黏膜萎缩变薄，阴道上皮内糖原含量减少，阴道内pH值上升，呈碱性，抵抗力弱，杀灭病原菌的能力降低，加之血供不足，当受到刺激或被损伤时，毛细血管容易被破坏，出现阴道不规则点状出血，如细菌侵入繁殖，可引起老年性阴道炎。此外，不注意外阴的清洁卫生，性生活频繁，营养不良，尤以 B 族维生素缺乏等也易患此病。

2.临床表现

绝经前、后阴道分泌物增多，分泌物常呈水样，由于感染的病原菌不同，分泌物可呈泡沫状、脓性，也可带有血性。患者可有下腹坠胀不适及阴道灼热感，外阴瘙痒、灼热感。炎症侵犯尿道时，可伴有尿频、排尿痛等泌尿系统症状，患者常因这些症状前来就诊。

妇科检查可见阴道黏膜萎缩，皱襞消失，上皮菲薄，阴道黏膜充血，有点状出血，严重时形成表浅溃疡。分泌物呈水样，脓性有臭味。如不及早治疗，若溃疡面相互粘连，阴道检查分离时可引起出血，粘连严重时可导致阴道闭锁。部分阴道闭锁致分泌物引流不畅，形成阴道或宫腔积脓。长期炎性刺激时可引起阴道黏膜结缔组织纤维化，致使阴道狭窄。

3.诊断

根据临床表现老年性阴道炎不难诊断，但必须除外滴虫性阴道炎或假丝酵母菌性阴道炎。妇科检查阴道红肿、溃烂者须警惕子宫恶性肿瘤及阴道癌的存在，可做局部刮片或活体组织检查以明确诊断。

4.治疗

原则上应提高机体及阴道的抵抗力，抑制细菌的生长。

(1)冲洗阴道：保持外阴清洁和干燥，分泌物多时可用 1%乳酸或 0.5%醋酸或 1∶5000 高锰酸钾溶液坐浴或冲洗阴道，每日 1 次以抑制细菌的繁殖。

(2)雌激素制剂全身给药：维尼安(尼尔雌醇)，每半个月 2.5～5mg 口服；倍美力(妊马雌酮)，每日0.625mg口服；补佳乐(戊酸雌二醇)，每日 1～2mg 口服；克龄蒙(每片含戊酸雌二醇 2mg，醋酸环丙孕酮 1mg)，每日 1 片；诺更宁(每片含雌二醇 2mg，醋酸炔诺酮 1mg)，每日 1 片。以上药物可任意选用一种。需注意在用此类药前须检查乳腺及子宫内膜，如有乳腺增生或癌，或子宫内膜增生或癌者禁用。

(3)雌激素制剂阴道局部给药：己烯雌酚 0.5mg，每晚 1 次，7d 为 1 个疗程或用倍美力阴道软膏 0.5～2g/d，7d 为 1 个疗程。

(4)抗生素软膏或粉剂阴道局部给药：冲洗阴道后，局部给甲硝唑或氟哌酸0.2g栓剂，每日 1 次，共 7～10d，放入阴道深部；也可放吡哌酸栓剂 200mg，隔日1 次，共 5～7d。亦可局部给甲硝唑、氟嗪酸、磺胺异噁唑、氯霉素局部涂抹，隔日1 次，7 次为 1 个疗程。

(5)注意营养：给高蛋白质食物，并给 B 族维生素及维生素 A，有助于阴道炎的消退。

五、婴幼儿阴道炎

1.病因

婴幼儿卵巢尚未发育，阴道细长，黏膜仅由数层立方上皮组成，阴道上皮糖原很少，阴道 pH 6.0～7.5，故对细菌的抵抗力弱；加上阴道杆菌极少，而杂菌较多，对微生物的侵犯特别敏感，极易产生婴幼儿阴道炎。婴幼儿阴道炎常与外阴炎并存，多见于 1～5 岁的幼女。80%为大肠埃希菌属感染，此外，葡萄球菌、链球菌、变形杆菌、淋球菌、滴虫、霉菌也可引起感染。年龄较大儿童阴道内异物亦常致继发性感染。

2.临床表现

主要症状为阴道口处见脓性分泌物，味臭。由于阴道分泌物刺激可导致外阴瘙痒，患者常用手指搔抓外阴，甚至哭闹不安。检查可见外阴红肿、破溃、前庭黏膜充血。慢性外阴炎可致小阴唇互相粘连；慢性阴道炎可致阴道闭锁。

3.诊断

根据症状、体征，临床诊断并不困难。应取分泌物找滴虫、霉菌或做病菌培养。应用小指做肛门检查以确定阴道内有无异物。体检时一定要轻柔、详细，最好先做一次全身的体格检查，除外慢性疾病或皮肤疾病，也可以借此机会取得患者家属和患儿的信任。检查外阴阴道时可以取膀胱截石位或胸膝位。用棉签到阴道获取分泌物标本进行病原学检查时，重要的是不要将处女膜弄破，也不要使患儿感到不适。如果分泌物不多，应该使用生理盐水棉签，在阴道壁上蘸取即可。怀疑有阴道异物时，一定要先进行肛查，或者服用一些镇静药之后再进行检查，必要时在麻醉下进行检查。

4.临床类型与治疗

(1)非特异性外阴阴道炎：最常见。治疗主要是改善卫生状态，避免刺激，保持外阴干燥。

(2)假丝酵母菌性外阴阴道炎：症状与体征和成人相似，但常常可以见到外阴和肛周有白斑或花纹。有真菌感染者应排除糖尿病或免疫功能低下等情况。确诊要依靠显微镜下发现真菌的假菌丝和孢子，或者进行真菌培养。治疗可以使用局部抗真菌药或者口服氟康唑4.5mg/kg，一次性口服。

(3)阴道异物：一旦阴道内分泌物呈脓性，有恶臭，带有血液，则要高度怀疑有阴道异物。治疗原则是无损伤地将异物取出。一般都应该在麻醉下进行。

(4)滴虫性阴道炎：临床表现与成人相似。

(5)淋球菌感染：主要引起阴道炎，少数也继发外阴炎。受到性侵犯的儿童，发生率可以高达5%～20%。绝大多数患者都是经过性传播，非性传播的患者虽然也有，但是非常罕见。因此，一旦儿童受到性侵犯，即使没有脓性分泌物，也应该常规进行细菌涂片和培养。由于淋病往往是多部位感染，所以取材时也应该多部位取材，即除了外阴阴道外，还应该在直肠、口咽等部位取材，进行培养。治疗上可以使用头孢曲松(头孢三嗪)125mg一次性肌内注射。或者口服红霉素乳剂，每日50mg/kg，每日4次，连续10～14d。

(6)衣原体感染：多数患者，没有任何症状。婴儿可经垂直传播获得感染。确诊应该主要根据阴道和直肠的分泌物培养结果。婴幼儿感染可使用红霉素进行治疗，对>8岁的儿童，可以考虑使用阿奇霉素或米诺环素(美满霉素)治疗。

(7)生殖器疱疹：发生在儿童身上的生殖器疱疹，可以由单纯疱疹病毒Ⅰ型、Ⅱ型引起，临床表现与成人的极其相似。主要通过密切接触尤其是性接触传播。围术期垂直传播引起的患者非常少见。确诊应该根据对可疑病变进行病毒培养。对于病情严重的患者，应静脉注射阿昔洛韦。

(8)尖锐湿疣:最近几年,尖锐湿疣在儿童中的发生率大幅度上升。病毒可以经过产道感染给新生儿。由于许多患者会自发消退,所以对于新发生的患者,可以先观察3～6个月的时间。对于复发患者,应该予以治疗。绝大多数小儿都无法容忍局部治疗的疼痛,所以治疗时应该使用镇静药物。最常见的治疗方法是使用激光、冷冻、电烙或微波灼除局部病变。

除对症治疗外,尚应注意:保持外阴清洁、干燥。如阴道分泌物较多,应在尿布内垫上消毒棉垫并经常更换棉垫与尿布。年龄较大的儿童不要穿开裆裤以减少摩擦。婴幼儿大小便后用1∶10 000高锰酸钾温热水冲洗外阴,年龄较大的小儿可用1∶5000高锰酸钾温热水坐浴,每日3次。外阴擦干后,可用下列药物:15%氧化锌粉、15%滑石粉、炉甘石洗剂、紫草油。瘙痒剧烈时可用制霉菌素软膏或氢化可的松软膏,外阴及阴道口可适量涂抹雌激素(倍美力)霜剂或软膏,也可口服己烯雌酚0.1mg,每晚1次,连服7d。

六、阿米巴性阴道炎

阿米巴性阴道炎常继发于肠道的阿米巴病,原发于阴道的几乎没有。由于生活条件的改善,该病已经非常罕见。肠道阿米巴滋养体随大便排出后,可以直接感染外阴和阴道。阿米巴依靠其伪足及其分泌的组织溶解酶直接侵犯阴道黏膜,造成黏膜的坏死,形成溃疡。常侵犯的部位是阴道,其次是宫颈和外阴。由于患阿米巴病的患者体质都比较虚弱,所以生殖道的继发感染较常见。

1.临床表现

主要为多量阴道分泌物,呈血性、浆液性或黄色黏液脓性,具有腥味。外阴、阴道因分泌物的刺激而有疼痛或痒感,形成溃疡时溃疡周围边缘隆起,基底呈现黄色坏死碎片,易出血,溃疡可散在或融合成片。有的患者由于阴道或宫颈结缔组织反应明显,可呈肿瘤样增生,极易误诊为恶性肿瘤或结核。外阴发生溃疡时,会有很强的刺痛感;由于常常合并有溃疡存在,所以很容易误诊为外阴癌或宫颈癌。

2.诊断

本病发病较少,但根据有腹泻或痢疾的病史,注意观察典型症状阴道有溃疡,也可做出诊断。确诊须做涂片检查找到阿米巴滋养体;阴道溃疡行活体组织病理检查,可找到阿米巴原虫。如这两项皆为阴性,可进行培养,培养法即将阴道及宫颈的分泌物做特殊培养。本法的阳性率较前两种方法为高,但需要一定的人力及技术。

鉴别诊断,须与梅毒、淋巴肉芽肿、结核等鉴别,须依靠活体组织病理检查确诊。

3.治疗

本病确诊后以全身用药为主。

(1)甲硝唑(灭滴灵):0.2～0.4g,每日3次,10～14d为1个疗程,对阿米巴原虫有杀灭作用,毒性小,疗效高,本药口服后有效血浓度可维持12h。本药也可制成片剂或栓剂,每片或每栓200mg置于阴道内,每日1次,10d为1个疗程。

(2)依米丁(盐酸吐根碱):能干扰阿米巴虫的分裂与繁殖,但不能杀灭包囊,故不能消灭其传播感染的能力。口服后常引起恶心、呕吐，故多用肌内注射药，1mg/(kg·d)，最大剂量不超过 60mg/d，分 2 次肌内深部注射，连用 6d 为 1 个疗程。本药毒性大，排泄缓慢，易发生蓄积中毒，对老、弱、孕妇、婴儿以及重症心、肾、肝疾病者不宜使用。

(3)氯喹：每日 0.6g，分 2 次服，连服 2d 后改为 0.3mg，每日 1 次，2～3 周为 1 个疗程。服药后可有食欲减退、恶心、呕吐、腹泻等反应。

(4)替硝唑：本品为抗阿米巴药，用量每次 500mg，口服，每日 4 次，3d 为 1 个疗程。服药后会发生一过性白细胞减少。

(5)奥硝唑(氯醇硝唑)：对肠内、外阿米巴疾病均有效，孕期禁用，口服每次 500mg，每日 4 次，3d 为 1 个疗程。

(6)二氯尼特：本品又称安特酰胺，能直接杀灭阿米巴原虫，对肠内、外阿米巴均有效，可与依米丁或氯喹合用。口服每日 3 次，每次 500mg，10d 为 1 个疗程。

局部用药每日冲洗阴道 1 次，用 1%乳酸或 1∶5000 高锰酸钾溶液，冲洗后擦干，用上甲硝唑 200mg，每日 1 枚，7～10d 为 1 个疗程。

第二节　盆腔炎性疾病与脓毒症

一、盆腔炎性疾病

盆腔炎性疾病(PID)是由在宫颈管内繁殖的微生物上升进入子宫内膜和输卵管引起的。PID 为一临床诊断，提示患者有上生殖道的感染和炎症。炎症可存在于上生殖道的任何一点，以急性输卵管炎、子宫内膜炎最常见。炎症可延及周围的组织器官，如卵巢、盆腔腹膜及盆腔结缔组织，重症者可导致脓毒症。

(一)病因及发病机制

本病为多发病，国外以淋菌及沙眼衣原体感染为最多，占 60%～80%，其他为厌氧菌及需氧菌多种微生物的混合感染。国内以需氧菌感染为主，但性传播疾病引起者亦有增加趋势。据报道，我国目前性传播疾病增加的速度为年平均 16.45%。

1.产后、剖宫产后及流产后

此时宫颈开放，内在及外来的细菌可沿生殖道上行，通过胎盘剥离面或残留的胎盘、胎膜、子宫切口等至子宫肌层、输卵管、卵巢及盆腔腹膜发生炎症。细菌也可经破损的黏膜、胎盘剥离面经淋巴、血行播散到盆腔。对上生殖道细菌培养的研究证明，PID 由厌氧和需氧菌多重感染造成。最近经腹腔镜取出物培养表明，50%的 PID 为多种微生物的混合感染。病原微生物包括需氧菌、厌氧菌、阴道加德纳菌，流感嗜血杆菌等，其中厌氧菌占 70%～80%。厌氧菌中以各种类杆菌及脆弱类杆菌最常见。

2.妇科手术操作

任何通过宫颈黏液屏障的手术操作均有导致盆腔感染的机会，此种感染又称医源性 PID。

常见的这类操作包括放置宫内避孕器、人工流产、输卵管通液、输卵管造影术等。其他妇科手术如宫颈糜烂电熨术，腹腔镜绝育术，人工流产穿孔，子宫切除，盆腔手术误伤肠管等也可导致盆腹腔的急性炎症，故操作时必须注意手术者的手及所用器械以及患者的严密消毒，严格掌握手术的适应证。

3.淋菌及沙眼衣原体感染

多为上行性急性感染，病原体多自尿道炎、前庭大腺炎、宫颈炎等上行至输卵管及卵巢。

4.邻近器官炎症的蔓延

邻近器官的炎症最常见者为急性阑尾炎、腹膜炎等。

5.PID的再次急性发作

PID所造成的盆腔内粘连、输卵管积水、扭曲等后遗症，易造成PID的再次急性发作，尤其是在患者免疫力低下、有不洁性交史等情况下。

6.月经期性交

经期宫颈口开放，子宫内膜剥脱面有扩张的血窦及凝血块，为细菌的上行及滋生提供了良好环境。如在月经期性交或使用不洁的月经垫，可使细菌侵入发生炎症。

（二）PID发病的高危因素

（1）受教育水平低，不讲究个人卫生。

（2）有妊娠、分娩、自然流产史者，损伤、分娩、阴道出血等可引起感染病原体扩散，发生PID。

（3）1个月内性伴数大于1人次，多个性伴增加了不洁性生活的频率。

（4）有淋病史者，本身即可引起PID，特别是有肛门及外阴淋菌者，在经期结束有15%会引起PID。

（5）初次性交年龄＜18岁。

（6）阴道有冲洗史者及经期有性交史者，易造成病原体随水流或血流进入盆腔，引发PID疾病。

（三）临床特征

因病情及病变范围大小，PID表现的症状不同。轻者可以症状轻微或无症状，重症伴脓毒症者可有发热及下腹痛。发热前可先有寒战、头痛，体温可高达39～40℃；下腹痛可与发热同时发生，为双侧下腹部剧痛，或病变部剧痛，如疼痛发生在月经期则可有月经的变化，如经量增多，经期延长；在非月经期疼痛发作则可有不规则阴道出血，白带增多，性交痛等。少数患者也可有膀胱及直肠刺激症状如尿频、尿急、腹胀、腹泻等。患者呈急性病容，脉速，口干。妇科检查见阴道充血，宫颈充血有分泌物，呈黄白色或黏液脓性，有时带恶臭；阴道穹隆有触痛，宫颈有举痛，子宫增大，压痛，活动受限，双侧附件增厚，或触及包块，下腹部剧痛常拒按，或一侧压痛，动宫颈时更明显，炎症波及腹膜时呈现腹膜刺激症状。如已发展为盆腔腹膜炎，则整个下腹部有压痛及反跳痛。

(四)诊断

过去,PID 的诊断一直基于症状和体征的三联征,包括盆腔痛、宫颈举痛和发热。现在认识到患此病的妇女其症状和体征变化很多,使得急性 PID 的诊断更加困难。重症及典型的 PID 根据病史、临床及实验室检查所见,诊断不难,但可能此部分患者仅占 PID 的 4%左右。Sweet 等报道轻到中度者占 36%,亚临床感染者占 60%,故临床上绝大多数 PID 为轻到中度及亚临床感染者。这部分患者可无明确病史,临床症状轻微,或仅表现有下腹部轻微疼痛,白带稍多,给临床诊断带来困难。所以,诊断和治疗方面的延误可能导致上生殖道炎性后遗症。研究显示因感染造成的输卵管性不孕患者,30%～75%无 PID 病史,急性 PID 有发热者仅占 30%,有下腹痛、白带多、宫颈举痛者仅占 20%。Wolner-Hanssen(1995 年)提出这类症状不典型的 PID 并不一定都是静止的或亚临床的感染,很大一部分患者是被医生忽略了而未能做出临床诊断。

PID 的诊断目标是建立这样一个指导方针:既要足够敏感,避免漏掉轻症患者,又要足够特异,避免给未感染的妇女滥用抗生素治疗。泌尿生殖道的症状可提示 PID,在有泌尿生殖道症状的妇女应考虑 PID 的诊断,这些症状包括(但不限于)下腹痛、阴道分泌物增多、月经过多、子宫出血、发热、寒战和泌尿道症状。一些妇女可能患 PID 而没有任何症状。

PID 的患者会持续盆腔器官的压痛,包括单独的子宫压痛和子宫及附件的压痛。宫颈举痛提示存在腹膜炎症,当移动宫颈时,盆腔腹膜上的附件受到牵拉使腹膜紧张产生疼痛感,可能存在腹部压痛和反跳痛。症状严重的患者还需进行更多详细的检查,因为错误的诊断会导致不必要的患病率。这些试验包括子宫内膜活检以证实子宫内膜炎的存在,超声或放射检查来鉴别输卵管卵巢脓肿(TOA),以及在腹腔镜直视下确诊输卵管炎。

对一些有选择的患者必须有下列的确定标准:阴道超声或其他影像诊断技术的阳性发现,如显示输卵管增粗、管腔积液伴或不伴输卵管卵巢脓肿或腹腔游离液体,或子宫内膜活检阳性,或腹腔镜下有与 PID 一致的阳性所见。

PID 中有 10%～20%伴有肝周围炎或局部腹膜炎,又称菲科综合征(FHCS),多在腹腔镜检查时发现,被认为是感染性腹腔液体直接或经淋巴引流到膈下区域造成,以沙眼衣原体引起者最多见,偶见有淋菌及厌氧菌引起者。腹腔镜下见肝周充血,炎性渗出以及肝膈面与上腹、横膈形成束状、膜状及弦丝状粘连带。此种肝周炎很少侵犯肝实质,肝功能多正常。患者可有右上腹不同程度的疼痛及轻压痛,通常发生在急性 PID 发作之前,其严重性与 PID 相关。PID 患者伴右上腹痛者,应想到此诊断。

Ross(2002 年)回顾了近来 18 个月有关 PID 的文献,得出 PID 的确诊率在 50%左右,即便采用金标准的腹腔镜探查术也不能达到 100%。欧洲有关 PID 诊疗指南中认为 PID 的临床诊断阳性预测值为 65%～90%。较有辅助诊断价值的方法有下列几种:

1.阴道分泌物的湿片检查

此法简便、经济、实用。阴道和宫颈管分泌物的检测,是检查 PID 患者很重要的一部分。PID 患者阴道分泌物或黏液脓性分泌物涂片可检测到数量增多的多形核白细胞。

Soper(2001 年)提出虽然白带增多并不总同时伴有 PID,但患 PID 时却都有白带增多的症状,阴道分泌物湿片检查中每个阴道上皮细胞中多于 1 个以上的多形核白细胞就会出现白带增多,每高倍视野有 3 个以上白细胞诊断 PID 的敏感性可达 87%,其敏感性高于血沉、C 反应蛋白以及经过内膜活检或腹腔镜证实的有症状 PID 的外周血白细胞变化。如湿片中无炎症细胞则是排除 PID 的较好指标。

2.子宫内膜活检

被认为是一种比腹腔镜创伤小而又能证实 PID 的方法,因子宫内膜炎常合并有急性输卵管炎。有研究证实,子宫内膜活检与腹腔镜两者在诊断 PID 上有 90%的相关性。子宫内膜活检的诊断敏感性达 92%,特异性为 87%,并可同时取材做细菌培养。

3.超声等影像学检查

在各类影像学检查方法中,B 超是最简便、实用和经济的方法,且与腹腔镜检查有很好的相关性。在急性、严重的 PID 时,经阴道超声可见输卵管增粗、管腔积液或盆腔有游离液体。B 超还可用于监测临床病情的发展,出现盆腔脓肿时,B 超可显示附件区肿块,伴不均匀回声。CT、MRI 也可显示出较清晰的盆腔器官影像,但其价格昂贵而不能普遍用于临床。对于早期、轻度的 PID,B 超敏感性差。Ross(2002 年)复习文献,有作者采用能量多普勒超声技术,通过测定血流来反映输卵管的充血程度,从而提高对早期 PID 诊断的敏感性,其阳性预测值可达 91%,阴性预测值达 100%。此方法将来有可能成为临床重要的辅助诊断方法之一。

4.腹腔镜检查

目前被认为是诊断 PID 的金标准,因可在直视下观察盆腔器官的病变情况,并可同时取材进行细菌鉴定及培养而无阴道污染之虑。腹腔镜下诊断 PID 的最低标准为输卵管表面可见到充血、输卵管壁水肿及输卵管表面与伞端有渗出物,也可显示肝包膜渗出和(或)粘连。Soper 认为行腹腔镜检查时应同时对病变的程度予以分级,其分级标准为:轻度:输卵管有充血、水肿,能自由活动,伞端是开放的;中度:输卵管有明显炎症,活动受限,周围有疏松及渗出性的粘连及嵌顿,伞端可能有粘连;重度:盆腔器官之间互相粘连,输卵管积脓或输卵管卵巢粘连成块,大网膜粘连。

尽管腹腔镜在诊断 PID 上有上述优越性,但考虑到腹腔镜检查是有创并相对昂贵的手术,需要手术室和麻醉。故多数学者主张 PID 的诊断首先应基于临床诊断,除非诊断有疑问,尤其是不能除外宫外孕时,才有指征行腹腔镜检查术,而且腹腔镜所见与病变的严重程度并不一定相关,因其只能看到器官的表面,有高达 20%的患者腹腔镜不能做出明确诊断。

5.其他实验室检查

包括白细胞增多(>10.0×10^9/L),血沉增快(>20mm/h),C 反应蛋白升高(2mg/dL),血清 CA125 升高(>43.7U/mL)。上述检查虽对临床诊断有所帮助,但均缺乏敏感性与特异性。

二、性传播疾病性 PID

(一)类型及表现

1.淋球菌性 PID

病原体是淋病双球菌(NG),为革兰染色阴性菌,属奈瑟菌属。现已分离出 4 种形态的

NG,其致病性与菌型有关。表面有菌毛的Ⅰ、Ⅱ型为致病菌,表面无菌毛的Ⅲ、Ⅳ型不致病。电镜观察证实淋球菌可借助菌毛而黏附于上皮表面,包括尿道黏膜、子宫颈黏膜和输卵管黏膜。其致病性是因菌毛黏附于中性多型核白细胞上以对抗其吞噬作用以致吞噬细胞失去作用而造成。NG 特点是侵袭黏膜,以生殖、泌尿系统黏膜的柱状上皮与移行上皮为主。皮肤为鳞状上皮,对 NG 有一定抵抗力。

女性淋病潜伏期为 3～7d。最初多局限为下生殖道的感染,且 60%～80%的妇女感染淋病后无症状,因而易漏诊。感染后如未经治疗,NG 则可沿黏膜上行播散,可使 10%～17%的患者发生 PID;或由于潜伏在宫颈管内的 NG 在经期、流产、手术或产后时沿黏膜上行至宫腔,而进一步引起子宫内膜炎,导致子宫增大,触痛,并有脓性分泌物流出,但因其多引流通畅,且内膜有周期性剥脱,所以子宫内膜炎并不严重,多可自愈而成为暂时性感染。但 NG 可很快蔓延到双侧输卵管,不仅引起输卵管内膜炎,还可以侵及肌层和向阔韧带发展。如输卵管管腔脓性渗出物自伞端流出,将造成卵巢和腹膜的炎症,脓液积聚在子宫直肠陷凹可形成脓肿;若输卵管伞端闭锁则形成输卵管积脓。此时,整个附件和腹膜均充血、水肿,形成盆腔腹膜炎或输卵管、卵巢脓肿。临床表现为高热、恶心、呕吐等中毒症状,白细胞计数升高。下腹部中等度疼痛到剧痛。检查时下腹两侧拒按,双合诊子宫颈有触痛,侧穹隆亦有明显触痛,盆腔包块常因压痛而扪不清界限,但多可扪到波动感。感染多为双侧,很少单侧。此时其临床表现和其他化脓性感染很难区分。近来注意到 NG 性 PID 常合并有厌氧菌感染,NG 在这种混合感染中起到的是起始作用。感染后未经治疗或治疗不彻底,可转为慢性淋病。慢性 NG 性 PID 时,输卵管黏膜损坏及盆腔粘连可导致机械性障碍,造成患者不孕或宫外孕,后者的发生率较正常者高 6 倍。患者可有经常性腰腹坠痛、性交痛、白带过多或月经过多。

2.沙眼衣原体(CT)性 PID

CT 是一种区别于细胞及病毒的微生物,其特有的脱氧核糖核酸及细胞壁的结构,决定了它是一种类似革兰阴性菌的独立的微生物。因其本身不能合成能量物质,但其生长必需三磷腺苷及氨基酸,从而决定此病原体是一种专一的细胞内寄生物,依靠细胞所产生的 ATP 生存,其生命周期为 2.7～4.8d。CT 抗原的血清型有 15 种,其中 D～K 型与生殖道感染有关。CT 如长期潜伏未经正规治疗,可转变为慢性感染,导致所侵犯的黏膜损伤。CT 本身具有的特性决定其不感染鳞状上皮细胞,而偏爱于感染柱状上皮细胞。因此,女性生殖道 CT 的感染首发于宫颈,引起宫颈管炎,继而沿柱状上皮上行,导致子宫内膜炎、输卵管炎、盆腔炎,最终造成输卵管性不孕及异位妊娠。

CT 感染的特征是潜伏感染,大部分妇女的 PID 表现为慢性、亚急性或潜伏的子宫内膜或输卵管内 CT 感染,有明显输卵管炎症状的不到 50%,因而不易被早期诊断。CT 性 PID 临床症状的开始常与月经来潮相伴,出现经期延长,出血多或月经后间断出血,轻度腹痛和低热。部分患者有肝区疼痛或深呼吸时肝牵曳痛,此为 CT 性 PID 进一步扩展后形成腹膜炎、肝周围炎(FHCS)所致。妇科检查可见宫颈有脓性分泌物,推动子宫时,可以出现疼痛,或有宫体压痛。CT 性 PID 的临床症状、体征较其他病原体引起的 PID 为轻,但其造成的输卵管及管周病变却比其他原因所致者更重。CT 可特异性侵袭输卵管内膜，使输卵管出现炎症、大量淋巴细胞和浆细胞浸润，黏液脓性渗出，管腔粘连，如病程迁延，或反复 CT 感染，则可引起严重的附件粘连、纤维变性及瘢痕化导致输卵管完全或不完全阻塞，孕卵在输卵管内不能正常运行而造成不孕或宫外孕。近来的研究表明，CT 引起的无症状性输卵管炎占输卵管性不孕的大部分，此类不孕症患者中，血清中发现有抗 CT 抗体者达 79.1%。与不孕症妇女类同，异位妊娠者中，CT 检出率为 62%，CT 抗体阳性率为 51%～76%。即使 CT 阴性，"静止的 CT 输卵管炎"亦可导致异位妊娠。据统计，有过 CT 感染者，发生异位妊娠的相对危险度为 2.4～7.9。因此，亚临床或无症状的 CT 性 PID 是造成异位妊娠的重要原因。

（二）实验室检查和其他辅助诊断

1.实验室诊断

初诊时除常规化验外，同时应在宫颈管、尿道口、尿道旁腺及前庭大腺等处取分泌物检查，做需氧和厌氧菌、淋菌、衣原体的培养和药敏实验。后穹隆饱满时，应行后穹隆穿刺，如穿刺出脓液，应进行革兰染色和细菌培养。

女性淋病患者可取尿道口、宫颈管内脓性分泌物做涂片，革兰染色找淋病双球菌，如在多核白细胞内找到典型肾形的革兰阴性双球菌 6 对以上，诊断即可成立。如分泌物镜检阴性而临床高度怀疑淋菌感染者，应做淋菌培养。近来应用酶联免疫测定（ELISA）、免疫荧光试验以及 PCR 法检测淋菌 DNA，均对诊断有重大价值。

近十余年来，CT 感染的实验诊断技术有很大进展。CT 培养虽为 CT 测定的金标准，但不易推广。宫颈分泌物涂片找细胞质内 CT 包涵体，方法简便，但阳性率不高。CT 直接涂片单克隆免疫荧光法，快速、简便，较为敏感，适合普查时应用。此外特异的检测手段还有免疫组化法，聚合酶链反应（PCR）技术，DNA 探针法，补体结合实验，间接荧光抗体法，间接酶抗体法，酶联免疫吸附试验等。最方便的取材部位是宫颈管、尿道，可用于门诊筛查，同时可在患者子宫内膜、输卵管腔内或子宫直肠陷凹取材。

2.腹腔镜检查

腹腔镜在性病性 PID 诊断、治疗上的重要性已越来越受到人们的关注。国外腹腔镜检查已成为 PID 诊断中必不可少的手段，任何临床疑有盆腔生殖系统感染者均有行腹腔镜检查的指征，否则将有 1/3 的患者误诊。尤其是对 CT 引起的无明显症状的 PID，早期腹腔镜检查是及时诊断 CT 感染的关键。输卵管充血、肿胀、渗出、梗阻，输卵管、卵巢周围粘连，子宫直肠陷凹内炎性渗出液，黄色炎性假囊和肝周围炎是 CT 性输卵管炎的腹腔镜常见表现。腹腔镜检查的同时还可采取输卵管标本，做进一步病原体的鉴定。

Monif 提出的 PID 的术中分期可通过腹腔镜检查完成，包括 PID 的ⅠA 期：新鲜、浆液或脓性输卵管炎，伞端游离伴渗液；ⅠB 期：新鲜、脓性输卵管炎，伞端游离伴渗液及盆腔腹膜炎症；Ⅱ期：有脓肿及新鲜粘连形成（化脓性输卵管炎，卵巢脓肿，输卵管卵巢脓肿，Douglas 窝脓肿）；Ⅲ期：有脓肿同时伴陈旧、固定的粘连。

3.B超检查

盆腔B超检查将为临床PID的诊断提供进一步的佐证，尤其是盆腔、附件有脓肿形成时，B超更是必不可少的检查项目。B超检查可检测脓肿的形成与发展，为外科干预提供适当的时机。

（三）鉴别诊断

须与宫颈炎，自然流产，感染性流产，急性阑尾炎，卵巢囊肿蒂扭转，异位妊娠，盆腔子宫内膜异位症，胆囊炎，胃肠炎，憩室炎，肾盂肾炎或肾绞痛等鉴别。下面列出几种主要需要鉴别的疾病：

1.急性阑尾炎

右侧急性输卵管炎卵巢炎易与急性阑尾炎混淆。急性阑尾炎起病前常有胃肠道症状，如恶心、呕吐、腹泻等，腹痛多发生于脐周围，然后逐渐向右侧下腹部固定。检查时仅麦克伯尼点有压痛，体温及白细胞增高的程度不如急性输卵管卵巢炎。急性输卵管卵巢炎时，常在麦克伯尼点以下压痛，妇科检查子宫颈常有举痛，双侧附件有触痛。但临床上两者同时发生者也常遇到。

2.卵巢肿瘤蒂扭转

多出现在下腹部有活动性包块的患者中，在体位突然变动或大便后发生剧烈下腹痛，卵巢肿物扭转后囊腔内常有出血，肿物可在短期内增大，并常伴有发热，须与急性输卵管卵巢炎性包块鉴别。询问病史、B超诊断应有帮助。

3.异位妊娠或卵巢黄体囊肿破裂

异位妊娠及卵巢黄体囊肿破裂可发生急性下腹痛，但异位妊娠常有闭经史，有腹腔内出血。患者面色苍白，急性病容，甚至呈现休克。尿HCG常呈阳性，而急性输卵管卵巢炎多无这些症状，做阴道后穹隆穿刺，如抽出不凝血则可鉴别之。

4.盆腔子宫内膜异位症

有痛经、月经量增多及不孕史。检查子宫可增大，盆腔有结节状包块，但患者常无发热，如有怀疑可通过B超及腹腔镜检查做出诊断。

（四）治疗

PID的治疗目的是缓解症状、消除当前感染及降低远期后遗症的危险。PID的治疗方案必须包括经验性的广谱抗生素治疗，以涵盖可能存在的病原体，包括淋球菌、沙眼衣原体、革兰阴性菌、厌氧菌和链球菌。因此，只有当诊断不清、怀疑盆腔脓肿、临床疾病严重或患者对门诊治疗依从性差时才建议住院治疗（Ness，Soper，2002年）。当住院患者体温减退（37.5℃以下超过24h）、白细胞计数正常、腹部反跳痛消失、重复检查显示盆腔器官疼痛显著改善后可以考虑出院。

Balbi（1996年）报道了一组对急性盆腔炎的治疗，用庆大霉素＋克林霉素治疗40例；用头孢他啶＋强力霉素治疗36例，两组患者均无内科并发症及药物过敏史，且均有下腹痛，宫颈举痛，附件部压痛，体温升高＞38℃，白细胞增多＞10.5×10^9/L或自阴道后穹隆抽出脓液，或手触及或B超提示盆腔肿块，以及宫颈分泌物培养出需氧菌，厌氧菌，淋菌及沙眼衣原体。资料表明两组患者的急性PID均系多种细菌感染所致，两组抗生素治疗均极有效，痊愈率达90%以上。

急性盆腔炎性疾病患者在门诊治疗48h后应对其临床症状和体征进行重新评价，如无改善提示应对病情做进一步的研究，排除其他疾病的可能，如疑为PID形成输卵管卵巢脓肿及病情加重者应住院治疗。欧洲对PID及肝周围炎治疗的指南与美国CDC提出的方案基本类似，但特别强调了治疗的及时性，因PID常常缺乏明确的诊断标准，为了减少远期后遗症，推荐应降低经验性治疗PID的指征标准。对于同时伴有的肝周围炎，欧洲PID治疗指南中认为虽然可在腹腔镜下进行肝周围粘连的分离，但目前尚无证据表明需用其他特殊的治疗方案。CDC2006年推荐的氟嗪酸加甲硝唑对淋菌、沙眼衣原体、厌氧菌及革兰染色阴性的肠道杆菌均有效，但对需氧性链球菌效果差。应该对PID患者的性伴侣进行衣原体和淋球菌尿路感染的评估和治疗。非淋球菌、非衣原体PID妇女的男性性伴侣尿路试验通常提示有一种STD存在，阿奇霉素等几种有希望的新药抗菌谱广，患者依从性好，但由于尚缺乏可靠的临床研究资料，目前尚未被CDC推荐使用，但是国内外很多医师已经开始使用这些药物，是口服药物中强力霉素常用的替换药。考虑到妊娠时患PID，常伴随母亲和胎儿的病死率升高，尽管还没有证据所推荐的药物在这种情况下是安全的，但应权衡利弊，对此类患者予以积极的肠道外抗生素治疗。如果有宫内避孕器，开始抗生素治疗后应行取环术。CDC及欧洲PID治疗指南均认为应同时对性伴侣予以治疗，可采用方案中的任何一种，如头孢三嗪250mg，单次肌内注射，接着口服强力霉素7d，或给予单次剂量的阿奇霉素。治疗后4周应行随访和复查。

1.抗生素治疗

近年来由于新的抗生素不断问世，对细菌培养的技术的提高以及药物敏感试验的配合，临床上合理的使用药物对急性炎症可达到微生物学上的治愈（治愈率84%～98%）。在药物敏感试验做出以前，可先使用兼顾对需氧菌、厌氧菌以及淋菌、沙眼衣原体均有效的广谱抗生素，待药敏试验做出后再改换，或根据病因以及发病后已用过何种抗生素作为参考来选择用药。药物种类不宜太多，毒性要小，联合用药疗效高。但须注意抗生素应足量，静脉滴注收效快。

急性输卵管卵巢炎常用的抗生素如下：

（1）青霉素或红霉素与氨基糖苷类药物及甲硝唑联合青霉素G每日240万～1000万U，静脉滴注，病情好转后改为每日120万～240万U，每4～6h 1次，分次给药或连续静脉滴注。红霉素每日0.9～1.2g静脉滴注，加链霉素0.75g肌内注射，每日1次。庆大霉素每日16万～32万U，分2～3次静脉滴注或肌内注射，一般疗程不超过10d。同时用甲硝唑注射液250mL（内含甲硝唑500mg）静脉滴注，每8h 1次，病情好转后改口服400mg，每8h 1次（孕妇及哺乳期妇女慎用）。甲硝唑为厌氧菌的广谱抗生素，对脆弱类杆菌效果尤佳，对革兰阴性菌也有效，价廉，不良反应少。

（2）第1代头孢菌素与甲硝唑合用：对第1代头孢菌素敏感的细菌有β溶血性链球菌、葡萄球菌、大肠埃希菌等，对革兰阳性菌作用强于先锋霉素Ⅰ。头孢噻吩，对革兰阳性菌作用较优,每日 2g,分 4 次肌内注射;头孢唑啉(先锋霉素 V)对革兰阴性菌作用较优,每次 0.5～1g,每日 2～4 次静脉滴注;头孢拉定(先锋霉素 Ⅵ),静脉滴注一日量为 100～150mg/kg,分次给予,口服每日 2～4g,分 4 次空腹服用。甲硝唑用量及用法同上。

(3)克林霉素:又称氯洁霉素,可与氨基糖苷类药物(常用庆大霉素)联合,克林霉素每次 600mg,每 6h 1 次静脉滴注,体温降至正常后 24～48h 改口服,每次 300mg,每 6h 1 次。克林霉素对多数革兰阳性和厌氧菌(如类杆菌,消化链球菌等)及沙眼衣原体有效。与氨基糖苷类药物合用有良好的效果。但此类药物与红霉素有拮抗作用,不可与其联合。

(4)林可霉素:其作用与克林霉素相同,用量每次 300～600mg,每日 3 次,肌内注射或静脉滴注。近来的研究认为克林霉素及林可霉素对厌氧菌如脆弱类杆菌、梭形杆菌,消化球菌及消化链球菌均有效,与头孢菌素合用,可起到减少输卵管卵巢脓肿发生的作用。林可霉素肌内注射用量为 600mg/8～12h,对严重感染者可加大至 2.4g/d。

(5)第 2 代头孢菌素:对革兰阴性菌的作用较为优越,抗酶性能强,抗菌谱广。临床用于革兰阴性菌。如头孢呋辛,又称头孢呋肟,每次 0.75～1.5g,每日 3 次肌内注射或静脉滴注;头孢孟多一般感染每次 0.5～1g,每日 4 次静脉滴注,较重的感染每日 6 次,每次 1g;头孢西丁,又称噻吩甲氧头孢菌素或甲氧头孢噻吩,对革兰阳性及阴性需氧菌与厌氧菌包括脆弱类杆菌均有效,每次 1～2g,每 6～8h 1 次静脉滴注。

(6)第 3 代头孢菌素:对革兰阴性菌的作用较第 2 代头孢菌素更为优越,抗菌谱广,耐酶性能强,对第 1、2 代头孢菌素耐药的一些革兰阴性菌株常可有效。头孢噻肟对革兰阴性菌有较强的抗菌效能,但对脆弱杆菌疗效欠佳。一般感染每日 2g,分 2 次肌内注射或静脉滴注,中度或重度感染每日 3～6g,分 3 次肌内注射或静脉滴注。头孢曲松钠 1～2g,每日 2 次静脉滴注。

(7)哌拉西林:又称氧哌嗪青霉素,对多数需氧菌及厌氧菌均有效,每日 4～12g,分 3～4 次肌内注射或静脉滴注,严重感染每日可用到 16～24g。

(8)喹诺酮类药物:如诺氟沙星、氧氟沙星,环丙沙星等又广泛应用于临床,其抗菌谱广,对革兰阳性、阴性等菌均有抗菌作用,且具有较好的组织渗透性,口服量每日 0.2～0.6g.分 2～3 次服用。其中氟罗沙星由于其半衰期长,每日 1 次服 0.2～0.4g,也可达到满意的效果。PID 的治疗以抗生素为主,必要时需手术干预。

2.手术治疗

(1)经药物治疗 48～72h,体温持续不降,盆腔肿块增大,出现肠梗阻及脓肿破裂,或有中毒症状时,应及时行外科紧急处理。年轻妇女要考虑保留卵巢功能,对体质衰弱的患者的手术范围须根据具体情况决定。疑有盆腔或盆腔结缔组织脓肿形成时,可在 B 超、CT 等影像检查引导下经腹部或阴道切开排脓,也可在腹腔镜下行盆腔脓肿的切开引流,同时注入抗生素。如脓肿位置较表浅,系盆腔腹膜外脓肿向上延伸超出盆腔者,临床在髂凹处摸及包块时,也可在腹股沟韧带上方行切开引流。

(2)输卵管脓肿、卵巢脓肿,经非手术治疗病情好转,肿物局限,也可行手术切除肿物。

(3)脓肿破裂,患者突然觉得腹部剧痛,伴高热、寒战,并有恶心、呕吐等症状,腹胀、拒按等情况时应立即施行手术,剖腹探查。

3.全身治疗

急性发作期及重症者应卧床休息,给予高蛋白质流食或半流食,体位以头高脚低位为宜,有利于宫腔内及宫颈分泌物排出于体外,有利于盆腹腔内的炎性渗出物聚集在子宫直肠陷凹,以使炎症局限。应适当补充液体,纠正电解质紊乱及酸碱失衡。高热时给以物理降温,并适当给予镇痛药。

第三节 宫颈炎

宫颈炎为妇科常见的疾病,占妇科门诊总数的40%～50%。1972—1976年北京市普查25万已婚妇女,宫颈炎占45.84%。宫颈炎多发生于生育年龄的妇女。老年人也有随阴道炎而发病的。临床上一般将宫颈炎分为急性和慢性2种类型。

一、急性子宫颈炎

急性子宫颈炎多见于不洁性交后,产后、剖宫产后引起的宫颈损伤;人工流产术时,一些宫颈手术时扩张宫颈的损伤或穿孔,以及诊断性刮宫时宫颈或宫体的损伤等,病原体进入损伤部位而发生的感染,如产褥感染,感染性流产等。此外,医务人员不慎在产道内遗留纱布,以及不适当地使用高浓度的酸性或碱性药液冲洗阴道等均可引起急性子宫颈炎。

1.病原体

最常见的病原体为淋球菌及沙眼衣原体,淋球菌感染时45%～60%常合并沙眼衣原体感染,其次为一般化脓菌,如葡萄球菌、链球菌、大肠埃希菌以及滴虫、假丝酵母菌、阿米巴原虫等。淋球菌及沙眼衣原体可累及子宫颈黏膜的腺体,沿黏膜表面扩散的浅层感染。其他病原体与淋球菌不同,侵入宫颈较深,可通过淋巴管引起急性盆腔结缔组织炎,致病情严重。

2.病理

急性宫颈炎的病理变化可见宫颈红肿,颈管黏膜水肿,组织学表现可见血管充血,子宫颈黏膜及黏膜下组织、腺体周围见大量中性粒细胞浸润,腺腔内见脓性分泌物,这种分泌物可由子宫口流出。

3.临床表现

淋菌性宫颈炎和沙眼衣原体性宫颈炎主要侵犯宫颈管内黏膜腺体的柱状上皮,如直接向上蔓延则可导致上生殖道黏膜感染。一般化脓菌则侵入宫颈组织较深,并可沿两侧宫颈淋巴管向上蔓延导致盆腔结缔组织炎。淋菌性或一般化脓菌性宫颈炎表现为脓性或脓血性白带增多,下腹坠痛、腰背痛、性交疼痛和尿路刺激症状,体温可轻微升高。如感染沿宫颈淋巴管向周围扩散,则可引起宫颈上皮脱落,甚至形成溃疡。本病常与阴道炎症同时发生,也可同时发生急性子宫内膜炎。

妇科检查见宫颈充血、红肿,颈管黏膜水肿,宫颈黏膜外翻,宫颈触痛,脓性分泌物从宫颈管内流出，特别是淋菌性宫颈炎时，尿道、尿道旁腺、前庭大腺亦可同时感染而有脓液排出。沙眼衣原体性宫颈炎则症状不典型或无症状，有症状者表现为宫颈分泌物增多，点滴状出血或尿路刺激症状，妇科检查宫颈口可见黏液脓性分泌物。

4.诊断

根据病史、症状及妇科检查，诊断急性宫颈炎并不困难，关键是确定病原体。疑为淋球菌感染时，应取宫颈管内分泌物做涂片检查（敏感性 50%～70%）或细菌培养（敏感性 80%～90%），对培养可疑的菌落，可采用单克隆抗体免疫荧光法检测。检测沙眼衣原体感染时，可取宫颈管分泌物涂片染色找细胞浆内包涵体，但敏感性不高，培养法技术要求高，费时长，难以推广。目前推荐的方法是直接免疫荧光法（DFA）或酶免疫法（EIA），敏感性在 89%～98%。注意诊断时要考虑是否合并急性子宫内膜炎和盆腔炎。

5.治疗

以全身治疗为主，抗生素选择、给药途径、剂量和疗程则根据病原体和病情严重程度决定。目前，淋菌性宫颈炎推荐的首选药物为头孢曲松，备用药物有大观霉素、青霉素、氧氟沙星、左氧氟沙星、依诺沙星等，治疗时需同时加服多西环素（强力霉素）。沙眼衣原体性宫颈炎推荐的首选药物为阿奇霉素或多西环素，备用药物有：米诺环素、氧氟沙星等。一般化脓菌感染最好根据药敏试验进行治疗。假丝酵母菌和滴虫性宫颈炎参见阴道炎的治疗方法。急性宫颈炎的治疗应力求彻底，以免形成慢性宫颈炎。

二、慢性子宫颈炎

慢性子宫颈炎多由急性子宫颈炎转变而来，往往是急性宫颈炎治疗不彻底，病原体隐居于子宫颈黏膜内形成慢性炎症。急性宫颈炎容易转为慢性的原因主要由于宫颈黏膜皱褶较多，腺体呈葡萄状，病原体侵入腺体深处后极难根除，导致病程反复、迁延不愈所致。阴道分娩、流产或手术损伤宫颈后，继发感染亦可表现为慢性过程，此外不洁性生活、雌激素水平下降、阴道异物（如子宫托）均可引起慢性宫颈炎。其病原体一般为葡萄球菌、链球菌、沙眼衣原体、淋球菌、厌氧菌等。也有患者不表现急性症状，直接发生慢性宫颈炎。

1.病理

慢性子宫颈炎表现为宫颈糜烂、宫颈息肉、宫颈黏膜炎、宫颈腺囊肿以及宫颈肥大。

(1)宫颈糜烂：宫颈糜烂是慢性宫颈炎的一种形式，宫颈糜烂形成的原因有 3 种：①先天性糜烂：指女性胎儿在生殖系统发育时受母体性激素影响，导致鳞、柱交界向外迁移，宫颈外口为柱状上皮覆盖。正常时新生儿出生后糜烂仅存在较短时间，当来自母体的雌激素水平下降后即逐渐自然消退，但亦有个别患者糜烂长期持续存在，先天性糜烂的宫颈形状往往是正常或稍大，不甚整齐，宫颈口多为裂开。②后天性糜烂：指宫颈管内膜柱状上皮向阴道方向增生，超越宫颈外口所致的糜烂，仅发生于卵巢功能旺盛的妊娠期，产后可自行消退。患者虽诉白带增多，但为清澈的黏液。病理检查在柱状上皮下没有炎症细胞浸润，仅见少数淋巴细胞。后天性糜烂的宫颈往往偏大，宫颈口正常或横裂或为不整齐的破裂。糜烂面周围的境界与正常宫颈上皮的界限清楚，甚至可看到交界线呈现一道凹入的线沟，有的糜烂可见到毛细血管浮现在表面上，表现为局部慢性充血。③炎症性糜烂：是慢性宫颈炎最常见的病理改变，宫颈阴道部的鳞状上皮被宫颈管柱状上皮所替代，其外表呈红色，所以不是真正的糜烂，故称假性糜烂。光镜下可见黏膜下有多核白细胞及淋巴球浸润，间质则有小圆形细胞和浆细胞浸润，黏膜下结缔组织的浅层为炎性细胞浸润的主要场所，宫颈的纤维组织增生。宫颈管黏膜也有增生，突出子宫颈口外形成息肉状。

根据糜烂表面可分为几种不同类型：①单纯型：此型糜烂面的表面系一片红色光滑面，糜烂较浅，有一层柱状上皮覆盖；②颗粒型：此型的糜烂面的组织增生，形成颗粒状；③乳头型：糜烂组织增生更明显，形成一团成乳头状。

根据糜烂区所占宫颈的比例可分 3 度：①轻度糜烂：系糜烂面积占整个宫颈面积的 1/3 以内；②中度糜烂：系糜烂面积占宫颈的 1/3～2/3；③重度糜烂：系糜烂面积占宫颈的 2/3 以上。

此外，在幼女及未婚妇女有时见宫颈红色，细颗粒状，形似糜烂，但无炎症，是颈管柱状上皮外移，不应称为糜烂。

宫颈糜烂在其修复的过程中，柱状上皮下的基底细胞（储备细胞）增生，最后分化为鳞状上皮，邻近的鳞状上皮也可向糜烂面的柱状上皮生长，逐渐将腺上皮推移，最后完全由鳞状上皮覆盖而痊愈。糜烂的愈合呈片状分布，新生的鳞状上皮生长于炎性糜烂组织的基础上，故表层细胞极易脱落而变薄，稍受刺激又可恢复糜烂，因此愈合和炎症的扩展交替发生，不容易彻底治愈。这种过程是受到卵巢内分泌、感染、损伤及酸碱度的影响。2 种上皮细胞在争夺中不断地增生、增殖，而起到不同的变化。①基底层细胞增生：系基底层与基底旁层形成一界限清楚的厚层，其中细胞浆明显嗜碱，细胞层次清楚，都是成熟的细胞。②储备细胞增生：是在宫颈部表面或腺体内的柱状上皮细胞与基底层之间有 1～2 层细胞增生，这些细胞为多角形或方形，细胞浆有空泡，并稍嗜碱，胞核较大，呈圆形或椭圆形，染色质分布均匀，很少核分裂。这些细胞系储备细胞增生，如储备细胞超过 3 层，则系储备细胞增殖。③鳞状上皮化生：在宫颈部常有鳞状上皮细胞的化生，也是储备细胞的增殖，细胞核成熟，细胞分化良好，细胞间桥形成，深层细胞排列与基底层成直角，而浅层细胞的排列则与表面平行。鳞状上皮化生可能是柱状上皮部分或全部被鳞状上皮所代替，从而形成不规则大小片，层次不清的上皮层，这一过程可在宫颈部上，也可在腺腔内发生。④分化良好的正常鳞状上皮细胞：化生前阶段的上皮细胞则形成波浪式和柱状的上皮细胞团，伸入纤维组织，并可在宫颈管的腺体内看到。

（2）宫颈息肉：由于炎症的长期刺激，使宫颈管局部黏膜增生，自基底层逐渐向宫颈外口部突出，形成一个或多个宫颈息肉。息肉色红，呈舌形，质软而脆，血管丰富易出血。蒂细长，长短不一，多附着于颈管外口或颈管壁内，直径 1cm 左右。镜下见息肉表面覆盖一层柱状上皮，中心为结缔组织，伴充血、水肿，及炎性细胞浸润，极易复发。息肉的恶变率不到 1%。

（3）宫颈黏膜炎：宫颈黏膜炎又称宫颈管炎，病变局限于子宫颈管黏膜及黏膜下组织。宫颈阴道部上皮表面光滑。宫颈口可有脓性分泌物堵塞。由于子宫颈黏膜充血增生，可使子宫颈肥大，可达正常宫颈的 2～3 倍，质硬。宫颈黏膜炎常与糜烂、腺囊肿同时发生。

(4)宫颈腺囊肿:在宫颈糜烂愈合的过程中,新生的鳞状上皮覆盖宫颈腺管口或伸入腺管,将腺管口阻塞,腺管周围的结缔组织增生或瘢痕形成,压迫腺管,使腺管变窄甚至阻塞,腺体分泌物不能引流形成子宫颈腺囊肿。检查时见宫颈表面突出多个数毫米大小白色或青白色小囊肿,内含无色黏液。

(5)宫颈肥大:由于慢性炎症的长期刺激,宫颈组织充血、水肿,腺体和间质增生,还可能在腺体深部有黏液潴留形成囊肿,使宫颈呈不同程度的肥大,但表面多光滑,有时可见到潴留囊肿突起。最后由于纤维结缔组织增生,使宫颈硬度增加。

(6)宫颈外翻:由于分娩、人工流产或其他原因发生宫颈损伤,宫颈口撕裂,未及时修补,以后颈管内膜增生并暴露于外,即形成宫颈外翻。检查子宫颈口增宽,横裂或呈星状撕裂,可见颈管下端的红色黏膜皱褶,宫颈前、后唇肥大,但距离较远。

2.临床表现

慢性宫颈炎主要表现为白带增多,常刺激外阴引起外阴不适和瘙痒。由于病原体种类、炎症的范围、程度和病程不同,白带的量、颜色、性状、气味也不同,可为乳白色黏液状至黄色脓性,如伴有息肉形成,可有白带中混有血,或宫颈接触性出血。若白带增多,似白色干酪样,应考虑是否合并假丝酵母菌性阴道炎;若白带呈稀薄泡沫状,有臭味,则应考虑滴虫性阴道炎。如有恶臭则多为厌氧菌的感染。严重感染时可有腰骶部疼痛、下腹坠胀,由于慢性宫颈炎可直接向前蔓延或通过淋巴管扩散,当波及膀胱三角区及膀胱周围结缔组织时,可出现尿路刺激症状。较多的黏稠脓性白带有碍精子上行,可导致不孕。妇科检查可见宫颈不同程度的糜烂、肥大、宫颈裂伤,有时可见宫颈息肉、宫颈腺体囊肿、宫颈外翻等,宫颈口多有分泌物,亦可有宫颈触痛和宫颈触血。

3.诊断

宫颈糜烂在诊断上不困难,但需与宫颈上皮内瘤样变、早期浸润癌、宫颈结核、宫颈尖锐湿疣等鉴别,还需与淋病、梅毒等鉴别。因此,应常规进行宫颈刮片细胞学检查,细胞涂片尚可查出淋菌、滴虫、真菌,能做到与一般慢性宫颈炎鉴别。目前已有电脑超薄细胞检测系统,准确率显著提高。必要时须做病理活检以明确诊断,电子阴道镜辅助活检对提高诊断准确率很有帮助。宫颈息肉、宫颈腺体囊肿及宫颈尖锐湿疣可根据病理活检确诊。

(1)阴道镜检查:在宫颈病变部涂碘后在碘不着色区用阴道镜检查,如见到厚的醋酸白色上皮及血管异形可诊断为宫颈上皮内瘤样变,在这类病变区取活体组织检查诊断早期宫颈癌准确率高。

(2)活体组织检查:为最准确的检查方法,可检出宫颈湿疣、癌细胞、结核、梅毒等,从而与一般慢性宫颈炎糜烂鉴别。

4.治疗

须做宫颈涂片先除外宫颈上皮内瘤样变及早期宫颈癌后再进行治疗。治疗方法中以局部治疗为主,使糜烂面坏死、脱落,为新生鳞状上皮覆盖,病变深者,疗程需 6～8 周。

(1)物理治疗

①电熨:此法较简便,适用于糜烂程度较深、糜烂面积较大的患者。采用电灼器或电熨器对整个病变区电灼或电熨,直至组织呈乳白色或微黄色为止。一般近宫口处稍深,越近边缘越浅,深度为2mm并超出病变区3mm,深入宫颈管内0.5~1.0cm,治愈率50%~90%。术后涂抹磺胺粉或呋喃西林粉,用醋酸冲洗阴道,每日1次,有助于创面愈合。

治疗后阴道流液,有时呈脓样,须避免性交至创面全部愈合为止,需时6周左右。术后阴道出血多时可用纱布填塞止血。

②冷冻治疗:国内先后有十几个省市应用冷冻治疗。冷冻治疗术是利用制冷剂,快速产生低温,使糜烂组织冻结、坏死、变性而脱落,创面经组织修复而达到治疗疾病的目的。

操作方法:选择适当的冷冻探头,利用液氮快速达到超低温(−196℃),使糜烂组织冻结、坏死、变性而脱落,创面修复而达到治疗目的。一般采用接触冷冻法,选择相应的冷冻头,覆盖全部病变区并略超过其范围2~3mm,根据快速冷冻,缓慢复温的原则,冷冻1min、复温3min、再冷冻1min。进行单次或重复冷冻,治愈率80%左右。

冷冻治疗后,宫颈表面很快发生水肿,冷冻后7~10d,宫颈表层糜烂组织形成一层膜状痂皮,逐渐分散脱落。

③激光治疗:采用Co激光器使糜烂部分组织炭化、结痂,痂皮脱落后,创面修复达到治疗目的。激光头距离糜烂面3~5cm,照射范围应超出糜烂面2mm,轻症的烧灼深度为2~3mm,重症可达4~5mm,治愈率70%~90%。

④微波治疗:微波电极接触局部病变组织时,瞬间产生高热效应(44~61℃)而达到组织凝固的目的,并可出现凝固性血栓形成而止血,治愈率在90%左右。

⑤波姆光治疗:采用波姆光照射糜烂面,直至变为均匀灰白色为止,照射深度2~3mm,治愈率可达80%。

⑥红外线凝结法:红外线照射糜烂面,局部组织凝固,坏死,形成非炎性表浅溃疡,新生鳞状上皮覆盖溃疡面而达到治愈,治愈率在90%以上。

物理治疗的注意事项:①治疗时间应在月经干净后3~7d进行;②排除宫颈上皮内瘤样病变、早期宫颈癌、宫颈结核和急性感染期后方可进行;③术后阴道分泌物增多,甚至有大量水样排液,有时呈血性,脱痂时可引起活动性出血,如量较多先用过氧化氢溶液(双氧水)清洗伤口,用消毒棉球局部压迫止血,24h后取出;④物理治疗的持续时间、次数、强度、范围应严格掌握;⑤创面愈合需要一段时间(2~8周),在此期间禁止盆浴和性生活;⑥定期复查,随访有无宫颈管狭窄。

(2)药物治疗:适用于糜烂面积小和炎症浸润较浅的患者。

①硝酸银或重铬酸钾液:强腐蚀剂,方法简单,配制容易,用药量少,适宜于基层医院。

②免疫治疗:采用重组人干扰素α-2a(商品名奥平),每晚1枚,6d为1个疗程。近年报道用红色奴卡放射线菌细胞壁骨架N-CWs菌苗治疗慢性宫颈炎,该菌苗具有非特异性免疫增强及抗感染作用,促进鳞状上皮化生,修复宫颈糜烂病变达到治疗效果。将菌苗滴注在用生理

盐水浸透的带尾无菌棉球上，将棉球置于宫颈糜烂的局部，24h 后取出，每周上药 2 次，每疗程 10 次。

③宫颈管炎时，根据细菌培养和药敏试验结果，采用抗生素全身治疗。

(3)手术治疗：宫颈息肉可行息肉摘除术或电切术。对重度糜烂，糜烂面较深及乳头状糜烂，或用上述各种治疗方法久治不愈的患者可考虑用宫颈锥形切除术，锥形切除范围从病灶外缘 0.3～0.5cm 开始，深入宫颈管 1～2cm，锥形切除，压迫止血，如有动脉出血，可用肠线缝扎止血，也可加用止血粉 8 号、明胶海绵、凝血酶、巴曲酶(立止血)等止血。此法因出血及感染，现多不采用。

第二章　女性生殖器官肿瘤

第一节　外阴肿瘤

一、外阴良性肿瘤

外阴良性肿瘤较少见，有平滑肌瘤、纤维瘤、脂肪瘤、乳头状瘤、汗腺瘤、血管瘤、淋巴管瘤等。临床上以外阴局部肿块为主要表现，有蒂或突出在皮肤表面，或位于皮下组织内。需活组织检查确诊。治疗上除了小的外阴血管瘤可选用冷冻、放疗或局部注射硬化剂的方法治疗外，其他外阴良性肿瘤的治疗原则为局部肿块切除。也可以直接切除肿块，术中做冷冻切片检查，发现恶变者即按恶性肿瘤原则处理。较大的外阴血管瘤术中出血可能较多，手术前应做好充分的准备，特别是输血的准备，然后行肿瘤局部切除。

外阴上皮内瘤样病变(VIN)是一组外阴病变的病理学名称，为外阴癌的癌前病变，包括外阴上皮非典型增生和原位癌。

二、外阴恶性肿瘤

外阴恶性肿瘤占女性生殖器恶性肿瘤的4%～5%，虽然生育年龄妇女患病并不少见，患者仍以60岁以上的妇女为主。多数外阴恶性肿瘤表现为外阴部瘙痒或疼痛，或者患者主诉有局部肿块或溃破。肿瘤长于体表易于早期发现，但由于患者羞怯或医师不能彻底检查外阴区域而延误了诊断。

外阴恶性肿瘤最常见的组织学类型为鳞癌，外阴黑素瘤居第二位；其他的组织病理学类型有：疣状癌、外阴佩吉特病、腺癌、基底细胞癌和前庭大腺癌。

1.外阴鳞状细胞癌

外阴鳞状细胞癌为最常见的外阴恶性肿瘤组织学类型，占外阴恶性肿瘤的85%～90%。病因尚不完全清楚。可能与外阴白色病变、外阴长期慢性刺激、单纯疱疹病毒Ⅱ型、人乳头瘤病毒、巨细胞病毒感染、性传播疾病及免疫功能低下等因素有关。

外阴癌的转移途径以直接浸润和淋巴转移较常见。可直接蔓延至尿道、会阴体、阴道、肛门和对侧外阴，晚期可侵犯耻骨、直肠和膀胱颈。淋巴转移首先到达腹股沟浅部淋巴结，再到腹股沟深部淋巴结，进而达盆腔淋巴结和腹主动脉旁淋巴结。晚期可出现血道转移。

(1)临床分期：常采用国际妇产科联盟(FIGO)和国际抗癌协会(UICC)的分期标准。

(2)诊断要点

①临床表现:主要为外阴瘙痒、外阴结节或肿块、丘疹和溃疡等。若肿瘤溃破合并感染或有浸润,可出现疼痛、血性恶臭分泌物。累及尿道者可出现尿频、尿痛及排尿困难。转移至淋巴结者可出现淋巴结肿大、质硬、固定。

②辅助检查

a.细胞学检查:对外阴可疑病灶刮片进行细胞学检查,阳性率约50%。

b.病理活体组织检查:一般可确诊。为了提高早期病灶的活体组织检查阳性率,可在阴道镜指导下或使用甲苯胺蓝染色,2min后再用1%醋酸洗去染料,在蓝染部位取材活体组织检查。

c.影像学检查:B型超声、CT、MRI及淋巴造影,膀胱镜、钡灌肠等可协助治疗前的临床分期。

(3)预防:定期防癌普查,保持外阴清洁,积极治疗外阴瘙痒,及早诊治外阴结节、溃疡、白色病变和外阴上皮内瘤样病变。

(4)治疗:手术治疗为主,辅以放射治疗和化学药物治疗。目前趋向于根据患者的具体情况制定个体化的治疗方案,不再盲目扩大手术范围。对较早期肿瘤缩小了手术范围,注意保护手术后外阴的美观和功能。

①外阴上皮内瘤样病变:首先要明确诊断,特别要确定损害完全在上皮内及其组织学类型。最好是把组织切除并进行活体组织检查。在大的病灶,应取样活体组织检查。多病灶的患者应多点活体组织检查。治疗方法有很多种,可根据病情和患者年龄选用冷冻、激光、局部手术切除或外阴切除术等方法。对上皮内损害的保守切除应以手术切除干净为原则。切除边缘超过肿物外0.5～1cm即可。病变累及小阴唇也需做局部切除,或用激光气化或部分切除。

②外阴浸润癌的治疗

Ⅰa期:外阴局部广泛切除。局限性肿物切除术的原则是肿物局限于单侧,病变距尿道口、后阴唇系带或阴蒂2cm,切除边缘应距离病灶2cm以上。外阴前部病灶不需要做后部切除。若病灶周围有足够的切除区域,应尽量保留阴蒂,特别是后部肿瘤。如果有神经或血管浸润,应行外阴广泛切除术。通常不需清扫腹股沟淋巴结。

Ⅰb期:癌灶位于外阴一侧行外阴广泛切除术和同侧腹股沟淋巴结清扫术;癌灶位于外阴中部行外阴广泛切除术和双侧腹股沟淋巴结清扫术。

Ⅱ期:局限于一侧的病变,行外阴广泛切除和同侧腹股沟淋巴结清扫术;中线部位病灶,应行双侧外阴广泛切除术及双侧腹股沟淋巴结清扫术。

Ⅲ期:若有腹股沟淋巴结转移,应行双侧腹股沟淋巴结清扫术和外阴广泛切除术。术后加腹股沟区和盆腔淋巴结放疗,再加或不加化疗。若病灶为累及远端阴道、尿道或肛门的微小浸润,行保留器官的外阴广泛切除及双侧腹股沟淋巴结清扫术,术后常规放疗。

Ⅳa期:需扩大手术切除范围,争取把病灶切除干净及进行腹股沟淋巴结清扫术。大的病灶行脏器切除术和外阴广泛切除加双侧腹股沟淋巴结清扫术。术前放疗(加或不加化疗)可使肿物缩小，利于肿瘤减灭术的顺利施行。

Ⅳb期：姑息治疗。

③放疗和化疗：放疗适用于不能手术患者的姑息治疗；晚期患者的术前放疗；复发可能性较大的术后补充放疗；复发患者的治疗。化疗可作为综合治疗的一个手段，配合手术及放疗。常用的药物有：铂类、阿霉素类、博来霉素、氟尿嘧啶等。局部动脉灌注化疗可提高局部药物浓度。

(5)预后：预后与临床分期、细胞分化程度、病灶大小、淋巴结转移、治疗措施等因素有关。无淋巴结转移的Ⅰ、Ⅱ期患者，手术治愈率达90%以上，有淋巴结转移者为30%～40%。

(6)随访：复发率约15%，多在2年内外阴局部复发。治疗后应定期随访，术后第1年内应每1～2个月随访1次，第2年每3个月1次，第3～5年每6个月1次。

2.外阴黑素瘤

外阴黑素瘤的发病居外阴恶性肿瘤的第2位，多见于成年妇女。黑素瘤的临床分期一般不用TNM/FIGO分期，而采用Clark或Breslow的修正微分期系统。有无淋巴转移是影响预后的主要因素。

(1)诊断要点

①临床表现：为外阴棕褐色或蓝黑色肿物，大多数位于阴蒂或小阴唇。可有瘙痒或疼痛及溃疡和出血。

②诊断：需进行活体组织检查。

(2)治疗：任何色素性病变均必须切除肿物以外1～2cm的范围。若切除组织活体组织检查为上皮内或表皮黑素瘤性改变，应行外阴局部广泛切除术。若肿瘤浸润淋巴-血管区域，需行腹股沟淋巴结清扫术。根据肿物生长部位的不同决定切除范围，前部如阴蒂部的病变，不需要切除外阴后部。

3.前庭大腺癌

前庭大腺癌可以是过渡型或鳞癌，发生于导管，或者发生于腺体本身的腺癌。腺囊癌、腺鳞癌亦有报道。患者通常有较长时间的前庭大腺囊肿病史，切除囊肿后经病理检查才做出诊断。治疗方法是广泛外阴切除和双侧腹股沟淋巴结清扫术。近年来，对范围较小的病灶采用只作同侧腹股沟淋巴结清扫和次广泛外阴切除术，与广泛切除术效果相当。若病灶巨大，术后应加盆腔放疗。

4.外阴佩吉特病

外阴佩吉特病主要是上皮内病灶，偶然合并潜在性浸润腺癌。主要发生于绝经或绝经后妇女。

(1)诊断要点

①临床表现：大多数患者诉外阴不适和瘙痒，体检常呈湿烂性湿疹外观。

②确诊：赖于组织活检，对上皮内病灶或浸润癌进行处理前也需通过活检确立诊断。

(2)治疗；外阴佩吉特病的处理，重要的是浸润部分病灶的处理，诊断一旦被确立，基本的治疗方法包括了局部切除术。由于潜在的组织学改变常超过临床可见的病变范围，确定一个本病的清楚切除范围非常困难。若以后病灶出现症状或临床表现明显时可再行手术切除。肿瘤侵犯或扩散到尿道或肛门处理非常困难。

第二节　阴道肿瘤

一、阴道良性肿瘤

阴道组织主要由鳞状上皮、结缔组织和平滑肌所组成。阴道良性肿瘤很少见，常见的有乳头状瘤、平滑肌瘤、纤维瘤、神经纤维瘤等。

(一)诊断标准

1.临床表现

(1)肿瘤小者无症状。

(2)肿瘤较大者出现阴道下坠、性交不适或性交困难以及压迫症状如尿频及便秘。

(3)合并感染：有阴道分泌物增多或阴道流血。

(4)妇科检查：阴道壁上见大小不一，带或不带蒂，单个或多个肿瘤。

(5)若有阴道分娩史或阴道手术史而出现阴道后壁正中或侧后方的囊肿，体积较小、单发或多发要考虑包涵囊肿的可能性。

(6)阴道壁子宫内膜异位囊肿呈紫蓝色。

(7)阴道壁平滑肌瘤源于阴道壁内平滑肌组织，多见于阴道前壁，表现为黏膜下结节或多发性生长，质较韧，一般直径小于5cm。

(8)纤维瘤常单个生长于阴道前壁，质硬，常有蒂。

(9)乳头状瘤呈菜花状，表面乳白色，质脆。

(10)阴道囊肿若突出至阴道口，应与膀胱膨出相鉴别，前者排尿后不缩小，用手压迫囊肿观察有无尿液或脓液自尿道口流出，可排除尿道憩室或尿道旁腺脓肿。

2.辅助检查

根据病理组织学检查可明确诊断。

(1)乳头状瘤：肿瘤表面为鳞状上皮，乳头向外生长，中心由结缔组织构成。

(2)纤维瘤：肿瘤切面白色或淡红色，主要成分为成纤维细胞和胶原纤维组织。

(3)平滑肌瘤：肿瘤为实性球形结节，表面光滑，与周围肌组织有明显界限。肌瘤由皱纹状排列的平滑肌纤维相互交叉而组成，呈漩涡状，掺有不等量的纤维结缔组织。细胞大小均匀，呈卵圆形或杆状，核染色较深。

(4)神经纤维瘤：肿瘤切面呈白色，半透明，镜检主要成分为神经鞘细胞和胶原纤维。

(5)阴道壁囊肿。

（二）治疗原则

1.随访观察

肿瘤较小无症状可以随访观察。

2.手术切除

①肿瘤较大症状明显者，可予手术切除；②肿瘤合并感染有破溃者，应先控制感染再手术切除；③阴道神经纤维瘤，易复发，手术切除后应定期随访。

3.手术方式

肿瘤摘除术。手术中若囊肿较大时要注意剥离时不要损伤膀胱或直肠。如果囊肿剥除有困难，可先将囊肿切开排液，再仔细剥离。

二、阴道腺病

正常的阴道壁一般没有腺体组织存在。阴道腺病指阴道壁或表皮下结缔组织内出现腺体组织或增生的腺组织。

阴道腺病是指正常阴道黏膜表面的复层鳞状上皮细胞被柱状上皮所取代或在上皮下固有层内出现腺体为特征的疾病，一般见于青春期发育后的女性。

（一）诊断标准

1.临床表现

（1）一般无症状，多见于青春期女性。

（2）如病变范围广泛，可有阴道分泌物增多，血性分泌物，阴道灼热感，性交疼痛或接触性出血。

（3）妇科检查有多种表现：①腺病在阴道黏膜内，外表无异常；②见一个或多个囊性结构，大小不等，囊内有黏液；③在阴道穹窿或阴道前壁上 1/3 可见散在小结节，直径一般为 0.5～5mm，呈粉红色斑点颗粒，夹红点的花斑状或糜烂状；④增生过多突出呈息肉状或阴道上段、穹窿部或宫颈阴道部有横嵴、皱嵴或鸡冠样突起等形成黏膜嵴，扪之呈硬粒感；⑤阴道壁可见天鹅绒样红斑区或局限性表浅糜烂，扪诊时无不平感，但可能手指有触血。

2.辅助检查

（1）细胞学检查：细胞学检查直接在阴道壁病变部位做刮片，如发现有黏液柱状细胞或鳞化细胞即提示阴道腺病。

（2）阴道镜检查：阴道镜检查是诊断阴道腺病的可靠方法，于病灶处见有似宫颈口表面的转换区，见腺体开口，腺囊肿或柱状上皮岛，亦可能见到白色上皮，点状血管或镶嵌等图像。病变部位碘试验不着色，在阴道镜下选择活检部位，可提高诊断率，并可对患者随访观察，有助于早期发现癌前病变及癌变。

（3）活组织检查：活组织检查是阴道腺病的确诊依据。病灶多处活组织检查见鳞状上皮内或是皮下结缔组织中出现腺上皮及腺体组织即可确诊。

(二)治疗原则

1.局部治疗

(1)对有多发性病灶者可用局部烧灼、激光治疗。凡症状明显,病变表浅而散在者可采用微波或激光治疗。

(2)保持阴道高度酸性,使阴道 pH 为 4 左右。用 0.5%～1%醋酸溶液冲洗阴道,增加阴道酸度,以促进腺上皮鳞化。

2.随访

无症状的阴道腺病患者,亦应定期随访,每年检查 2 次,做阴道细胞学及阴道镜检查,如有异常即做活检。

三、阴道上皮内瘤变

阴道上皮内瘤变(VAIN)是阴道癌的癌前病变,包括阴道鳞状上皮不典型增生和阴道鳞状上皮原位癌。病因未明,人乳头瘤病毒(HPV)感染可能为诱发 VAIN 的主要原因,此外 1%～3% VAIN 同时合并有 CIN,提示 VAIN 可能由 CIN 扩展而来,抑或为其卫星病灶。

根据阴道鳞状上皮异常细胞侵犯上皮的程度,VAIN 可分为三级:Ⅰ级为阴道上皮轻度不典型增生,即细胞异形性局限于上皮下 1/3;Ⅱ级为阴道上皮中度不典型增生,即细胞异形性侵犯上皮下 2/3;Ⅲ级为阴道上皮重度不典型增生及原位癌,异常变化的细胞可达上皮全层,仅表面细胞成熟,上皮表面有一层扁平的细胞。阴道原位癌是指异常细胞已侵犯上皮全层。

(一)诊断标准

1.临床表现

(1)常无特异性的症状,主要表现为外阴瘙痒、皮肤破损、烧灼感及溃疡等。

(2)白带增多,偶尔性交后见血性白带或极少量阴道流血。

(3)妇科检查阴道壁未见异常或有炎症表现。

2.辅助检查

(1)阴道脱落细胞涂片可疑阳性或阳性。

(2)阴道镜检查能识别孤立病灶,表现为白色上皮,镶嵌、点状、轻微粒状结构。对于涂片检查异常但无明显肉眼病变的患者,应该行阴道镜检查并且进行复方碘液试验。应特别注意阴道穹窿部位,超过 28%的 VAIN 患者在该处发生癌症。

(3)HPV 检测:定量检测 HPV 有助于对指导诊治及估计预后。

(4)活组织标本送病理检查以明确诊断。应注意有无阴道癌同时存在。

(二)治疗原则

应依据疾病的范围、部位和患者的一般状况实行个体化治疗。对阴道 HPV 感染或 VAIN-Ⅰ级的患者一般不需给予特殊治疗,此类病变多能自行消退。

1.局部治疗

(1)CO_2 激光治疗:适用于病灶小(<1.5cm),阴道顶端病灶及广泛累及阴道穹窿的病灶。治疗时需注意局部组织破坏的深度,以及与尿道、膀胱和直肠的毗邻关系,防止瘘管形成。

(2)药物治疗:适用于病灶>1.5cm 和多中心病灶。阴道内病灶涂布 5-FU 或咪喹莫特软膏,每周 1~2 次,连续 5~6 次为 1 个疗程。

2.手术切除

根据病灶的部位、范围、子宫存在与否可以采取不同的手术范围,如局部病灶切除、部分阴道切除及全阴道切除术,年轻患者需行阴道重建术。冷刀手术切除特别适用于穹窿病变者。

3.放射治疗

对年老、体弱、无性生活要求的 VAIN-Ⅲ级患者,可采用腔内放射治疗。

4.综合治疗

CO_2 激光汽化及手术切除的综合治疗常用于 VAIN 合并 CIN 的患者,当病灶位于颈管内,可用 CO_2 激光汽化阴道及宫颈外口的病灶,然后行宫颈锥形切除或全子宫切除治疗颈管内的病灶。

四、阴道癌

原发性阴道癌少见,仅占女性生殖道恶性肿瘤的 1%~2%。多见于绝经后或 60 岁以上的老年妇女,发生于年轻妇女者,其病因可能与宫颈病变有关,也即与人乳头状瘤病毒(HPV)有密切的关系。大部分由宫颈癌转移引起。阴道是妇科恶性肿瘤和全身其他部位恶性肿瘤如膀胱、尿道或尿道旁腺、乳腺或肺的常见转移部位。

(一)诊断标准

1.临床表现

(1)早期可无症状。

(2)不规则阴道流血特别是绝经后阴道流血,流血时间长短不一,量或多或少,多为接触性出血。

(3)阴道排液:当肿瘤表面坏死组织感染时阴道排液增多,排液可为水样,米汤样或混有血液。

(4)晚期时可出现压迫症状:当肿瘤压迫或侵犯膀胱及尿道,可引起尿频、尿急及血尿;压迫直肠可引起排便困难、里急后重、便血等。

(5)晚期癌由于长期出血,全身耗损可表现为消瘦、恶病质、严重贫血等。

(6)妇科检查:在阴道内看到或扪及肿瘤,外生型肿瘤向阴道内生长,呈菜花状或形成溃疡,触之易出血。结节型则向内生长,阴道黏膜仍光滑,看不见赘生物,此时需应用触诊,仔细扪摸才发现阴道黏膜变硬,无弹性。应仔细检查宫颈及外阴,以排除继发性阴道癌。

2.辅助检查

(1)阴道细胞学检查:适用于阴道壁无明显新生物,但有异常表现,如充血、糜烂、弹性不好乃至僵硬者。

(2)阴道镜检查:有助于对可疑部位定位,可提高早期病变诊断率,注意阴道穹窿,因为部分 VAIN 患者可在该处发现隐蔽的癌灶。

(3)活组织检查:对阴道壁的明显新生物可在直视下行病理活检确诊,也可以借助于阴道镜定位下活检。

3.诊断原则

原发性阴道癌发病率低,在确诊本病时应严格排除继发性癌,需遵循的诊断原则为:①肿瘤原发部位在阴道,除外来自女性生殖器官或生殖器官以外肿瘤转移至阴道的可能;②如肿瘤累及宫颈阴道部,子宫颈外口区域有肿瘤时,应归于宫颈癌;③肿物局限于尿道者,应诊断为尿道癌。

(二)治疗原则

阴道癌的治疗强调个体化,根据患者的年龄、病变的分期和阴道受累部位确定治疗方案。

1.放射治疗

放射治疗适用于Ⅰ～Ⅳ期所有的患者,是大多数患者首选的治疗方法。

(1)病灶表浅的Ⅰ期患者可单用腔内放疗。

(2)对大病灶及Ⅲ期患者,可以先行盆腔外照射 50Gy,然后加腔内放疗,总剂量不少于 70Gy。有条件者推荐用适形调强放疗。

(3)病灶累及阴道下 1/3 者,可用组织间插植放疗,并行腹股沟淋巴结区放疗或手术切除淋巴结。

(4)年轻患者在根治性放疗前可行腹腔镜下双侧卵巢移位,同时全面探查盆腹腔,切除肿大、可疑的淋巴结。

(5)手术治疗后,若病理提示手术切缘阳性、盆腔淋巴结或腹主动脉旁淋巴结阳性,或脉管内有癌栓者,应补充术后放疗,根据具体情况选择外照射和(或)腔内放疗。

2.手术治疗

因为阴道癌病灶接近膀胱和直肠,手术的作用是有限的。手术适应证如下:

(1)对病灶位于阴道上段的Ⅰ期患者,可行根治性全子宫和阴道上段切除术,阴道切缘距病灶至少 1cm,并行盆腔淋巴结切除术。如果以前已切除子宫,行根治性阴道上段切除术和盆腔淋巴结切除术。

(2)对病灶位于阴道下段的Ⅰ期患者,可行阴道大部分切除术,应考虑行腹股沟淋巴结切除,必要时切除部分尿道和部分外阴,并行阴道中、下段成形术。

(3)如癌灶位于阴道中段或多中心发生者,可考虑行全子宫、全阴道切除及腹股沟和盆腔淋巴结清扫术,但手术创伤大,对这种患者临床上多选择放射治疗。

(4)对Ⅳ期患者,尤其是出现直肠阴道瘘或膀胱阴道瘘者可行前盆、后盆或全盆脏器去除术,以及盆腔和(或)腹股沟淋巴结清扫术。

3.化疗

化疗为综合治疗的方法之一。按肿瘤类型选择用药，一般采用顺铂、阿霉素、氟尿嘧啶等做介入化疗。如阴道内较大癌灶可先行介入化疗，待肿瘤缩小后再行手术辅助放疗。

五、阴道肉瘤

阴道肉瘤很少见，常见的类型有胚胎横纹肌肉瘤（葡萄状肉瘤）、平滑肌肉瘤、阴道内胚窦瘤等。幼女患者80%为葡萄状肉瘤。阴道肉瘤恶性程度极高，其预后与肉瘤组织类型、侵犯范围、早期治疗、首次治疗彻底性等有关。

（一）诊断标准

1.病史

葡萄状肉瘤好发于幼女，2岁以内最多见。平滑肌肉瘤多见于40～60岁妇女。

2.临床表现

(1)不规则阴道流血：婴幼儿无外伤史有少量阴道流血要警惕此病；成年妇女常表现为月经过多及不规则阴道流血；老年妇女则表现为绝经后阴道不规则出血或有臭味的脓性分泌物。

(2)阴道平滑肌肉瘤：患者主诉阴道块物伴阴道和直肠疼痛。阴道块物大小不一，直径约3～10cm，肿瘤充塞阴道或突向外阴。

(3)肿瘤充塞阴道时可影响性生活，下腹及阴道胀痛等。当肿瘤坏死溃疡时，阴道内可排出组织碎片。

(4)肿瘤侵犯膀胱、尿道可出现尿频、尿急及血尿等泌尿系统症状。

(5)妇科检查：婴幼儿必须在麻醉下行阴道检查，可见阴道内有葡萄样大小簇状物，表面光滑，淡红色，水肿样，似多个息肉样肿物。阴道平滑肌肉瘤为实性块物，质软，肿瘤继续扩展可充塞阴道，甚至向外突出至会阴部。

3.辅助检查

取活组织病理检查即可明确诊断。

（二）治疗原则

以手术为主的综合治疗。

(1)葡萄状肉瘤治疗原则以手术为主，一般主张行子宫根治术及阴道切除术及双侧腹股沟及盆腔淋巴结清除术，亦可行局部肿瘤切除术后加放射治疗。若肿瘤较大，也可以在术前给予放疗或化疗，放疗范围不宜扩大，因为放疗会严重影响骨盆的发育。化疗对阴道肉瘤疗效不肯定，可作为综合治疗措施之一，化疗药物用VAC方案（长春新碱、更生霉素、环磷酰胺）。

(2)阴道平滑肌肉瘤的治疗与其他生殖道平滑肌肉瘤相同，手术是首选的治疗，化疗作为辅助治疗。

第三节 宫颈癌

在全球妇女中,宫颈癌是仅次于乳腺癌的女性最常见恶性肿瘤。发病年龄高峰在50岁左右,近年来有年轻化趋势。全世界每年新诊断患者45万~50万人,其中亚洲占67%,欧美发达国家占12%,拉丁美洲占11%,非洲占10%。全世界每年死于该病约25万人。我国每年新发患者为13.15万,主要分布在中部地区,山区高于平原。1973~1975年宫颈癌病死率为9.98/10万,1990—1992年降至3.25/10万。这是由于广泛开展宫颈细胞学筛查使宫颈癌得以早期发现、早期治疗并积极治疗癌前病变,阻断了宫颈癌的发生和发展,从而提高了生存率、降低了发病率和病死率。

一、病因

近年来,人类乳头瘤病毒(HPV)已被认为是导致宫颈癌的主要危险因素,以HPV-16与宫颈癌的发病关系最密切。其他的危险因素包括:性生活过早、初次性交年龄≤16岁;患者本人及其性伴侣有多个性伙伴;有性病病史的患者或其性伴侣;早分娩、密产、多产;性伴侣有阴茎癌、前列腺癌等病史。吸烟、口服避孕药、单纯疱疹病毒Ⅱ型等也与宫颈癌的发生有一定的关系。

二、组织发生和发展

宫颈阴道部鳞状上皮与宫颈管柱状上皮共同组成宫颈上皮,两者在宫颈外口交接,称原始鳞-柱交接部。在高雌激素影响时,柱状上皮向外扩展,此时的鳞-柱交接处称生理性鳞-柱交接部。原始鳞-柱交接部和生理性鳞-柱交接部之间的区域称移行带区。雌激素水平低落时,柱状上皮回缩至宫颈管。移行带区的柱状上皮逐渐被鳞状上皮替代的机制有鳞状上皮化生和鳞状上皮化。在移行带区反复变动的过程中,若宫颈上皮受到某些致癌因素的刺激,可发展成宫颈癌。

三、病理

宫颈癌好发于宫颈鳞状上皮与柱状上皮交接部。

1.宫颈上皮内瘤样病变(CIN)

是宫颈浸润癌的癌前病变,包括宫颈不典型增生和原位癌。

(1)宫颈不典型增生:镜下特点为:①细胞核增大、深染,大小形态不一;②染色质增多、增粗;③核浆比例增大;④核分裂增多;⑤细胞极性紊乱至消失。根据病变程度分三度(三级)。

轻度(Ⅰ级):细胞异型性轻,异常细胞限于上皮层的下1/3。

中度(Ⅱ级):细胞异型性明显,异常细胞限于上皮层的下2/3。

重度(Ⅲ级):细胞异型性显著,异常细胞占据上皮层的2/3以上或全层,不易与原位癌区别。

CIN 分级：根据细胞异型程度分三级。

CIN Ⅰ级：指轻度不典型增生。

CIN Ⅱ级：指中度不典型增生。

CIN Ⅲ级：指重度不典型增生与原位癌。

(2)宫颈原位癌：癌细胞限于上皮层内，基底膜完整，无间质浸润。镜下特点为①细胞排列紊乱，无极性；②细胞核大，核浆比例增大；③核异型性大，染色深浅不一；④异常核分裂象多见，在上皮内各层均可发现。

2.宫颈浸润癌

过去鳞状细胞癌占 90%～95%，腺癌约占 5%，腺鳞癌极少。最近腺癌和腺鳞癌的发病率上升且多发生于年轻患者。目前鳞癌占 80%～85%，腺癌约占 15%，腺鳞癌占 3%～5%。鳞癌预后较好，低分化腺癌和腺鳞癌恶性程度高、预后差。宫颈浸润癌的大体病理可分为：①外生型或菜花型：肿瘤向外生长状如菜花；②内生型：肿瘤向宫颈深部组织浸润，宫颈表面光滑或仅有轻度糜烂，宫颈膨大；③溃疡型：癌组织坏死脱落形成溃疡或空洞；④颈管型：肿瘤生长在宫颈管内。

四、转移途径

1.直接蔓延

为最常见的扩散方式。癌灶向下蔓延至阴道，向上可累及宫体，向两侧蔓延至宫旁组织、主韧带、阴道旁组织甚至输尿管和骨盆壁，向前可侵犯膀胱，向后可侵犯宫骶韧带和直肠。

2.淋巴转移

是浸润癌的主要转移途径。癌瘤可经宫旁组织中的小淋巴管转移到闭孔、髂内、髂外、髂总淋巴结，进而达腹主动脉旁淋巴结及锁骨上淋巴结，也可逆行转移到腹股沟淋巴结，沿宫骶韧带到骶前淋巴结。

3.血行转移

少见。晚期可经血行转移至肺、肝、骨和脑。

五、临床分期

按国际妇产科联盟的分期标准(表 2-1)。

表 2-1 宫颈癌的分期

FIGO 分期		UICC(TNM)分期
	原发肿瘤无法评估	Tx
	没有原发肿瘤证据	T_0
0 期	原位癌	$TisN_0M_0$

续表

FIGO 分期		UICC(TNM)分期
Ⅰ期	宫颈癌局限在子宫(癌扩展到宫体,不影响分期)	$T_1N_0M_0$
Ⅰa	镜下浸润癌。所有肉眼可见的病灶,包括表浅浸润,均为Ⅰb/Tlb	$T_{1a}N_0M_0$
Ⅰa_1	间质浸润深度不超过 3mm,水平扩散≤$7mm^2$	$T_{1a1}N_0M_0$
Ⅰa_2	间质浸润深度 3～5mm,水平扩散≤$7mm^2$	$T_{1a2}N_0M_0$
Ⅰb	临床可见癌灶局限于宫颈,或者镜下病灶>Ⅰa_2/TⅠa_2 期	$T_{1b}N_0M_0$
Ⅰb_1	临床可见癌灶最大径线≤4cm	$T_{1b1}N_0M_0$
Ⅰb_2	临床可见癌灶最大径线>4cm	$T_{1b2}N_0M_0$
Ⅱ期	肿瘤超越子宫,但未达骨盆壁或未达阴道下 1/3	$T_2N_0M_0$
Ⅱa	无宫旁浸润	$T_{2a}N_0M_0$
Ⅱb	有宫旁浸润	$T_{2b}N_0M_0$
Ⅲ期	肿瘤扩展到骨盆壁和(或)侵犯到阴道下 1/3 和(或)引起肾积水或肾无功能	$T_3N_0M_0$
Ⅲa	肿瘤累及阴道下 1/3,没有侵犯骨盆壁	$T_{3a}N_0M_0$
Ⅲb	肿瘤侵犯到骨盆壁和(或)引起肾积水或肾无功能	$T_{3b}N_1M_0$
Ⅳa	肿瘤侵犯膀胱黏膜或直肠黏膜和(或)超出真骨盆 b	T_4 任何 N,M_0
Ⅳb	远处转移	任何 T 任何 N,M_1

a.无论从腺上皮或者表面上皮起源的病变,从上皮的基底膜起浸润深度不超过 5mm。肿瘤浸润深度指从最接近表皮乳头的上皮一间质结合部至最深浸润点的距离。无论是否浸润静脉或淋巴等脉管区域,均不影响分期。b.膀胱泡状水肿不能分为 T_4 期

六、临床表现

1.症状

早期宫颈癌常无症状或仅有少量接触性出血,与宫颈糜烂无明显区别。晚期主要表现为阴道不规则出血,阴道分泌物增多和疼痛。

(1)阴道出血:可表现为性交后或妇科检查后的接触性出血,也可表现为阴道不规则出血。病灶较大,侵蚀较大血管使其破裂时,可出现多量出血甚至致命性大出血。年老患者常表现为绝经后阴道出血。

(2)阴道排液:阴道排液增多、白色或血性,稀薄如水样或米泔样,有腥臭。若肿瘤坏死感染,可有脓样或米汤样恶臭分泌物。

(3)疼痛:为晚期癌表现。可出现坐骨神经痛或骶髂部持续性疼痛。若肿瘤压迫或侵蚀输尿管造成梗阻,可出现腰痛。淋巴管阻塞可出现下肢水肿和疼痛。

(4)侵犯邻近器官引起的症状:累及泌尿道可出现尿频、尿痛、血尿、膀胱阴道瘘、肾盂积水、尿毒症等;累及直肠可出现肛门坠胀、便秘、里急后重、便血、肠梗阻、直肠阴道瘘等。

(5)恶病质:消瘦、发热、全身衰竭等。

2.体征

CIN和早期宫颈癌可仅有宫颈糜烂的表现,外生型宫颈癌见宫颈上有息肉状、乳头状、菜花状赘生物,质脆,触之易出血,可合并感染;内生型见宫颈肥大、质硬,宫颈膨大如桶状。晚期癌组织坏死脱落形成溃疡或空洞。癌灶浸润阴道壁时可见阴道壁上有赘生物。如向宫旁浸润,双合诊和三合诊可扪及子宫两侧增厚、结节状,有时浸润达盆壁,形成"冰冻骨盆"。

七、诊断

根据病史、临床表现、全身检查和妇科检查及病理检查可确诊。下列辅助检查可协助早期诊断和临床分期:

1.宫颈刮片细胞学检查

是发现早期宫颈癌的最有效检查方法,也普遍应用于防癌普查,阳性率可达90%以上。可用平滑的竹片、小脚板或细胞刮取器在宫颈鳞-柱状上皮交界处取材,老年妇女要注意从宫颈管处取材。取材后涂于玻片上,固定染色后镜检。目前采用的细胞分类法为巴氏分类法,TBS分类法正在逐步推广。发现可疑癌细胞或核异质细胞应做宫颈活体组织检查。HPV测定配合刮片可提高细胞学诊断的准确性。

2.宫颈和宫颈管活体组织检查

是确诊宫颈癌和癌前病变的最可靠和必不可少的检查之一。应在宫颈鳞-柱状上皮交界处的3、6、9、12点钟等处多点取材。为了提高取材的准确性,可在碘试验或阴道镜指导下活检。

(1)碘试验:将碘溶液涂在宫颈和阴道上,正常宫颈和阴道鳞状上皮被染为棕色或深赤褐色,不染色区为危险区,应在该区取材活检。

(2)阴道镜检查:可观察宫颈表面有无异型细胞及血管走向等改变,在可疑部位取材活检。若细胞学检查可疑而宫颈活体组织检查阴性,应用小刮匙搔刮宫颈管组织活检。

3.宫颈锥切术

当多次宫颈细胞学检查结果阳性而宫颈活体组织检查结果阴性,或活体组织检查为原位癌,而临床不能排除浸润癌时,可考虑做宫颈锥切术。切出的标本做连续病理切片检查。传统的锥切术因并发症多,而且可用多点取材活体组织检查和宫颈管搔刮替代,故目前临床上少用。宫颈环形电切术(LEEP)或冷凝电刀做宫颈锥切术可减少出血,一般也不影响病理检查。

4.影像学和内镜检查

B型超声、CT、MRI、淋巴管造影,膀胱镜、结肠镜、静脉肾盂造影等可了解病变侵犯的程度,协助进行临床分期。

八、鉴别诊断

应与宫颈糜烂、宫颈息肉、宫颈乳头状瘤、子宫黏膜下肌瘤、宫颈结核、宫颈尖锐湿疣、宫颈子宫内膜异位症等鉴别，宫颈细胞学检查和活体组织检查是可靠的鉴别方法。另外，颈管型宫颈癌应与Ⅱ期子宫内膜癌相鉴别。

九、预防

普及防癌知识，提倡晚婚少育，开展性卫生教育，定期开展普查普治。30 岁以上已婚妇女应定期做宫颈细胞学检查，积极治疗宫颈糜烂和宫颈上皮内瘤样病变。

十、治疗

根据临床分期、病理类型、患者年龄、全身情况及医疗设备、技术水平等选择手术、放疗或化疗等方法。原则上Ⅰa～Ⅱa 期采用手术治疗，手术类型，见表 2-2。Ⅱb 期以上采用放疗，晚期或复发患者可考虑采用化疗。也可在手术前或放疗前化疗，待癌灶缩小后再手术或放疗。

表 2-2 经腹子宫切除术的类型

手术类型	筋膜内	筋膜外Ⅰ型	次广泛Ⅱ型	广泛Ⅲ型
宫颈筋膜	部分切除	全部切除	全部切除	全部切除
阴道切除长度	无	少量穹隆部	近端 1～2cm	阴道上 1/3～1/2
膀胱	部分分离	部分分离	部分分离	分离
直肠	不分离	分离部分 R-V 隔膜	分离部分 R-V 隔膜	分离
输尿管	不分离	不分离	打开输尿管隧道	完全解剖到膀胱入口
主韧带	在输尿管与子宫中间切除	在输尿管与子宫中间切除	切除到输尿管水平	切除到盆壁
骶骨韧带	在宫颈水平切除	在宫颈水平切除	部分切除	切除到骨盆后壁
子宫	切除	切除	切除	切除
宫颈	部分切除	完全切除	完全切除	完全切除

Ⅳ型：扩大广泛子宫切除术（Ⅲ型加部分膀胱或输尿管切除）

1.CIN 和原位癌

CINⅠ级按炎症处理。CINⅡ级可选用电凝、冷冻、激光等方法治疗。CINⅢ级多主张做全子宫切除术。对年轻、要求保留生育功能者可行宫颈锥切术或宫颈环行电切术（LEEP），尽可能切除病灶而又最大限度地减少对生育功能的影响，术后定期随访。

2.Ⅰa_1 期

病灶没有累及淋巴、血管区，锥切边缘均正常，可仅用锥切。其他患者可行筋膜外全子宫切除术。年轻患者卵巢正常者应予保留并行卵巢移位。

3. Ⅰa_2、Ib 和Ⅱa 期

广泛子宫切除术和双侧盆腔淋巴结清扫术。对年轻患者，卵巢正常应予保留。对于病灶较小、希望保留生育功能的妇女，广泛宫颈、宫旁和盆腔淋巴结清扫术是一种新的替代治疗方法。对Ⅰb_2 期大的中央型病灶和宫颈桶状病灶可以单独进行放疗或做广泛全宫切除和盆腔淋巴结清扫术。或者采用术前放疗、然后做简单的全宫切除术的方法。另外，因为这些肿瘤的盆腔淋巴结转移率较高，建议在手术时进行腹主动脉旁淋巴结清扫术或放疗。对年轻妇女，放疗前也可以进行腹腔镜下卵巢移位术。

4. Ⅱb、Ⅲ和Ⅳa 期

可单独放疗，包括体外照射和腔内照射两种方法。也可以和手术治疗相配合。术前放疗可使病灶缩小、防止扩散而利于手术；术后放疗可补充手术的不足如盆腔或腹主动脉旁淋巴结有转移或血管、淋巴管有癌栓及手术不彻底者。

5. Ⅳa 期

全盆腔放疗结合化疗控制症状。

6. 化疗

主要用于晚期或复发转移患者或作为手术和放疗的辅助治疗方法。可采用全身用药、动脉插管化疗及介入治疗等方法。一般采用联合化疗，常用药物有顺铂、卡铂、环磷酰胺、异环磷酰胺、氟尿嘧啶、博来霉素、丝裂霉素、长春新碱等，以顺铂疗效较好。

十一、特殊特例

1. 术后补充放疗

已进行手术，但手术标本发现预后不良因素，如肿瘤接近或达到切除标本的边缘、两个以上的盆腔淋巴结阳性，或镜下发现宫旁肿瘤扩散的证据，建议术后补充放疗。

2. 意外发现的宫颈浸润癌

全子宫切除术后，病理标本意外发现宫颈浸润癌，术后可以补充盆腔放疗。如果仅是镜下浸润癌，则不需要补充治疗。如患者一般情况好，无大的全身性疾病，可以做广泛宫旁切除术或阴道切除术加双侧盆腔淋巴结切除术。这种方法对希望保留卵巢功能的年轻患者有好处。也可以用放疗前腹腔镜卵巢移位的方法来代替。放疗是合适的代替广泛宫旁切除术的治疗方法，特别是对于不愿接受广泛盆腔手术的患者或者已有广泛扩散的患者，这些患者容易发生围术期疾病（表 2-3）。

表 2-3 简单全子宫切除术后意外发现的宫颈浸润癌放疗指南

分组	肿瘤范围	外照射(Gy)		LDR 腔内表面剂量(Gy)
		全盆腔	宫旁	
Ⅰ	微浸润(≤3mm)，边缘清晰	0	0	无或 ovoids(65～70)
Ⅱ	浸润(>3mm)，边缘清晰	20	30	65
Ⅲ	微小残余病灶(+边缘)或淋巴侵犯	30	20	75～80
Ⅳ	大的残余病灶“经肿瘤切除”	40	10～20	75
Ⅴ	复发肿瘤	40	10～20	80+(InterstitlalRx)

广泛全子宫切除术后的放疗：病灶接近切缘者术后用腔内放疗，切缘及淋巴结阳性者用外照射。原位癌可仅用腔内放疗。淋巴结阴性者，若有其他危险因素术后放疗也有意义：病灶较大＞4cm，间质浸润较深，血管-淋巴区域受累，切缘阳性。

3.妊娠期宫颈浸润癌

妊娠期宫颈浸润癌的诊断方法与非妊娠期相同。在妊娠期，治疗方法取决于患者是否希望继续妊娠。如果胎龄较早，估计胎儿难以存活，临床分期为Ⅰ期或Ⅱa期，可以采用广泛全子宫切除和盆腔淋巴结切除术，把子宫和胎儿一并切除。胎儿已接近成熟的早期患者，经与患者充分讨论后患者仍希望继续妊娠的话，可以选择剖宫取胎及广泛全子宫切除加双侧盆腔淋巴结切除术的治疗方法。晚期患者一般采用放疗。

4.复发性宫颈癌

放疗后的中央型复发，如果没有转移的证据，仍有较好的治疗效果。如果复发病灶较小而且局限于中央，适合于广泛全子宫切除和部分阴道切除。原接受放射治疗量的巨大中央型复发患者，需要进行盆腔脏器清除术。

5.宫颈残端癌

如为早期病变，可以选择广泛宫颈切除和阴道上段切除加双侧盆腔淋巴结切除术。进展期或晚期患者，选用放疗更合适。

十二、预后

影响预后的因素包括全身情况、临床分期、组织类型、肿瘤体积、淋巴结转移、治疗措施等。预后与临床分期直接相关，宫颈癌的5年生存率为：Ⅰ期81.6％，Ⅱ期61.3％，Ⅲ期36.7％，Ⅳ期12.1％。

十三、随访

出院后第1年第1个月随诊1次，以后每隔2～3个月复查1次。第2年每3～6个月复查1次。第3～5年每6个月复查1次。第6年开始每年复查1次。

十四、宫颈癌合并妊娠

宫颈癌合并妊娠较少见。妊娠时，盆腔血流增加和淋巴流速增加可促使癌肿转移和发展。阴道分娩时可能将癌细胞挤至血管内加速癌肿扩散，并导致出血和感染。诊断的重点是确定是原位癌或浸润癌。若为原位癌，可随访至足月妊娠行剖宫产结束分娩，产后4～6周再做检查，根据检查结果按照非妊娠期治疗原则处理。妊娠期确诊为浸润癌，治疗方法取决于患者是否希望继续妊娠。如果胎龄较早，估计胎儿难以存活，临床分期为Ⅰ期或Ⅱa期，可以采用广泛全子宫切除和盆腔淋巴结清扫术，把子宫和胎儿一并切除，或先行体外照射，待胎儿自然流产后，再行腔内照射。胎儿已接近成熟的早期患者，经与患者充分讨论后患者仍希望继续妊娠的话，可以待胎儿成熟时剖宫取胎后做广泛全子宫切除加双侧盆腔淋巴结清扫术。Ⅱb 期以上合并早孕者，先行体外照射，待胎儿自然流产后，再行腔内照射。Ⅱb 期以上合并中、晚期妊娠者，剖宫取胎后放疗。

第三章　女性生殖内分泌疾病

第一节　性早熟

性早熟指性征出现的年龄较正常人群的平均年龄提前2个标准差。临床上将女孩8周岁以前出现乳房发育或10周岁前月经来潮诊断为女性性早熟。儿童中性早熟的发生率约为0.6%，女孩多于男孩，约占3/4。若提前发育的性征与本身性别一致为同性性早熟；若发育的性征与其本身性别相反称异性性早熟。

一、同性性早熟的病因分类

性早熟主要是因为女童体内雌激素异常升高所致。根据雌激素异常升高的原因可分以下两类：

1.促性腺激素依赖性性早熟

由下丘脑—垂体—性腺轴功能提前激活所致，故也称之为中枢性性早熟或真性性早熟，或完全性性早熟。

2.非促性腺激素依赖性性早熟

不依赖生殖轴而发生的性早熟(如外源性雌激素)，也称之为外周性性早熟或假性性早熟，或不完全性性早熟。

二、同性性早熟的诊断

性早熟诊断的关键在于寻找病因，也就是寻找雌激素的来源，以明确性早熟是真性还是假性。

(一)询问病史

重点了解乳房发育、月经来潮等青春期性征出现的年龄、进展速度及身高增长速度。

其次了解有无误服含性激素的药物或接触含性激素的物品或食品。

了解既往史要注意母亲的分娩史；幼年有无发烧、抽搐及癫痫史；有无头部外伤手术史；以及有无类似家族史等。

(二)体格检查

重点检查第二性征的发育情况及Tanner分期(表3-1)。中枢性性早熟女孩因其生长高峰提前，其身高体重常超出同龄儿童2个标准差以上；而假性性早熟儿童的身高和体重基本与年龄相符。

妇科检查注意外阴有无发育。

盆腔检查除了解子宫发育情况外，重点应排除其他疾病如卵巢肿瘤等。

表3-1　女性青春期发育Tanner分期

分期	乳房	阴毛
1	青春期前型	无黑色阴毛
2	乳核出现、乳晕稍大	少量较粗黑的阴毛，主要沿着大阴唇分布
3	乳房和乳晕均增大	粗黑阴毛扩展到阴阜
4	乳晕第二个小丘	几乎为成人型
5	成熟的乳房外形	成人型

（三）影像学检查

盆腔及肾上腺B超有助于除外是否有肿瘤或卵巢滤泡囊肿。盆腔B超还可以通过测量子宫和卵巢的体积是否比同龄儿童增大以间接估计体内雌激素的状态。观察卵巢有无大小不等的无回声区。头部鞍区CT或MRI以排除中枢神经系统的肿瘤及其他异常。

（四）骨龄检查

当骨龄比实际年龄提前2个标准差以上，很可能是真性性早熟。而假性性早熟患儿骨龄基本与实际年龄相符。

（五）内分泌检查

性激素水平：目前最简便而常用的方法是测定血性激素浓度。中枢性性早熟，分泌雌激素肿瘤及外源性假性性早熟雌激素水平均明显升高，而单纯乳房提前发育者雌激素水平不高或稍高。

GnRH刺激试验：可检查LH、FSH对GnRH反应的敏感性，若为LH优势反应型则为中枢性性早熟。

三、同性性早熟的治疗

治疗性早熟的目的在于：①查出并治疗器质性病因；②阻止性成熟的进程；③控制骨骺的过早闭合，以改善其成年身高；④避免或预防因性早熟带来的心理障碍；⑤防止与性早熟有关的社会问题，如性侵害、少儿妊娠等。治疗方案如下：

（一）去除病因

若性早熟是由于分泌性激素肿瘤引起，应手术切除肿瘤，术后早熟特征会随之消失。对于外源性性早熟，一旦发现患儿的性征发育是由于接触了含性激素的药品、食品或化妆美容品等，应立即切断这种接触，阻止性征继续发育。

(二)药物治疗

药物治疗主要用于真性性早熟,其目的是抑制卵巢分泌过多的雌激素,使第二性征发育中止,抑制排卵和行经,延缓骨骺闭合。

1.GnRH-a

近年来GnRH-a用于真性性早熟的治疗越来越受到关注,其机制为通过降调垂体,抑制LH和FSH的分泌,抑制卵巢雌激素分泌。治疗时间应个体化,一般建议骨龄12岁时停药,可望达最大成年身高,开始治疗较早者(<6岁)成年身高改善较为显著。但骨龄并非绝对的单个最佳依据参数,仍有个体差异。采用GnRH激动剂治疗的患儿骨骺融合延迟,有利于改善身高,但又会使垂体分泌生长激素的峰值降低,故理想的治疗方案是联合使用GnRH激动剂和生长激素。

2.生长激素

能刺激长骨骺端软骨板的细胞分裂增殖,促进四肢长骨线性增长,以改善身高。剂量每日0.11U/kg,每晚临睡前皮下注射。

3.孕激素

大剂量的孕激素通过负反馈机制抑制垂体分泌LH和FSH,进而抑制卵巢分泌雌激素,但对最终身高的改善无明显益处。常用的如醋酸甲羟孕酮(安宫黄体酮)10~30mg/d。根据定期监测雌激素水平的变化和症状控制的情况调整小剂量维持,直至青春发育年龄。

(三)心理治疗

性早熟患儿的智力和心理发育并不提前,对过早出现的性成熟现象没有心理和能力上的适应,因而患儿会困惑、害羞或自卑,有的还会发展为心理障碍。因此对性早熟患儿进行诊断治疗的同时,不可忽视对患儿的心理疏导。

第二节　经前期综合征

经前期综合征(PMS)是指反复于月经前期(黄体期)周期性出现的躯体、精神及行为方面改变的症候群,影响日常生活和工作。临床特点为周期性发作,与月经密切相关但症状轻重不等,多少不一,在不同的人、不同的周期之间出现的症状也不相同。

PMS最多见于30~40岁的育龄妇女,发生率因采用不同的诊断标准而异,因此较难得到确切的发生率。估计3%~10%的妇女完全没有经前期症状;30%~90%的妇女经前期有轻度的症状,通常不认为是PMS。20%~30%的妇女经前期有干扰日常生活的中至重度症状;其中2%~10%的症状严重,影响日常生活。

一、病因

过去认为经前期综合征是由于水钠潴留造成的,因为一些PMS患者,在近经期体重明显增加1~5kg,并有不同程度的水肿,但有些女性经前体重增加更多,却不出现经前期证候。对经前期水肿的女性限制盐分摄入，使用利尿药，能使水肿消退，但症状的消除与体重下降不成比例。研究证明，整个月经周期中钠离子平衡并无周期性变化，且 PMS 女性体内总体液并无增加，而是细胞内体液向细胞外流出增加，故目前认为水钠潴留不是造成经前期综合征的病因。到目前为止的研究尚无法阐明确切的发病原因，但推测经前期综合征的发生与环境压力、个人精神心理特征、中枢神经递质与卵巢类固醇激素的相互作用以及前列腺素水平的变化有关。

1.精神社会因素

不少学者提出精神社会因素引起身心功能障碍的病因学说。Keye 研究了 PMS 患者的医学和心理资料，发现 PMS 患者在臆想、抑郁、转换性癔症、神经衰弱及社会精神内向方面的评分均高于无 PMS 的对照组。临床上 PMS 对安慰剂的治愈反应高达 30%～50%，有的治愈反应高达 80%，这种现象很大程度地反映了应激反应性和心理两方面的调节在 PMS 中的作用，也反映了患者的精神心理与社会环境因素之间的相互作用参与了 PMS 的发病。并为 PMS 的心理学和安慰剂治疗的需要和合理性提供了理论依据。

2.卵巢类固醇激素及其代谢

卵巢类固醇激素水平异常也是该病发病的一个因素。有研究报告，PMS 患者的黄体期孕酮水平下降，雌激素或雌/孕激素比值升高，考虑孕激素撤退可能是病因之一；但以后更多研究显示，PMS 患者血中 FSH、LH、PRL、雄激素及雌孕激素水平与正常女性无明显差别，下丘脑—垂体—卵巢轴的功能检查也无异常，因此临床上不能把雌孕激素测定作为诊断方法。最近的研究发现，尿中孕酮的代谢产物孕烷二醇葡萄糖醛酸与经前期身体及精神的症状有关，提示孕激素的代谢异常可能是 PMS 的病因之一，应用孕激素拮抗药米非司酮（RU486）可导致经前期综合征的出现也证明这一点。

3.神经递质学说

（1）阿片肽：雌孕激素均有促进内源性阿片肽的作用，在动物实验和人类的研究中发现在高雌激素的增殖晚期和高雌孕激素的黄体中早期，内源性阿片肽的活性增加，黄体晚期内源性阿片肽的水平急剧下降，形成一个快速撤退反应，可引起疲劳、紧张、忧虑及攻击行为等。PMS 女性外周血 β-内啡肽水平也有下降，但其意义还不清楚。

（2）γ-氨基丁酸（GABA）：孕激素及其代谢产物能与 GABA 受体结合，减少了 GABA 受体数目，影响 GABA 的作用，从而在 PMS 的发病中起到一定作用。

（3）5-羟色胺：5-羟色胺是一种重要的神经递质，当中枢神经系统 5-羟色胺水平下降时，机体对外界刺激的敏感性增加，易激惹。给大鼠注射孕酮后，脑内 5-羟色胺吸收和转化增加；在人类，正常女性 5-羟色胺水平在月经周期的各个时期均增加，而 PMS 患者黄体期及月经前 5-羟色胺水平明显下降。

4.前列腺素作用

1984 年 Jakubowicz 测定 19 例 PMS 患者的 22 个周期的前列腺素水平，发现血 PGE_2 与 $PGF_{2\alpha}$ 在卵泡期及黄体期均下降，主要是因为 PMS 患者的合成前列腺素的前身物明显下降，所以使各种前列腺素均降低，这可能是诱导本病发生的一个因素。

5.甲状腺功能

甲状腺功能异常者常表现精神抑郁，同时有 PMS。PMS 患者中多数人出现甲状腺刺激试验反应异常；但是，目前还没有证据说明甲状腺功能异常是导致 PMS 的原因。

6.饮食与营养因素

维生素 B_6 是合成多巴胺和 5-羟色胺的辅酶，在维生素 B_6 缺乏的女性部分表现为抑郁症者应用维生素 B_6 治疗可缓解，因此推测 PMS 患者可能也存在维生素 B_6 缺乏，但应用维生素 B_6 治疗该病无效的结果否定了这种可能。大量的研究还表明 PMS 患者体内镁、锌、铁、维生素 A 及维生素 E 均在正常范围。

总之，目前尚无确定的单一病因可以解释全部临床表现，多因素造成经前期综合征发生的可能性大。

二、临床表现

典型的 PMS 症状常在经前一周开始，逐渐加重，至月经前最后 2～3d 最为严重，月经来潮后消失；有些患者症状持续时间长，一直延续至月经开始后的 3～4d 才完全消失。另有一种不常见的情况，即月经周期中存在两个不相连接的严重症状期，一是在排卵前后，然后经历一段无症状期，于月经前一周再出现症状，为 PMS 的特殊类型。

1.精神症状

(1)焦虑：为精神紧张，情绪波动，急躁失去耐心，易怒，细微琐事就可引起感情冲动乃至争吵、哭闹，不能自制。

(2)抑郁：无精打采，抑郁不乐，情绪淡漠，不愿与人交往和参加社会活动，爱独居独处，失眠，注意力不集中，健忘，判断力减弱，害怕失控，有时精神错乱、偏执妄想，产生自杀念头。

2.身体症状

包括水钠潴留、疼痛和低血糖症状。

(1)水钠潴留：常见症状是手足及眼睑水肿，有的感乳房胀痛及腹部胀满，少数患者有体重增加。

(2)疼痛：可有头痛、乳房胀痛、盆腔痛及肠痉挛等全身各处疼痛症状。

①经前头痛：为较常见的主诉，多为双侧性，但亦可单侧头痛；疼痛部位不固定，一般位于颞部或枕部。头痛症状于经前数天即出现，伴有恶心甚至呕吐，呈持续性或时发时愈，可能与间歇性颅内水肿有关。

②乳房胀痛：经前感乳房饱满、胀痛及疼痛。以乳房外侧边缘及乳头部位为重；严重者疼痛可放射至腋窝及肩部，可影响睡眠。扪诊时乳头敏感、触痛，有弥漫的坚实增厚感，但无局限性肿块感觉，经后症状完全消失。

③盆腔痛：经前发生盆腔坠胀和腰骶部疼痛，持续至月经来潮后缓解，与前列腺素作用及盆腔组织充血水肿有关。但应与盆腔子宫内膜异位症等器质性病变引起的痛经鉴别。

④肠痉挛痛：偶有肠痉挛性疼痛，可有恶心呕吐，临近经期可出现腹泻。

(3)低血糖症状：疲乏，食欲增加，喜甜食。头痛也可能与低血糖有关。

大多数妇女 PMS 有多种症状。严重的 PMS 均有精神症状，其中焦虑症状居多，占 70%～100%。60%的 PMS 患者有乳房胀痛及体重增加的主诉；45%～50%的患者有低血糖症状；约 35%患者有抑郁症状，该组患者因有自杀意识，故对生命有潜在威胁。

三、诊断和鉴别诊断

PMS 既没有能供诊断的特定症状，也没有特殊的实验室诊断标准。诊断的基本要素是确定经前症状的严重性以及月经来潮后缓解情况，不在经前发生的症状不属于 PMS。严重 PMS 的识别是根据对患者工作、社交及日常活动等方面能力受损的程度。目前推荐采用美国精神病协会(APA)和美国国家精神健康协会(NIMH)的诊断标准。

APA 的诊断标准为：

(1)暂时性的与月经周期有关的症状，开始于月经周期的最后 1 周，月经来潮后消失。

(2)确诊至少需要以下症状中的 5 个及前 4 个症状中的一个：①情感失常，如突然暴发的悲伤、哭泣、愤怒等；②持续的、显著的愤怒易激惹；③显著的焦虑或紧张；④显著的抑郁，对生活失去信心；⑤对日常活动没有兴趣；⑥易疲劳或明显的体力不足；⑦主观感觉精力难以集中；⑧明显的食欲改变，过食或食欲极强；⑨嗜睡或失眠；⑩身体不适如乳房触痛、头痛、水肿、关节肌肉痛、体重增加。

(3)症状干扰了正常的工作，日常活动或人际关系。

(4)所出现症状不是其他精神错乱疾病的加重。

NIMH 的诊断标准则强调月经前 5d 的严重症状较月经来潮后 5d 至少加重 30%。

应用 NIMH 和 APA 的诊断标准，约有 5%的育龄期女性可以诊断为 PMS。PMS 主要与容易在经前加重的疾病鉴别，如偏头痛、围绝经期综合征、子宫内膜异位症等。有精神病病史者应先到精神病科就诊。

四、治疗

由于 PMS 的临床表现多样化，严重性不一，因此不可能用一种治疗方法解决所有的症状，临床医师必须根据该症的病理生理和精神社会学特点，设计个体化治疗方案以达到最好疗效。

1.心理疗法及饮食调整

PMS 的处理首先是情感支持，帮助患者调整心理状态，认识疾病和建立勇气及信心，这种精神安慰治疗对相当一部分患者有效。另外，让患者的家庭成员了解该疾病周期性发作的规律和预期发病时间，理解和宽容患者经前期的行为过失，并协助调整经前期的家庭活动，减少环境刺激，使患者的失控过失减少到最小程度。

合理的饮食结构对缓解症状有帮助。目前认为 PMS 的低血糖样症状与雌、孕激素的周期性变化对糖代谢的影响有关，高糖类和低蛋白质饮食可以改善 PMS 的精神症状，包括抑郁、紧张、易怒、疲劳等；咖啡因与 PMS 症状的严重性有关，PMS 患者应避免或减少咖啡因的摄入；限制盐的摄入以减轻水钠潴留。

补充维生素和微量元素可改善或减轻症状。大剂量维生素 E（每日 400mg）可减轻 PMS 的精神症状，小剂量（150～300mg）无效。维生素 B_6 是合成多巴胺和 5-羟色胺的辅酶，后两者已证明是影响精神和行为的神经递质。饮食中每天添加 50mg 的维生素 B_6 可以减轻 PMS 经前抑郁及疲劳等症状，但要注意长期或大剂量服用维生素 B_6 对感觉神经有毒性作用。镁缺陷可通过各种途径激活经前症状，近年有报道口服镁能有效减轻经前精神症状，但机制不明。适当的体育运动有助于放松神经，对改善 PMS 症状有一定疗效。

2.药物治疗

对于一般治疗无效的患者，分析引起症状的病理生理，选择合适的药物。

（1）孕激素：较早的研究认为 PMS 是由于孕激素缺乏而引起的，故常用孕激素阴道栓剂（或肛门栓），内含孕酮 200mg，黄体期每日给药，其疗效并未确认，孕酮的应用近年趋向放弃。含有性激素的口服避孕药研究证实该药不但不能改善 PMS 症状，还可能加重症状，亦不再主张应用。

（2）达那唑：为合成的 17α-炔孕酮衍生物，能阻断下丘脑促性腺激素释放激素和垂体促性腺激素的合成和释放，直接抑制卵巢甾体激素的释放。100～400mg/d（平均 200mg/d），可使 PMS 的多种症状好转，特别是对消极情绪、嗜睡、易怒及焦虑症状和乳房痛有良好的改善。此药有轻度的雄激素作用并在肝脏代谢，可造成肝损害，治疗时应密切观察。

（3）促性腺激素释放激素增效药：促性腺激素释放激素增效药（GnRH-a）在垂体水平通过降调节，抑制垂体促性腺激素分泌，造成低促性腺激素低雌激素状态，可达到药物切除卵巢的效果。近年大多数临床对照研究证实各种类型的 GnRH-a 治疗 PMS 有效。但 GnRH-a 对那些同时存在的重型抑郁型精神障碍无效。长期应用 GnRH-a 有低雌激素状态引起的不良反应，包括阵发潮热、阴道干燥、骨质疏松等，建议单独应用 GnRH-a 不应超过 6 个月。性激素反向添加疗法可以减轻 GnRH-a 低雌素的不良反应。GnRH-a 的常用药及用法：组氨瑞林 100μg/(kg · d)；亮丙瑞林缓释液 3.75mg/m^2。

（4）抗抑郁药：氟西汀是 5-羟色胺受体的抑制药，约 70% 的 PMS 能得到精神症状的缓解，可作为一线药物应用。20mg/d，全月经周期服用，约 15% 的患者因不良反应不能耐受，如头晕、恶心等。帕罗西汀是选择性 5-羟色胺再摄取抑制药，对抑郁焦虑和一般症状都有效，20mg/d。氯米帕明是 5-羟色胺和去甲肾上腺素重复摄入抑制药，25～75mg/d，与其他抗抑郁药合用存在相互作用，应单独使用。

（5）抗焦虑药：阿普唑仑为苯二氮䓬类药物，可做用于 GABA 受体，为一种抗焦虑和抗惊厥药，也有一些抗抑郁特性。可于月经前开始用药，起始剂量为 0.25mg，每日 4 次。

（6）前列腺素抑制药：如甲芬那酸用于黄体期，能减轻 PMS 有关的许多身体症状。应用于有明显经前和经期疼痛不适者，于经前 12d 用药，250mg，每日 3 次，餐中服用。

（7）溴隐亭：黄体期口服 1.25～2.5mg，每日 2 次，可以改善水肿、乳房胀痛，情绪也有好转。

(8)利尿药：螺内酯，也称安体舒通，除有利尿作用外，还对血管紧张素有直接抑制作用，并可改善精神症状。用药剂量为25mg，每日2～3次，黄体期给药。

3.手术治疗

严重的PMS可采用手术切除卵巢或放射性破坏卵巢功能治疗。由于手术或放射性治疗永久性破坏了性腺功能，不适于对青中年女性采用。

第三节 异常子宫出血

一、定义和病因

异常子宫出血(AUB)是指非正常情况下的子宫出血。它可以由器质性疾病引起，包括全身或生殖系统病变引起异常出血，或是医源性因素如宫内节育器(IUD)、服用甾体激素、避孕药等；也可以由功能性疾病引起，称为功能失调性子宫出血(DUB)。

(一)全身疾病引起的AUB

引起异常子宫出血最常见的全身性疾病主要见于血液系统疾病，例如特发性血小板减少、凝血因子缺乏、造血功能性疾病等，一般通过血常规和凝血功能检查能够确诊和排除。其次见于严重的肝肾疾病。

(二)妊娠相关疾病引起的AUB

异位妊娠和先兆流产的早期临床症状均有不规则阴道出血，在患者没有明确停经史和腹痛时，容易误诊为功能失调性子宫出血。因此，对于有性生活史的妇女，在出现阴道出血时，应常规进行hCG检查，排除妊娠相关疾病。此外，一些流产后长期不规则出血或表现为月经紊乱时，也应及时进行超声检查，排除残留及再次妊娠引起出血的可能。

(三)妇科疾病引起的AUB

妇科疾病引起的异常子宫出血病因非常复杂，包括外阴、阴道的损伤，阴道、宫颈和子宫的炎症，宫颈、子宫、卵巢和输卵管肿瘤均可能导致异常出血。对于这些患者，病史询问和妇科检查是非常必要的，还要进行相应的辅助检查，如超声、CT或MRI等，以明确出血来源。

(四)医源性因素引起的AUB

常见的引起异常子宫出血的医源性因素包括IUD、甾体激素避孕措施、抗凝剂的应用等。通常包括以下几种情况：

(1)在放置IUD的前几个月或一段时间后出现月经淋漓不尽，先对症处理，必要时应取出1UD，进一步观察，必要时行内膜诊刮。

(2)在使用甾体激素避孕措施，如单一孕激素的皮下埋植初期或到期前，出现不规则出血。

(3)口服短效避孕药时由于漏服药物，或方法错误，或同时服用其他干扰激素代谢的药物，如抗生素、中药等，可能出现异常出血。

(4)短期内多次重复服用紧急避孕药，也可引起异常子宫出血。

(五)下丘脑—垂体—卵巢轴功能异常引起的 AUB

下丘脑—垂体—卵巢(H-P-O)轴功能异常引起的 AUB 属于功能失调性子宫出血的范畴，这是一类非器质性疾病引起的出血，常常被定义为"功血"。妇女在青春期和围绝经期易出现卵泡发育不良或障碍，而出现无排卵性功血；育龄期妇女在受到重大刺激或应激时，也可能出现无排卵状况；由于黄体机能障碍，可出现黄体功能不足和内膜脱落不全，从而出现黄体期或卵泡期出血；也有因排卵时激素波动引起排卵期出血。

(六)子宫内膜/肌层病变引起的 AUB

子宫内膜/肌层局部在正常的月经"自限"中通过局部分泌的前列腺素、凝血因子/抗纤溶因子的平衡等，参与止血，从而保证正常月经经期不超过 7 天，出血量在 20～60mL。但是，由各种原因引起的局部因子失衡或异常，则可能引起子宫出血不止或月经过多。这种情况在常规的妇科检查和辅助检查中均无法得到查证，因此也被归为"功血"范畴。

二、无排卵引起的功能失调性子宫出血

(一)流行病学和病理生理

功能失调性子宫出血(DUB)最常见于青春期和围绝经期妇女，青春期妇女由于 H-P-O 轴功能初始启动，各个层面的激素相互之间的刺激和反馈功能尚未成熟、完善，达不到性成熟期以后稳定的周期性卵泡发育、成熟和排卵。因而，卵泡在发育过程中出现停滞或闭锁，无法出现正常的周期性的雌孕激素合成和分泌。比如，在子宫内膜造成单一雌激素刺激而出现突破性出血；在卵泡的不断停止发育和闭锁中雌激素分泌减少，可发生增生期内膜的撤退性出血。无排卵性功血最基本的病理生理变化是无周期性排卵，缺乏孕激素，子宫内膜等靶器官仅仅受到雌激素的单一影响，无分泌期变化。在雌激素的长期作用下，子宫内膜可能出现单纯性增生、复杂性增生，甚至非典型增生、癌变。还有少数女性由于雌激素分泌不足，内膜出现萎缩性改变。

围绝经期妇女由于卵巢贮备功能下降，卵巢来源的抑制素分泌不足，导致垂体分泌的 FSH 分泌增多，卵泡发育期缩短或不能发育成熟，出现周期缩短、周期延长或闭经等情况。围绝经期妇女体内有一定量的雌激素，缺乏孕激素的作用，内膜出现增生，当体内雌激素水平波动时内膜剥脱出血。

(二)临床表现和诊断

临床表现：由于卵巢无周期性排卵，子宫出血的时间不定，出血持续时间不等，可持续数天，长达 10 余天甚至超过 1 个月。在单一雌激素影响下，子宫内膜仅仅表现为增殖样变，缺乏孕激素作用的分泌样变。因而，内膜呈现致密、不同步的脱落，也缺乏分泌期内膜的月经自限机制(螺旋血管的收缩和血栓形成、局部前列腺素)。由于脱落的内膜厚度和部位不同，因此子

宫出血量可能少于月经量,或与平时月经量相等,也可能出现大出血而导致贫血甚至休克。

临床诊断:无排卵性功血的诊断首先要排除引起 AUB 的器质性疾病,如血液系统疾病、妊娠相关疾病、妇科炎症、肿瘤、创伤、内膜局部病变等,通过检查和辅助检查排除后才能诊断此病。在诊断该病时,患者的年龄段是首要考虑因素,无排卵性功血最常见于青春期和围绝经期妇女,但育龄妇女在精神、情绪和环境变化时也可发生此病,因而也不能忽视这一人群。

诊断过程如下:

通过询问病史,如月经初潮时间、周期、经期和经量、生育史、采取的避孕措施、个人史和家族史等;对有性生活的妇女进行妇科检查,排除外阴、阴道、宫颈的出血,以及子宫、附件炎症和肿瘤,并通过辅助检查如血常规和凝血功能检查、超声检查、血 HCG 检查等排除器质性疾病;最后根据患者群、临床表现和相关检查(如激素检测、基础体温测定)得出无排卵性功血的诊断。

(三)治疗策略

1.青春期功能失调性子宫出血的治疗

青春期功能失调性子宫出血主要是无排卵性功血,其治疗的近期目标是止血;远期目标是防止长期无排卵导致潜在的子宫内膜病变。

(1)止血:主要用药是性激素。给予雌激素通过子宫内膜增殖修复,而孕激素促使子宫内膜转化为分泌期或萎缩。

①孕激素:也称“子宫内膜脱落止血法”或“药物刮宫”,因停药后短期即有撤退性出血,适用于轻度贫血,如血色素>90g/L,出血时间不长,出血呈淋漓不尽样,内膜已有一定的雌激素作用的患者。药物以天然黄体酮最常用。用法如下:

a.黄体酮:20mg,肌内注射,qd,连用 5d。可酌情加用丙酸睾丸酮 3~5 天以减少撤退性出血量。

b.口服微粒化孕酮(琪宁、益玛欣):每日 200~300mg,连用 10d。

c.醋酸甲羟孕酮(MPA):每日 6~10mg,连用 10d。

②复方短效口服避孕药:欧美国家较多采用此法。适用于长期而严重的无排卵出血。目前使用的是第三代短效口服避孕药,如妈富隆、敏定偶,达英-35,用法为每次 1 片,每天 2~3 次,连用 3d,然后减量至每天 1 片维持至 21 天周期结束。一些重度出血和贫血的患者需用每次 1 片,4~6 小时重复,使其在 24~36h 内止血,连用 3~4d 后逐渐减量,至每天 1 次,每次一片,服用 21d 后或血色素正常后停用。

③雌激素:也称“子宫内膜生长修复法”,给予足量雌激素,使部分脱落的子宫内膜增殖生长,使所有子宫内膜处于同步增殖的水平。适用于出血时间长、出血较多致贫血严重如血色素<80~90g/L,内膜较薄的患者。应在 6 小时内使出血明显减少或止血。需注意:所有雌激素法在血色素增加至 100g/L 以上后均必须加用孕激素撤退。用法如下:

a.戊酸雌二醇(E_2V)3~5mg 或结合雌激素(CEE)1.25~2.5mg,6~8h 1 次,血止 3d 后每 3d 减量不超过 1/3。

b.苯甲酸雌二醇 2mg,每 4～8 小时肌内注射一次,血止 3 天后按每 3 天减量不超过 1/3 的方法递减至血红蛋白允许时,加用孕激素撤退。

(2)刮宫术:对未婚无性生活史青年除非要除外内膜病变,不轻易做刮宫术。仅适于大量出血而使用药物治疗无效需立即止血或检查子宫内膜组织学的患者。

(3)辅助治疗

①非甾体类抗炎药物:亦为辅助药物治疗。口服氟灭酸 0.2g,每天 3 次;甲灭酸 0.5g,每天 3 次,可减少月经量 25%～35%,同时应注意胃肠道不良反应。

②矫正贫血:对中-重度贫血患者在上述治疗的同时给予铁剂和叶酸治疗,必要时输血。

③抗感染治疗:出血时间长,贫血严重,抵抗力差,或有合并感染的临床征象时应及时应用抗菌素。

(4)调节周期:采用上述方法达到止血目的后,需随后采取措施控制周期,防止功血再次发生。

①孕激素:可于撤退性出血第 15 天起,使用微粒化黄体酮 200～300mg/d,或甲羟孕酮4～10mg/d,连用 10～14d,酌情用 3～6 个周期。

②口服避孕药:一般在撤退性出血后,周期性使用口服避孕药 3 个周期,病情反复者酌情延至 6 个周期。

③雌激素、孕激素序贯法:如孕激素治疗后不出现撤退性出血或出血量少,考虑是否内源性雌激素水平不足,可用雌激素、孕激素序贯法。

2.绝经过渡期功能失调性子宫出血的治疗

围绝经期功血患者,因已进入卵巢功能衰退期,以止血、调整周期、防止内膜癌变、改善生活质量为原则,使其平稳过渡至绝经期。此期以无排卵功血为主,若为有排卵型,参照育龄期有排卵功血的治疗。

(1)性激素止血

①孕激素内膜萎缩法:使用高效孕激素使内膜萎缩,从而达到止血目的。如炔诺酮 5～15mg/d,周期第 5～26 天服用。

②复方口服避孕药:每天 1 次,每次 1 片。注意除外口服避孕药的禁忌证。

③雄激素制剂:具有对抗雌激素作用,减少盆腔充血和增加子宫血管张力,可以减少子宫出血量,起协助止血作用。

(2)刮宫:刮宫可迅速止血,并具有诊断价值,可了解内膜病理,除外恶性病变。对于病程长、药物治疗效果不佳、B 超提示宫腔内异常者可在宫腔镜下刮宫,以提高出血的诊断率。明确诊断后应制定合理的激素治疗方案,避免功血复发或再次刮宫。

(3)辅助治疗

①一般止血药物:抗纤溶药物如氨甲环酸(妥塞敏)、促凝药物如立止血针剂、前列腺素合成酶抑制剂(又称非甾类抗炎药物 NSAIDs,如甲灭酸、氯灭酸)等。

②出血严重时还可补充凝血因子,如纤维蛋白原、血小板、新鲜冻干血浆和新鲜血的输入。

③对伴有贫血、体质差者应加强营养，补充铁剂、维生素 C 和蛋白质。严重贫血、休克者应给予输血。

④预防感染：出血时间长者应给予抗生素预防感染。

(4)控制周期

①孕激素后半期法：尤其适用于经常在停经一段时间后发生功血患者，体内有一定雌激素作用。可于后半周期用黄体酮、甲羟孕酮或黄体酮胶丸/胶囊等。如同时加用雄激素如丙酸睾丸酮每天 25mg，共3～5d，可使撤退性出血明显减少。

②孕激素全周期法：适用于体内有一定雌激素水平的围绝经期功血患者。如炔诺酮 5～15mg/d，每天 1 次或分次服用，甲羟孕酮 4～10mg/d，黄体酮胶丸/胶囊 200mg/d 口服，于撤药性出血第 5 天开始应用，连用 20～22 天为 1 个周期。

③复方口服避孕药：可很好控制周期，尤其适用于有避孕需求的患者。但应用口服避孕药的潜在风险应予注意，对有血栓性疾病、心脑血管疾病高危因素及 35 岁以上吸烟的女性不宜应用。

④雌孕激素周期序贯治疗：如孕激素治疗后不出现撤退性出血或出血量少，可考虑是否内源性雌激素水平不足，可用雌激素、孕激素序贯法。使用方法同人工周期疗法，即雌激素连服 21～28 天(如结合雌激素 0.625mg/片，每日 1 次，或戊酸雌二醇 1mg/片，每天 2～4 片)，后 10～14 天加用孕激素(如安宫黄体酮 2mg/片，每天 3～4 片)。现有复方口服制剂如克龄蒙(含戊酸雌二醇 2mg 于周期第 1～21 天，醋酸环丙孕酮 1mg 于第 12～21 天)、芬吗通(含 17β-雌二醇 1mg 于周期第 1～28 天，地屈孕酮 10mg 于第 15～28 天)。

⑤宫内孕激素释放系统：左炔诺孕酮宫内缓释系统(LNG-IUS)可有效治疗功血，基于其宫腔内局部释放左炔诺孕酮，抑制内膜生长。临床证实能有效减少经血量达 97%，初期会经历月经间期出血，1 年后 15%闭经。

(5)手术治疗：对于药物治疗疗效不佳或不宜用药、无生育要求的患者，可考虑手术治疗。

①子宫内膜去除术：适用于激素或药物治疗无效或复发者，或不能使用药物治疗者。

②全子宫切除术：对不需要妊娠，久治不愈，不易随访的年龄较大者，以及病理为癌前期病变或癌变的患者应手术治疗。

三、有排卵功能失调性子宫出血

(一)排卵期出血

在围排卵期，由于此时体内雌激素分泌的巨大波动，使得内膜出现不稳当，出现少量出血。多见于育龄期妇女，表现为月经中期出现少量、自限的出血，一般持续 1～3 天。对出现月经中期出血的患者，需进行妇科检查和超声检查，排除非子宫来源出血或器质性病变；若患者反复发作，或出血量多，必要时内膜诊刮或宫腔镜检查以排除内膜息肉等病变。

对于围排卵期出血，一般无需特殊处理，如有治疗需求，具体处理方法如下：

1.口服避孕药

如患者无生育要求，可予以复方口服避孕药。一般在撤退性出血后，周期性使用口服避孕药3个周期。病情反复者酌情延至6个周期，妈富隆、敏定偶或达英-35，月经第1天开始，每天1片，维持至21d周期结束。

2.周期性孕激素治疗

根据患者固有的月经周期，在排卵期左右开始孕激素治疗，通常建议在预计出血前的2～3天开始用药。连用10～14d，酌情用3～6个周期。

3.雌激素治疗

根据经验，在月经干净以后即开始用药，每天2～4片(戊酸雌二醇1mg/片)，可以在预计下次月经前停药。酌情使用3～6个周期。

4.雌激素、孕激素序贯疗法

如孕激素治疗后不出现撤退性出血或出血量少，可考虑是否内源性雌激素水平不足，可用雌激素、孕激素序贯法。使用方法同人工周期疗法，即雌激素连服21～28d(如结合雌激素0.625mg/片，每天1片或戊酸雌二醇1mg/片，每天2～4片)，后10～14天加用孕激素(如安宫黄体酮2mg/片，每天3～4片)。

(二)黄体机能不足

育龄期妇女由于各种原因导致卵泡发育不良，或未成熟排出时，排卵后形成的黄体机能不足，出现黄体期缩短，孕激素分泌不足，一方面出现月经周期缩短，尤其是黄体期不足14天，另一方面易发生流产等不良妊娠结局。

育龄期妇女，尤其是35岁以上妇女，出现月经周期缩短，而经期和经量正常。检查发现黄体中期孕激素水平降低，或BBT高温相不足11天，可诊断此病。

治疗根据患者有无生育要求确定，对于有生育要求者，应予以促排卵治疗；如患者无生育需要，可以在黄体周期补充孕激素7～10天，或予以复方口服避孕药，或人工周期，即雌激素连服21～28d(如结合雌激素0.625mg/片，每日1片或戊酸雌二醇1mg/片，每日2～4片)，后10～14天加用孕激素(如安宫黄体酮2mg/片，每日3～4片)调节月经；也可观察，不予处理。

(三)内膜萎缩脱落不全

多见于育龄期妇女，由于卵泡发育不良，尽管有排卵，但黄体萎缩不全，出现月经经期延长，超过7d，出血量一般不多。诊断时除外妇科检查，应进行超声检查排除内膜增生等病变或IUD引起的出血，还应与治疗其他疾病时采用抗凝药物等情况鉴别。

治疗方法同黄体机能不足，需要生育者给予促排卵治疗，否则补充孕激素或周期调节。

第四节　原发性痛经

原发性痛经指月经前、后或行经期间的下腹部疼痛、坠胀、腰酸或其他不适，程度较重以致影响工作和生活，而生殖器官和盆腔无器质性病变者。本病的发生主要与月经时子宫内膜合成释放前列腺素增加有关,也受精神、神经因素影响。焦虑、恐惧以及生化代谢物质均可通过中枢神经系统影响盆腔痛觉神经。

一、诊断标准

1.临床表现

(1)常见于青少年期,原发性痛经常发生于有排卵月经,因此一般在初潮后前1～2年尚无症状或仅有轻度不适。

(2)严重的痉挛性疼痛多发生于初潮1～2年后的青年女性。如一开始出现规律性痛经或迟至25岁后发生痉挛性痛经,均应考虑有其他异常情况存在。

(3)下腹疼痛往往为痉挛性或绞窄性,但亦可能为持续的钝性疼痛及放射至腰背部或腿部。疼痛可于月经前或月经来潮时开始,24小时后达高峰,并往往2天后平息。

(4)有时有内膜管型(膜性痛经)或血凝块排出。

(5)常见有头痛、恶心、便秘或腹泻及尿频。有时可伴有面色苍白、四肢厥冷、乏力、畏寒等症状。偶有晕厥及虚脱。

(6)经常在分娩后自行消失,或在婚后随年龄增长逐渐消失。

(7)腹部及妇科检查一般无异常发现,有时可有子宫轻度压痛。

2.辅助检查

(1)超声检查:了解盆腔、子宫、卵巢,除外器质性病变。

(2)分泌物检查:激素水平检查,除外明显内分泌异常。

(3)探针探查:除外宫颈口狭窄、粘连。

(4)子宫输卵管造影/通液:除外宫腔病变。

(5)宫腔镜检查:除外子宫内膜及宫腔异常情况。

二、治疗原则

(1)一般治疗:进行必要的解释工作,帮助患者打消顾虑,树立信心。痛经时可卧床休息或热敷下腹部。注意经期卫生。

(2)前列腺素合成酶抑制剂:如布洛芬、吲哚美辛片剂、甲芬那酸等,25mg/片,每日2～4次,口服;或吲哚美辛栓剂,25mg,每次1/3～1/2枚,置于肛门内。如药物在经前24～48小时开始应用,并持续至经后2天,可能更有效。

(3)如果疼痛影响生活且无妊娠要求,可用低剂量雌激素-孕激素的口服避孕药来抑制排卵。

(4)必要时可应用止吐药物,充足的休息与睡眠有助于缓解痛经。日常运动可能有帮助。

(5)钙离子通道阻滞剂:经前预防先服用5～10mg/次,一日3次,服用3～7d,或疼痛时10mg,舌下含服。

(6)催产素拮抗剂,竞争性抑制催产素和血管加压素受体,可以有效缓解痛经。

(7)维生素 B_6:维生素 B_6 可调整中枢神经系统功能,含量增高可引起肌肉松弛,降低子宫平滑肌张力,从而减轻痛经。

(8)解痉镇静剂:常选用阿司匹林类、阿托品、山莨菪碱、氯丙嗪等,痛经出现时开始使用,可取得较好的止痛效果。若出现疼痛性休克者,可选用吗啡或哌替啶(杜冷丁)肌内注射,应尽量避免重复使用,以免导致成瘾性。

(9)中药治疗。

第五节　闭经

一、主要分类

闭经是指女性月经从未来潮或异常停止,可分为生理性闭经和病理性闭经。

生理性闭经:青春期前、妊娠期、哺乳期以及绝经期后的月经不来潮均属生理性闭经。

病理性闭经:包括真性闭经和隐性闭经,真性指因各种因素造成的子宫内膜周期性出血停止,月经不来潮者;隐性指每月子宫内膜有周期性变化及脱落形成月经,只是因无孔处女膜、宫颈闭锁等原因引起经血无法外流者。

病理性闭经又分为原发性和继发性两大类。

原发性闭经:指年龄超过 16 岁,第二性征已发育,但无月经来潮者,或年龄超过 14 岁,第二性征尚未发育,且无月经来潮者,约占 5%。

继发性闭经:指以往曾建立正常月经,但此后因某种病理性原因而月经停止 6 个月,或按自身原来月经周期计算停经 3 个周期以上者(专指月经稀发患者),约占 95%。

二、病理性分析

原发性闭经多为先天性疾病或功能失调所致,继发性闭经多为器官功能障碍或肿瘤引起。

(一)子宫性闭经及隐性闭经

1.先天性下生殖道发育异常(隐性闭经)

无孔处女膜、阴道下 1/3 闭锁均可引起经血流通障碍而发生闭经,多于月经初潮后发现。如子宫及阴道发育正常,初潮后经血积存于阴道内,继而扩展到子宫,形成阴道、子宫积血。积血过多可流入输卵管,通过伞部进入腹腔,伞部附近的腹膜受经血刺激发生水肿、粘连,致使输卵管伞部闭锁,形成阴道、子宫、输卵管积血。

临床表现:青春期后出现逐渐加剧的周期性下腹痛,但无月经来潮。严重者伴有便秘、肛门坠胀、尿频或尿潴留等症状。检查时可见处女膜向外膨隆,表面呈紫蓝色,无阴道开口。

2.苗勒氏管发育不全综合征

约 20%的青春期原发性闭经伴有子宫阴道发育不全。这是由于副中肾管发育障碍引起的先天性畸形,可能是基因突变所致,染色体核型正常。

临床表现：始基子宫或无子宫、无阴道，而外生殖器、输卵管、卵巢发育正常，性激素分泌及排卵正常，女性第二性征正常。

3.创伤性宫腔粘连

创伤性宫腔粘连（Asherman 综合征）是指子宫内膜破坏引起继发性闭经。多发生于流产吸宫术后，少数发生于产后刮宫术或剖宫产术后。手术时损伤子宫内膜基底层及颈管内膜，引起子宫腔及子宫颈管部分或全部粘连，导致子宫内膜不应性或阻塞性闭经。子宫腔可有积血（因颈管粘连阻塞），甚至经血自输卵管返流入腹膜腔。

临床表现：在吸宫或刮宫术以后出现闭经或月经过少，或伴有周期性腹痛。

4.子宫内膜感染

流产及产后子宫内膜严重的感染或子宫内膜结核均可破坏子宫内膜，引起闭经。

临床表现：子宫内膜结核多数为继发性，少数处于结核活动期，可以伴有结核症状，涉及卵巢者较少见。

5.雄激素不敏感综合征完全型（先天性无子宫）

又称睾丸女性化综合征或男性假两性畸形。患者性染色体为 XY，性腺为睾丸，可位于腹腔内或腹股沟区，且具有男性血清睾酮水平。这是因为外阴靶器官缺乏雄激素（双氢睾酮）受体，对睾酮不反应，使外阴被动发育成女性，有浅短的阴道，但无子宫及输卵管。

临床表现：青春期后可有乳房发育，但乳头发育欠佳，乳晕苍白，阴毛腋毛稀少。患者常因原发闭经就诊，确诊后应切除性腺。但何时切除目前尚有争议，有的学者认为应等青春发育后再切除性腺。

（二）卵巢性闭经

卵巢先天发育不全或功能缺陷、卵巢周期异常、结构破坏以及肿瘤等，均可引起卵巢激素水平低下或缺乏周期性变化，发生闭经。

1.Turner 综合征

这是一种先天性染色体异常所致的疾病，也是人类唯一能生存的染色体单体综合征。Turner 综合征于 1959 年被证实系因性染色体畸变所致，由于性染色体异常，卵巢不能生长和发育，因此卵巢呈条索状纤维组织，原始卵泡在胚胎期消耗过快，至出生时已无卵子，故缺乏女性激素，导致第二性征不发育和闭经。染色体为 45X/46XX 嵌合体的患者，当 46XX 细胞系占多数时，卵巢能发育而维持正常功能。

其异常核型主要包括：

（1）45，XO：这是最常见的一型，95％自然流产淘汰，仅少数存活出生，有典型的临床表现。

（2）45，XO/46，XX：即嵌合型，约占患病总数的 25％。典型的 Turner 综合征在出生时即呈现身高、体重落后，手、足背明显浮肿，颈侧皮肤松弛。出生后身高增长缓慢，成年期身高为 135～140cm。

临床表现：女性表型，后发际低，50％有颈蹼；盾形胸，乳头间距增宽；肘外翻和多痣等。约 35％患儿伴有心脏畸形，其中以主动脉缩窄最为多见。此外，也有患者可见肾脏畸形（如马蹄肾、异位肾、肾积水等)，指(趾)甲发育不良，第4、5掌，跖骨较短等。患儿外生殖器一直保持婴儿型，小阴唇发育不良，子宫不能触及。大部分患儿智能正常，多因生长迟缓、青春期无性征发育、原发性闭经等就诊。

2.单纯性腺发育不全

(1)46,XX单纯性腺发育不全：卵巢呈条索状无功能实体，部分患者呈家族性分布，卵巢可有不同程度的功能，有些可以出现乳房发育和月经，以后再出现继发性闭经。身材正常，血促性腺激素水平增高。

临床表现：女性生殖器发育不良，第二性征发育差，但无畸形。

(2)46,XY单纯性腺发育不全(Swyer综合征)：基因突变使发育为男性的中肾管退化而副中肾管发育为女性。性腺为条索状，表现为原发性闭经。

临床表现：身材偏高大，腋毛及阴毛少，血雌激素水平低，促性腺激素水平增高，睾酮水平低。因容易发生性腺肿瘤，一旦确诊，需切除性腺。

3.卵巢抵抗综合征(卵巢不敏感综合征)

由于卵巢的胞膜受体缺陷，不能对促性腺激素产生反应，无法分泌性激素，更谈不上负反馈抑制垂体。

临床表现：卵巢形态饱满，内有多数始基卵泡及少数初级卵泡，第二性征发育欠佳或不发育，出现闭经及促性腺激素升高。但有学者认为，这类患者的血促性腺激素水平升高并不意味着卵巢功能不可逆，也不代表其永久衰竭。临床中，约有20%的患者可以恢复月经，甚至有排卵成功及受孕的报道。

4.卵巢早衰

40岁前绝经的患者可以称之为卵巢早衰。卵巢内无卵母细胞或虽有原始卵泡，但对促性腺激素无反应。病因为特发性，即无明确诱因的卵巢萎缩最常见。另外，自体免疫病亦可引起卵巢早衰，循环中存在多种器官特异性自身免疫抗体，卵巢活检可见淋巴细胞浸润。卵巢早衰者也有性染色体异常的情况，如45,XO/46,XX或47,XXX。

临床表现：继发闭经，常伴围绝经期症状，具有低雌激素及高促性腺激素特征。

5.卵巢肿瘤

由于产生过量的雄激素抑制下丘脑—垂体—卵巢轴的功能而闭经，产生雄激素的卵巢肿瘤如睾丸母细胞瘤、卵巢门细胞瘤等。或是因持续分泌雌激素抑制了排卵，使子宫内膜增生过长而短暂闭经。分泌雌激素的卵巢肿瘤有卵巢颗粒细胞瘤、卵泡膜细胞瘤等。

(三)垂体性闭经

垂体性闭经为中枢性闭经，主要致病环节在垂体前叶，其器质性病变影响促性腺激素的分泌，继而导致卵巢功能低落而引起闭经。

1.希恩综合征

希恩综合征是产后大出血休克会造成垂体急性缺血或是坏死，腺垂体最为敏感，其丧失正常功能后可引起一系列腺垂体功能低下的症状。比如，促性腺激素分泌细胞坏死，也可累及促甲状腺激素、促糖皮质激素分泌细胞。

临床表现：出现闭经、无乳、性欲减退、毛发脱落等症状，第二性征衰退，生殖器官萎缩。还可出现畏寒、嗜睡、低血压及基础代谢率降低等表现。

2.垂体肿瘤

垂体肿瘤分泌激素抑制 GnRH 分泌和(或)压迫分泌细胞，使得促性腺激素分泌减少。腺垂体位于蝶鞍内，它包含着各种腺细胞，可发生催乳激素腺瘤、生长激素腺瘤、促甲状腺激素腺瘤、促糖皮质激素腺瘤，以及无功能的垂体腺瘤。如常见的催乳激素细胞肿瘤可引起闭经溢乳综合征。

临床表现：不同类型的肿瘤可出现不同症状，但都有闭经的表现。

3.空蝶鞍综合征

空蝶鞍综合征是因蝶鞍隔先天发育不全、发生肿瘤或手术破坏，造成蝶鞍内出现空隙，脑脊液趁势流向蝶鞍的垂体窝。垂体受压缩小，而蝶鞍扩大，重压之下，下丘脑与垂体间的门脉循环受阻，出现闭经和高催乳激素血症，有时发生泌乳。

临床表现：X 线检查仅见蝶鞍稍增大；CT 或 MRI 检查则精确显示，在扩大的垂体窝中，可见萎缩的垂体和低密度的脑脊液。

(四)下丘脑性闭经

这是最常见的一类闭经，以功能性原因为主。下丘脑弓状核含有传导神经内分泌的神经元，它接受多处脑区的神经冲动，并汇合成信号促使脉冲式释放 GnRH。在卵泡期，为维持正常卵泡功能，约每 90 分钟有一次 GnRH 脉冲频率，若脉冲式分泌模式异常，比如频率、幅度及量的变化，都会导致卵泡发育障碍而闭经。

1.紧张应激

精神创伤、环境变化等因素均可使机体处于紧张的应激状态，扰乱中枢神经与下丘脑之间的联系，从而影响下丘脑—垂体—卵巢轴而闭经。这种应激状态多见于年轻未婚的女性，或是工作节奏紧张的脑力劳动者；如有盼子心切、畏惧妊娠等强烈的精神压力，也可能干扰内分泌功能，发生假孕性闭经。其发病机制可能是由于人体处于应激状态时，下丘脑分泌的促糖皮质激素释放因子持续上升，抑制了 GnRH 的脉冲式释放。

临床表现：闭经多为一时性，通常很快自行恢复，也有持续时间较长患者。

2.体重下降和神经性厌食

中枢神经对体重急剧下降特别敏感，不论是单纯性体重下降，还是真正的神经性厌食，均可诱发闭经。神经性厌食通常是由内在情感产生剧烈的矛盾，或是为保持体型而强迫节食，而引起的下丘脑功能失调。GnRH 浓度降至青春期前水平，促性腺激素和雌激素水平低下而发生闭经。

临床表现：精神性厌食、严重消瘦和闭经。

3.运动性闭经

剧烈的运动或是高强度的训练，如长跑、芭蕾和现代舞蹈等可导致闭经，其原因是多方面的。

临床表现：体内脂肪含量降低和营养低下可引起瘦素水平下降及应激，这本身就可引起生殖轴功能抑制，GnRH 的释放一旦受到抑制，就会引起闭经。

4.Kallmann 综合征

这是一种先天性下丘脑 GnRH 分泌缺乏或不足引起的闭经，常有伴嗅觉障碍。

临床表现：低促性腺激素、低性激素性闭经，以伴有嗅觉缺失或嗅觉减退为特征。主要表现为原发性闭经，无性征发育，女性内生殖器分化正常。

5.颅咽管瘤

位于蝶鞍上的垂体柄漏斗部前方可发生颅咽管瘤，它是由先天性残余细胞发展形成，是垂体、下丘脑性闭经的罕见原因。

临床表现：瘤体增大压迫下丘脑和垂体柄时，可引起闭经、生殖器官萎缩、肥胖、颅内压增高、视力障碍等症状，也称肥胖生殖无能营养不良症。

6.药物性闭经

长期应用某些药物如吩噻嗪衍生物（奋乃静、氯丙嗪）、利血平以及甾体类避孕药，偶尔也可出现闭经和异常乳汁分泌。其机制是通过下丘脑抑制催乳激素抑制因子或多巴胺的释放，使催乳素升高而导致。

临床表现：药物性抑制常是可逆的，一般在停药后 3～6 个月月经自然恢复。

（五）其他内分泌疾病引起的闭经

先天性肾上腺皮质增生症（21-羟化酶缺乏）：最多见的是外阴不同程度男性化和女性核型，为常染色体隐性遗传病。肾上腺 21-羟化酶不完全缺乏，皮质醇减少对下丘脑和垂体的负反馈减弱，导致垂体促糖皮质激素（ACTH）分泌增加，使皮质醇趋于正常，但雄激素异常升高，性腺为卵巢，内生殖器为女性。

临床表现：婴儿出生时阴蒂肥大，阴蒂下方见尿道口，阴唇融合遮盖阴道口和尿道口。过早男性化表现在青春期乳房不发育，内生殖器发育受抑制，原发闭经。ACTH、17α-羟孕酮显著升高，睾丸素、黄体酮升高，皮质醇偏低，雌激素和 FSH 低水平。

三、诊断及检查

闭经只是一种症状，诊断时首先必须寻找引起闭经的原因，不同病因必然有其特定规律，医生应该按照以下诊断步骤进行逐步深入的检查。

（一）病史采集

（1）了解患者自幼生长发育过程，有无先天性缺陷或其他疾病以及家族史。

（2）详细询问患者的月经史，包括初潮年龄、第二性征发育情况、月经周期、经期、经量等。已婚妇女则需注意其生育史及产后并发症。

（3）询问患者的闭经期限及伴随症状，发病前有无任何导致闭经的诱因，比如精神因素、环境改变、体重增减、剧烈运动、各种疾病及用药影响等。

（二）体格检查

1.全身检查

检查全身发育状况，有无畸形；测量体重、身高、血压、脉搏、腰围、臀围、四肢与躯干比例；观察五官生长特征，观察精神状态、智力发育、营养和健康情况。

2.妇科检查

妇科检查应注意内、外生殖器的发育，有无先天性缺陷、畸形，腹股沟区有无肿块，第二性征如毛发分布、乳房发育是否正常，乳房有无乳汁分泌等。

（三）实验室辅助检查

1.激素测定

雌二醇、孕酮及睾酮测定：若雌激素、孕激素浓度低，提示卵巢功能不正常或衰竭；若睾酮值高，提示有多囊卵巢综合征、卵巢男性化肿瘤或雄激素不敏感综合征等疾病可能。

催乳素及垂体促性腺激素测定：PRL 升高时应进一步测定 TSH，TSH 升高为甲状腺功能减退；TSH 正常，而 PRL＞100μg/L 者行头颅 CT 或 MRI 检查，排除垂体肿瘤。

促性腺激素测定：若 FSH＞40U/L，提示卵巢功能衰竭；若 LH 升高而 FSH 值正常、LH/FSH＞3 应高度怀疑为多囊卵巢综合征；若 FSH、LH 均＜5U/L，提示垂体功能减退，病变可能在垂体或下丘脑。

特别提示：肥胖、多毛、痤疮患者还需测定胰岛素、雄激素（血睾酮、硫酸脱氢表雄酮、尿17-酮等），以确定是否存在胰岛素抵抗、高雄激素血症或先天性 21-羟化酶功能缺陷等。Cushing 综合征可通过测定 24h 尿皮质醇或 1mg 地塞米松抑制试验排除。

2.性激素试验

（1）孕激素试验：该试验为评估内源性雌激素水平的简单、快速方法。黄体酮注射液，每日肌内注射 20mg，连续 5 日；或口服甲羟孕酮，每日 10mg，连用 5d；或口服黄体酮胶囊/胶丸，每日 200mg，连续 10d。

诊断：停药后 2 周内出现撤药出血（阳性反应），提示体内有一定量内源性雌激素水平，为Ⅰ度闭经；若孕激素试验无撤药出血（阴性反应），说明患者体内雌激素水平低下，为Ⅱ度闭经或子宫病变所致闭经，应进一步做雌激素、孕激素序贯试验。

（2）雌激素、孕激素序贯试验：嘱患者每晚睡前服妊马雌酮 1.25mg，或戊酸雌二醇 2mg，连续 21～28d。为使停药后子宫内膜脱落完全，最后 5～7d 加用甲羟孕酮，每日口服 10mg。

诊断：停药后 2 周内发生撤药出血为阳性，提示子宫内膜功能正常，排除子宫性闭经；无撤药出血为阴性，则应重复一次试验，若仍无出血，可诊断为子宫性闭经。

（3）垂体兴奋试验：又称 GnRH 刺激试验，用以了解垂体对 GnRH 的反应性。将戈那瑞林 25μg 溶于生理盐水 2mL 中，30s 内快速注射入肘静脉内。注射前及注射后 30、90 分钟分别采取静脉血测定 LH、FSH 值。

诊断：

①垂体正常反应型：注射后 30 分钟 LH 值较注射前高 2～4 倍。

②垂体无反应或低弱反应型：若经多次重复试验，注射后 30 分钟 LH、FSH 值仍无升高或增高不足2 倍，提示垂体功能减退，起因于垂体或下丘脑。

③垂体反应亢进型：30 分钟时 LH 高峰值比基值升高 4 倍以上，30 分钟、90 分钟 FSH 峰值＞20IU/L。卵巢功能衰退时 LH、FSH 反应均亢进；多囊卵巢综合征时 LH 反应亢进，但 FSH 反应低下（30 分钟、90 分钟 FSH 峰值＜10IU/L）。

（四）其他辅助检查

1.盆腔超声检查

可观察有无子宫、子宫形态大小及内膜厚度、卵巢排卵、盆腔包块等情况。

2.子宫输卵管碘油造影

了解子宫腔形态、大小及输卵管情况，用以诊断生殖系统发育不良、畸形、结核及宫腔粘连等病变。

3.宫腔镜检查

了解子宫性闭经的性质。

4.腹腔镜检查

观察子宫形态、卵巢活检、了解输卵管及盆腔腹膜的病变。

5.CT/MRI 检查

疑有垂体肿瘤时应行蝶鞍部 CT 或 MRI 检查，以早期发现垂体微腺瘤（直径＜1cm）。

6.染色体检查

对原发闭经和有先天性发育异常者，应进行染色体核型分析。

四、诊治处理

闭经的治疗原则强调针对病因进行个体化治疗。

（一）全身体质性治疗和心理学治疗

若闭经由于潜在的疾病或营养缺乏引起，应积极治疗全身性疾病，提高机体体质，供给足够的营养，保持标准体重。若闭经受应激或精神因素影响，则应进行耐心的心理治疗，消除精神紧张和焦虑。

（二）子宫性与下生殖道性闭经

先天性畸形如处女膜闭锁、阴道横膈或阴道闭锁均可手术切开或成形术，使经血畅流。创伤性宫腔粘连，根据粘连部位、程度和对生育的要求等决定是否处理，一般需要用宫腔镜诊断和分离粘连，术后给予大剂量雌激素。每日口服结合雌激素 2.5mg，连服 3 周后加用地屈孕酮 10mg/d，共 10d，连续 3 周期。诊断为结核性子宫内膜炎者，应积极抗结核治疗。

无子宫患者，若卵巢有功能，无需治疗；若卵巢无功能，给予雌激素补充治疗，见卵巢性闭经的治疗。

（三）卵巢性闭经的治疗

1.卵巢的先天发育不全或功能衰退

无子宫者，雌激素补充治疗，促进性征发育及全身健康。妊马雌酮 0.625～1.25mg/d（自小剂量开始)，连续服药，雌激素还有戊酸雌二醇 2～4mg/d 等；有子宫者用雌激素、孕激素序贯治疗，缓解低雌激素症状，防止骨质疏松及心血管疾病，如戊酸雌二醇 2mg/d 或妊马雌酮 0.625mg/d，自出血第 5 日起，连服 21～28d，后 10d 配伍甲羟孕酮 8～10mg/d，或服用克龄蒙每日 1 片，连服 21d。

2.卵巢肿瘤

卵巢肿瘤一经确诊，应手术治疗。

(四)中枢性闭经

1.肿瘤

垂体催乳激素肿瘤常采用药物治疗，对于药物治疗无效或巨腺瘤则采取手术治疗，具体治疗方法见高催乳素血症章节。其他中枢神经系统肿瘤多采用手术和(或)放疗。

2.中枢轴功能失调

若有原发病，积极治疗原发病，如甲状腺功能减退引起的闭经用优甲乐治疗甲减，先天性肾上腺皮质增生所致的闭经，一般用泼尼松或地塞米松。

第四章　妊娠并发症

第一节　妊娠剧吐

妊娠剧吐指妊娠妇女在妊娠早期至妊娠16周，出现频繁恶心、呕吐，不能进食，体重较妊娠前减轻≥5%、引起水电解质失衡及新陈代谢障碍，排除其他疾病引发的呕吐，需住院输液治疗者。发生率为0.5%～2%。

一、病因

病因尚未明确。临床上早孕反应出现与消失的时间和孕妇血hCG值上升与下降的时间一致。此外，葡萄胎、多胎妊娠孕妇血hCG值明显高于其他孕妇，剧烈呕吐发生率也高，提示妊娠剧吐可能与hCG水平升高密切相关，但实际上症状的轻重与血hCG水平不一定呈正相关。雌激素水平也与妊娠剧吐密切相关，妊娠引起的恶心和呕吐随雌二醇水平的增减而增减，服用雌激素的妇女比未服者更易出现恶心和呕吐证明了这种症状对雌激素的易感性。此外，精神过度紧张、焦急、忧虑以及生活环境和经济状况较差的孕妇易发生妊娠剧吐，提示可能与精神、社会因素有关。妊娠剧吐也可能与幽门螺杆菌感染有关。

二、临床表现

1.恶心、呕吐

多见于初产妇，停经5周左右出现早孕反应，逐渐加重直至频繁呕吐不能进食，呕吐物中有胆汁或咖啡样物质。

2.水及电解质紊乱

严重呕吐和不能进食导致失水和电解质紊乱，体重减轻，神疲乏力，面色苍白，皮肤干燥，口唇干裂，脉搏细数，尿量减少，低钾血症。

3.代谢性酸中毒

动用体内脂肪，其中间产物丙酮聚积，出现饥饿性酸中毒，也可出现碱中毒。

4.脏器功能损伤

严重时血压下降，引起肾前性急性肾衰竭，也可引起肝功能衰竭，甚至死亡。

妊娠剧吐可致维生素B_1缺乏，导致Wernicke-Korsakoff综合征。主要表现为中枢神经系统症状，如眼球震颤、视力障碍、共济失调、精神意识障碍，急性期言语增多，以后逐渐精神迟钝、嗜睡，个别可发生木僵或昏迷。若不及时治疗，死亡率可达50%。

呕吐剧烈还可致维生素K缺乏，常伴有血浆蛋白及纤维蛋白原减少，可致凝血功能障碍，出血倾向增加，发生鼻出血、骨膜下出血，甚至视网膜出血。

三、诊断及鉴别诊断

根据病史、临床表现及妇科检查，可以确诊。诊断至少应包括以下3项：每日呕吐≥3次，尿酮体阳性，体重较妊娠前减轻≥5%。

对妊娠剧吐患者还应行辅助检查以帮助了解病情严重程度。

1.尿液检查

测定24h尿量、尿比重、尿酮体，注意有无蛋白尿及管型尿。

2.血液检查

了解有无血液浓缩：测定红细胞计数、血红蛋白含量、血细胞比容、全血及血浆黏度。了解酸碱平衡情况：动脉血气分析测定血液pH、二氧化碳结合力等。还应检测血钾、血钠、血氯水平，凝血功能，肝、肾及甲状腺功能。

3.心电图检查

及时发现低钾血症引起的心肌损害。

4.必要时行眼底检查了解有无视网膜出血，MRI排除其他神经系统病变。

妊娠剧吐要注意排除葡萄胎，并与可能引起呕吐的疾病如肝炎、胃肠炎、胰腺炎、胆道疾病、脑膜炎等相鉴别。

四、治疗

妊娠后可服用多种维生素以减轻妊娠引起的恶心、呕吐。对精神情绪不稳定的孕妇，及时给予心理治疗，解除其思想顾虑。排除其他疾病引起的呕吐，根据尿酮体情况了解疾病严重程度，决定治疗方案。

妊娠剧吐患者应住院治疗，禁食，监测失水量及电解质紊乱情况，酌情补充水分和电解质，每日补液量不少于3000mL，使尿量维持在1000mL以上。输液时应加入氯化钾、维生素C等，并给予维生素B_1肌内注射。

首选维生素B_6或维生素B_6-多西拉敏复合制剂止吐。碳酸氢钠或乳酸钠纠正代谢性酸中毒。出现营养不良，静脉补充必需氨基酸、脂肪乳。一般经上述治疗2～3日后，病情多可好转。严重患者，体重减轻大于5%～10%，完全不能进食，可选择鼻饲管或中心静脉全胃肠外营养。经过治疗呕吐停止后，孕妇可试进食少量流质饮食，并逐步增加进食量，同时调整补液量。

经治疗后多数患者病情好转可继续妊娠，出现以下情况会危及孕妇生命需终止妊娠：①体温升高，持续高于38℃；②心动过速（≥120次/分）；③持续黄疸；④持续蛋白尿；⑤伴发Wernicke-Korsakoff综合征。

第二节 流产

一、定义与发病率

1.我国流产的定义

妊娠 28 周前(胎儿体重不足 1000g)自然终止者称为流产。如在妊娠 12 周前自然终止者称早期流产;在妊娠 13～27 周自然终止者为晚期流产。国内:孕周＜28 周,胎儿体重＜1000g。国外:孕周＜24/22/20 周,胎重＜500g。

2.发病率

在临床明确诊断的妊娠中,流产占 15%～20%,而隐性流产率则占 30%～40%,甚至超过 50%。有报道认为,流产的发生与年龄有关,20～30 岁发生率为 12%,34～41 岁为 31%。流产发生的次数:一次者 15%,二次者 4%,三次者 3%,连续三次者 0.34%～1%。

二、病因

1.胚胎因素

(1)染色体异常:是流产的主要原因。早期自然流产中有 50%～60%的妊娠物有染色体异常,夫妇任何一方有染色体异常,可传至子代,或导致流产或反复流产。

数量异常

①三体:除 1 号染色体外,均有报道出现数量异常导致流产。其中以 13、16、18、21、22 号染色体最常见,母亲的年龄越大,该类异常的发生率越高。

②单体 X(45X):染色体异常中,发生率仅次于三体,如存活,出生后即为特纳综合征。

③三倍体:常与胎盘的水泡样变性共存,发生流产较早。

④四倍体:绝大多数极早即流产。

(2)结构异常:利用分带技术,可以发现各种异位、缺失等染色体异常。染色体正常的流产,发生时间晚于非整倍体流产;3/4 非整倍体流产发生在妊娠 8 周以前;染色体为整倍体的流产,发生高峰期在妊娠 13 周。

(3)基因突变:目前无法做遗传学统计,比例不明。

2.母体因素

(1)感染因素(约占 0.5%)

①支原体:引起子宫内膜炎、绒毛膜炎和胚胎死亡。

②衣原体:引起绒毛膜炎和胎盘损伤。

③细菌:李斯特杆菌、淋病奈瑟菌、B 族链球菌等,可导致孕妇菌血症波及胎儿胎盘而引起流产。

④病毒:CMV、HSV、RV、HBV、HIV、腮腺炎病毒、微小病毒 B_{19} 等。

⑤原虫：弓形体、梅毒螺旋体（存在争议）。

（2）内分泌异常

①黄体功能不足。

②多囊卵巢综合征。

③甲状腺功能异常（导致细胞氧化过程异常）。

④严重糖尿病未控制（早孕血糖控制不佳，流产率15%～30%）。

⑤子宫内膜异位症（盆腔粘连、黄素化未破裂卵泡综合征）。

⑥高催乳素血症等。

（3）免疫功能异常

①父母的人类白细胞抗原/组织相容性抗原（HLA）过分相似，引起母体-胚胎间免疫排斥反应，可导致反复流产。

②滋养层细胞抗原。

③血型抗原系统：ABO血型与Rh血型不合。

④抗磷脂抗体（APA）：引起血管收缩、血栓形成，导致胎盘灌注不足、梗死（多引起10周或以上的流产）。

⑤抗核抗体（ANA）：作用机制与APA相似。

⑥抗精子抗体存在。

⑦封闭抗体的缺乏：抗配偶淋巴细胞的特异性IgG缺乏。

⑧其他自身免疫疾病：系统性红斑狼疮、硬皮病、鱼鳞病、进行性全身硬化症等。

（4）母体全身性疾病：心血管疾病、肾脏疾病、血液系统疾病、重度营养不良、结核、恶性肿瘤等全身性疾病，有可能引起胎盘功能不全、胎盘血栓形成、胚胎发育不良等而导致流产。

（5）不良习惯：过量吸烟（每天吸烟＞10支）、酗酒、过量饮用咖啡、毒品等。

（6）子宫缺陷

①先天性子宫畸形（12%～15%）：子宫过小、双角子宫、单角子宫、子宫纵隔、子宫不完全纵隔、鞍状子宫等。

②宫颈功能不全（0.3%～0.5%）：先天性、局部创伤、胚胎时期接触己烯雌酚，宫颈重度裂伤、宫颈内口松弛、宫颈过短等。

③子宫肿瘤：子宫黏膜下肌瘤等。

④宫腔粘连（Asherman综合征）。

⑤子宫动脉异常：2条上行支影响子宫内膜蜕膜化和胎盘形成、发育。

（7）遗传性血栓形成倾向：如C蛋白、S蛋白、抗凝因子Ⅲ的缺陷，Ⅴ因子突变、高胱氨酸等。

（8）创伤

①直接创伤：挤压或撞击腹部、子宫手术、开腹手术、性交过度等。

②间接创伤：严重休克。

③精神创伤：过度恐惧、焦虑、忧伤、愤怒等。

3.环境因素

(1)过量接触砷、铅、汞、甲醛、苯、氯丁二烯、氧化乙烯等化学物质，长期接触麻醉气体(如笑气)。

(2)放射线的过量暴露、严重的噪音污染和震动、过重的体力劳动等。

4.存在争议的因素

(1)宫内节育器的放置。

(2)多次人工流产。

(3)自然流产史。

三、病理

1.妊娠8周前流产病理

无胚胎、结节状胚、圆柱状胚、发育阻滞胚、肢体畸形、神经管缺陷等。

2.妊娠8周后流产病理

血肿样或肉样胎块、结节性胎块、微囊腺型胎盘，胎盘梗死、胎盘后血肿、胎膜绿染、部分水泡状胎块、绒毛发育不良/炎症性改变，压缩胎儿、纸样胎儿、浸软胎儿、脐带扭曲、脐带缠绕、脐带打结等。

四、临床分类及临床表现

1.先兆流产

停经后出现少量阴道流血，继而出现阵发性下腹痛或腰痛。检查宫口未开，胎膜未破，无妊娠物排出，子宫大小与停经时间相符。

2.难免流产

即不可避免流产，阴道流血较多，腹痛加剧，可出现阴道流液。检查见宫口已扩张，有时可见胚胎组织堵塞于宫颈口，子宫大小与停经时间基本相符或略小，流产已不可避免。

3.不全流产

妊娠物部分排出宫腔，有部分残留于宫腔，影响子宫收缩，阴道流血较多，甚至休克。检查见宫口扩张，有血自宫口流出，有时可见妊娠物堵塞于宫颈口，子宫小于停经时间。

4.完全流产

有流产的症状，妊娠物已全部排出，阴道流血明显减少且逐渐停止，腹痛逐渐消失。检查见宫口闭，子宫接近正常大小。

5.稽留流产

即过期流产，指胚胎或胎儿死亡后滞留于宫腔内，未及时排出。有早孕的过程，有或无先兆流产的症状，早孕反应消失，子宫不再增大或反而缩小，胎动消失。检查宫口未开，子宫小于停经时间，质地不软，不能闻及胎心。

6.复发性自然流产

连续两次自然流产，多数发生在14周之前。

7.习惯性流产

连续自然流产三次或以上。流产常发生在妊娠的相同周数，其临床过程与一般流产相同。

8.流产合并感染

即感染性流产。流产过程中，若阴道流血时间过长、不全流产、不洁流产，有可能引起宫腔内感染，严重时可扩展至盆腔、腹腔，甚至全身，并发盆腔炎、腹膜炎、败血症、感染性休克等。

6、7、8为临床上几种特殊的流产情况。

部分稽留流产患者可以完全无任何症状，仅自觉胎动消失或靠检查时B超发现或多普勒无法闻及胎心。

五、诊断

根据病史、临床表现，多数可确诊，有些患者需要结合辅助检查。流产的类型涉及相应的处理，诊断时应该予以确定。

1.病史

询问有无停经史、早孕反应及出现时间，阴道流血量、持续时间、与腹痛的关系，腹痛的部位、性质，有无妊娠物的排出。了解有无发热、阴道分泌物有无臭味，可以协助了解流产合并感染，询问反复流产史有助于诊断习惯性流产。一般身体状况，月经、生育史，孕期毒物、射线接触、环境因素，不良生活习惯，既往诊疗史也有帮助。

2.体格检查

测量体温、脉搏、呼吸、血压，有无贫血及急性感染征象；外阴消毒后妇科检查了解子宫颈是否扩张、有无妊娠物堵塞或羊膜囊膨出；子宫有无压痛、与停经时间是否相符，双附件是否压痛、增厚或包块。疑为先兆流产者，操作应轻柔。还需注意是否有生殖道感染、生殖道畸形。

3.辅助检查

(1)B型超声检查：测定妊娠囊的大小、形态、胎心搏动，有助于诊断流产类型，如妊娠囊形态异常，提示妊娠预后不良。宫腔和附件检查有助于稽留流产、不全流产以及异位妊娠的鉴别诊断。

(2)妊娠试验：连续测定血β-HCG的动态变化，对妊娠的诊断和判断预后有帮助。妊娠6～8周时，血β-HCG是以每日66%的速度增加，正常2～3d翻倍，如果血β-HCG每48h增加不到66%，则提示妊娠预后不良。

(3)孕激素：血孕激素低于10ng/mL，先兆流产中83%胚胎死亡。血孕激素低于5ng/mL，几乎可以肯定妊娠物死亡(无论宫内还是宫外)。

(4)感染源检测：支原体、衣原体、β-溶血链球菌、李斯特杆菌等检查，但TORCH检测意义不大，除非有慢性感染的病史。

(5)免疫检测：血型(ABO、Rh)、抗精子抗体、抗核抗体、抗磷脂抗体、封闭抗原、HLA抗原等。

(6)遗传学检查:系谱调查,夫妻双方或反复流产者胚胎的染色体检查,基因检测(目前仅可诊断单基因病)。

(7)其他检查:孕激素、HPL 的连续测定有助于判断预后;习惯性流产患者可行妊娠物及夫妇双方的染色体检查。

六、鉴别诊断

首先鉴别流产类型,同时需要与异位妊娠、葡萄胎、功能失调性子宫出血、盆腔炎症以及急性阑尾炎进行鉴别。

七、处理

1.先兆流产

应卧床休息,严禁性生活,足够的营养支持。保持情绪稳定,对精神紧张者可给予少量对胎儿无害的镇静剂。黄体功能不足者可给予黄体酮 10～20mg,每日或隔日肌内注射一次,过量应用可致稽留流产;或 HCG 3000IU,隔日肌内注射一次;也可以口服维生素 E 保胎。甲状腺功能低下者可口服小剂量甲状腺素。如阴道流血停止、腹痛消失、B 型超声证实胚胎存活,可继续妊娠。若临床症状加重,B 型超声发现胚胎发育不良,β-HCG 持续不升或下降,表明流产不可避免,应终止妊娠。

2.难免流产

一旦确诊,应及早排出胚胎及胎盘组织。可行刮宫术,对刮出物应仔细检查,并送病理检查。晚期流产时子宫较大,出血较多,可用缩宫素 10～20U 加入 5%葡萄糖溶液 500mL 静脉滴注促进收缩,必要时实行刮宫术,清除宫内组织。术后可行 B 型超声检查,了解有无妊娠物残留,并给予抗生素预防感染。

3.不全流产

由于部分组织残留宫腔或堵塞于宫口,极易引起大量出血。故应在输液、输血的同时立即行刮宫术或钳刮术,并给予抗生素预防感染。

4.完全流产

症状消失、B 型超声检查宫腔内无残留物。如无感染,可不予特殊处理。

5.稽留流产

排除或纠正凝血功能异常后,行清宫术。

6.习惯性流产

治疗同一般流产,重点在于寻找原因。

7.流产合并感染

原则为迅速控制感染,尽快清除宫内残留物。严重感染性流产可能并发盆腔脓肿、血栓性静脉炎、感染性休克、急性肾衰竭、DIC 等,应高度重视、积极预防,必要时切除子宫去除感染源

（表 4-1）。

表 4-1　流产的诊断与处理

流产类型	症状			体征			治疗
	出血	腹痛	组织物排出	宫口	宫口组织	子宫大小	
先兆流产	＋	＋	0	闭	0	相符	观察
难免流产	＋＋	＋＋	0	开	0	相符	吸刮
不全流产	＋＋＋	＋＋＋	＋	开	＋	小于孕周	吸刮
完全流产	＋	0	＋	闭	0	小于孕周	无
稽留流产	＋	0	0	闭	0	小于孕周	吸刮
感染性流产	＋～＋＋＋	＋＋＋	＋或 0	不定	＋或 0	不定	静脉用抗生素后吸刮

八、随访

流产后一月门诊随访，注意了解月经是否恢复正常，了解有无生殖道有否炎症等病变。进一步查找流产病因，指导优生或计划生育。

第三节　胎儿窘迫

胎儿窘迫指胎儿在子宫内因急性或慢性缺氧危及其健康和生命的综合征。其是当前剖宫产的主要适应证之一。急性胎儿窘迫多发生在分娩期；慢性胎儿窘迫常发生在妊娠晚期，但在临产后常表现为急性胎儿窘迫。其发病率各家报道不一，差别很大（2.7%～38.5%），一般在10%～20.5%。胎儿窘迫可以发生在妊娠期，但多发生在临产后，以第一产程末及第二产程多见。

一、病因

母体血液含氧量不足、母胎间血氧运输及交换障碍、胎儿自身因素，均可导致胎儿窘迫。

1.母体因素

母体血液含氧量不足是重要原因，轻度缺氧时母体多无明显症状，但对胎儿则会有影响。

（1）微小动脉供血不足：子宫胎盘血管硬化、狭窄、梗死，使绒毛间隙血液灌注不足，如妊娠期高血压疾病、慢性肾炎、糖尿病和过期妊娠等。

（2）红细胞携氧量不足：如重度贫血、心脏病、心力衰竭和肺心病等。

（3）急性失血：如产前出血性疾病和创伤等。

（4）各种原因引起的休克和感染发热。

2.胎儿因素

一些会导致胎儿运输及利用氧能力下降的疾病均会导致胎儿窘迫的发生。

(1)胎儿心肺功能障碍,如严重的先天性心血管疾病、呼吸系统疾病等。

(2)胎儿畸形。

(3)母婴血型不合。

(4)胎儿宫内感染、颅内出血以及颅脑损伤等。

3.脐带、胎盘因素

脐带和胎盘是母体与胎儿间氧及营养物质的输送传递通道,其功能障碍必然影响胎儿不能获得所需的氧及营养物质。

(1)脐带血运受阻:如脐带脱垂、脐带真结、脐带脱垂、脐带血肿、脐带过长或过短、脐带附着于胎膜等均可致脐带血运受阻。

(2)胎盘功能低下:如过期妊娠、胎盘发育障碍(过小或过大)、胎盘形状异常(膜状胎盘、轮廓胎盘等)、胎盘感染、胎盘早剥、前置胎盘等均可导致胎盘功能低下供血不足。

(3)子宫胎盘血运受阻:缩宫素使用不当,造成过强及不协调性子宫收缩等使宫内压长时间超过母血进入绒毛间隙的平均动脉压。

二、病理生理

子宫胎盘单位提供胎儿氧气及营养,同时排出二氧化碳和胎儿代谢产物。胎儿对宫内缺氧有一定的代偿能力:①胎儿血细胞比容及血红蛋白含量显著升高;②胎儿每单位体重的心排出量比成人高 3 倍,心率为成人的 2 倍;③胎儿血红蛋白较成人血红蛋白与氧有更高的亲和力,其所携带的氧亦易释放;④胎儿可在无氧状态下通过糖酵解作用进行新陈代谢,产生丙酮酸和乳酸而释放出能量;⑤胎儿循环的特点亦能保证心、脑重要器官的氧供应。

轻、中度或一过性缺氧时,胎儿可通过以上途径代偿,不产生严重代谢障碍及器官损害,但长时间重度缺氧则可引起严重并发症。

1.血气变化

因母体低氧血症引起的胎儿缺氧,胎儿脐静脉血氧分压降低,但二氧化碳分压往往正常。若胎盘功能正常,胎儿排除酸性代谢产物多无障碍,不发生呼吸性及代谢性酸中毒,胎儿可通过红细胞生成代偿低氧血症。但胎盘功能不良引起的胎儿缺氧,因胎盘血管阻力增高,脐静脉血液回流继发性减少,使胎儿下腔静脉中来自肢体远端含氧较少的血液比例增加,胎儿可利用氧减少,无氧糖酵解占优势,乳酸形成增加;又因胎盘功能障碍,二氧化碳通过胎盘弥散减少,致碳酸堆积,故胎盘功能不良所致的胎儿缺氧,常较早地出现呼吸性及代谢性酸中毒。

2.心血管系统变化

因母体缺氧引起低氧血症时,由于胎儿肾上腺髓质直接分泌或通过化学感受器、压力感受器的反射作用,使血中儿茶酚胺浓度增加,心血管系统产生三个主要变化:即血压增高、心率减慢、血液重新分布。胎盘血流量及胎儿心排出量多无改变。因胎盘功能不良引起的胎儿缺氧,同样可观察到血液重新分配:心、脑、肾上腺血管扩张,血流量增加,其他器官血管收缩,血流量减少。但血压变化则取决于两个相反因素的作用结果:一是胎盘血管阻力增高及儿茶酚胺分泌增加使血压增高;二是酸中毒时,心肌收缩力减弱使心排出量减少,引起的血压下降。通常,缺氧早期血压轻度增高或维持正常水平,晚期则血压下降。心率变化取决于儿茶酚胺浓度及心脏局部因素相互作用的结果,前者使心率加快,而心肌细胞缺氧,局部氢离子浓度增高时,心率减慢。

3.泌尿系统变化

缺氧使胎肾血管收缩,血流量减少,肾小球滤过率降低,胎儿尿形成减少,从而使羊水量减少。

4.消化系统变化

缺氧使胃肠道血管收缩,肠蠕动亢进,肛门括约肌松弛,胎粪排出,污染羊水。

5.呼吸系统变化

缺氧初期深呼吸增加,并出现不规则喘气,使粪染的羊水吸入呼吸道深处,继之呼吸暂停直至消失。

6.中枢神经系统变化

缺氧初期通过血液重新分布维持中枢神经系统供氧。但长期严重缺氧、酸中毒使心肌收缩力下降,当心排出量减少引起血压下降时,则脑血流灌注减少,血管壁损害,致脑水肿及出血;又因脑细胞缺氧,代谢障碍,细胞变性坏死,可能产生神经系统损伤后遗症。

三、临床表现及诊断

1.急性胎儿窘迫

主要发生于分娩期,多因脐带因素(如脱垂、绕颈、打结等)、胎盘早剥、宫缩过强且持续时间过长及产妇处于低血压、休克等而引起。

(1)产时胎心率变化:产时胎心率是急性胎儿窘迫的重要征象。①胎心率>160 次/分,尤其是>180 次/分,为胎儿缺氧的初期表现(孕妇心率不快的情况下);②胎心率<120 次/分,尤其是<100 次/分,基线变异≤5 次/分,伴频繁晚期减速、重度变异减速时提示胎儿缺氧严重,胎儿常结局不良,可随时胎死宫内。胎心率异常时需详细检查原因。胎心改变不能只凭一次听诊而确定,应多次检查并改变体位为侧卧位后再持续检查数分钟,有条件时最好行连续电子胎心监护。

(2)羊水胎粪污染:胎儿缺氧引起迷走神经兴奋,肠蠕动亢进,肛门括约肌松弛,使胎粪排入羊水中。影响胎粪排出最主要因素是孕周,孕周越大羊水胎粪污染的概率越高。胎膜未破者通过羊膜镜观察,破膜后凭肉眼观察判断羊水性状及粪染程度,羊水呈绿色、黄绿色,进而呈混浊的棕黄色,即羊水Ⅰ度、Ⅱ度、Ⅲ度污染。若胎先露部已固定,前羊水囊所反映的可以不同于胎先露部以上的后羊水的情况。前羊水囊清而胎心率不正常时,视情况若能行破膜者,可经消毒铺巾后稍向上推移胎先露部,其上方的羊水流出即可了解羊膜腔上部的后羊水性状。

10%～20%的分娩中会出现羊水胎粪污染，羊水中胎粪污染不是胎儿窘迫的征象。出现羊水胎粪污染时，如果胎心监护正常，不需要进行特殊处理；如果胎心监护异常，存在宫内缺氧情况，会引起胎粪吸入综合征(MAS)，造成不良胎儿结局。

(3)胎动异常：急性缺氧之初，先表现为胎动过频，继而转弱及次数减少，进而消失。

(4)酸中毒：为产时高危妊娠胎儿宫内状况监测的一种可靠手段，对胎儿宫内窘迫判断的准确率达80%～90%，头皮血气测定应在电子胎心监护异常的基础上进行。采集胎儿头皮血进行血气分析，若pH＜7.2(正常值7.25～7.35)，氧分压小于10mmHg(正常值15～30mmHg)，二氧化碳分压大于60mmHg(正常值35～55mmHg)，可诊断为胎儿酸中毒。

2.慢性胎儿窘迫

多发生在妊娠晚期，往往延续至临产并加重。其原因多系孕妇全身性疾病或妊娠期疾病引起胎盘功能不全或胎儿因素所致，如严重心肺疾病、晚期糖尿病、妊娠高血压综合征、过期妊娠、胎儿宫内生长迟缓等。

(1)胎动减少或消失：妊娠近足月时，胎动＞20次/24h。计算方法可让孕妇早、中、晚自行监测各1h胎动次数，3次的胎动次数相加乘以4，即为接近12小时的胎动次数。胎动减少是胎儿窘迫的一个重要指标，每日监测胎动可预知胎儿的安危。胎动消失后，胎心常在24小时内也会消失，故应注意这点以免贻误抢救时机。胎动过频则往往是胎动消失的前驱症状，也应予以重视。

(2)胎心监护异常：首先进行无负荷试验(NST)。NST无反应型提示可能存在胎儿窘迫，约有20%的胎儿可出现围产期死亡、产时胎儿窘迫及娩出后5min低Apgar评分，需进一步行宫缩应激试验(CST)或催产素激惹试验(OCT)。CST或OCT阳性高度提示存在胎儿宫内窘迫，50%的胎儿可出现围产期死亡、产时胎儿窘迫低Apgar评分，应结合胎动计数、尿E_3及胎儿肺成熟度考虑终止妊娠。

(3)胎儿生物物理评分低：在NST监测的基础上应用B型超声仪监测胎动、胎儿呼吸、胎儿张力及羊水量，综合评分了解胎儿在宫内的安危状况。现多采用Manning评分方法，10分为正常；≤8分可能有缺氧；≤6分可疑有缺氧；≤4分提示胎儿窘迫。

(4)胎儿脐动脉多普勒超声血流异常：宫内发育迟缓的胎儿出现进行性舒张期血流降低、脐血流指数升高提示有胎盘灌注不足。严重患者可出现舒张末期血流缺失或倒置，提示随时有胎死宫内的危险。

对于怀疑有慢性胎儿窘迫者可行此监测。通过测定收缩期最大血流速度与舒张末期血流速度的比值(S/D)来表示胎儿胎盘循环的阻力情况，反映胎盘的血流灌注。S/D比值越高说明胎盘循环阻力越大、血流灌注越差，根据其升高的水平可分为4级。Ⅰ级：S/D＜3，脐动脉血流阻抗处于正常水平。Ⅱ级：3＜S/D＜4，胎儿胎盘循环处于代偿期，尚不会发生急性胎儿窘迫。应及时治疗，防止病情进一步恶化。Ⅲ级：当S/D比值＞4时，将导致围产儿预后不良，提示胎儿已进入失代偿期，情况许可时应尽早结束妊娠。Ⅳ级：又称舒张末期血流缺失(AEDV)，提示围产儿已进入晚期失代偿，预后极差，并可能已发生围产儿心力衰竭，随时可发生围产儿死亡。当出现 AEDV 波形时，应及时终止妊娠。

(5)胎盘功能检查：测定 24h 尿 E_3 并动态连续观察，若急骤减少 30%～40%，或于妊娠末期连续多次测定 24h 尿 E_3 值在 10mg 以下者；或测定血浆胎盘生乳素(HPL)4μg/L，表示胎儿胎盘功能减退，胎儿可能存在慢性缺氧。

四、处理

1.急性胎儿窘迫

应采取果断措施，改善胎儿缺氧状态。

(1)一般处理：左侧卧位、吸氧，停用催产素，阴道检查除外脐带脱垂并评估产程进展。纠正脱水、酸中毒、低血压及电解质紊乱。对于可疑胎儿窘迫者行连续胎心监护或胎儿头皮血 pH 测定。

(2)病因治疗：若为不协调子宫收缩过强，或因缩宫素使用不当引起宫缩过频过强，应给予单次静脉或皮下注射特布他林，也可给予硫酸镁或其他 β 受体兴奋药抑制宫缩。若为羊水过少，有脐带受压征象，可经腹羊膜腔输液。

(3)尽快终止妊娠：如无法即刻阴道分娩，且有进行性胎儿缺氧和酸中毒的证据，一般干预后无法纠正者，均应尽快手术终止妊娠。

①宫口未开全或预计短期内无法阴道分娩：应立即行剖宫产，其指征包括：胎心基线变异消失伴胎心基线小于 110bpm，或伴频繁晚期减速，或伴重度频繁变异减速；正弦波；胎儿头皮血 pH<7.20。

②宫口开全，胎头双顶径已达坐骨棘平面以下，应尽快经阴道助娩。

无论阴道分娩或剖宫产均需做好新生儿窒息抢救准备，稠厚胎粪污染者需在胎头娩出后立即清洗上呼吸道，如胎儿活力差则要立即气管插管洗净气道后再行正压通气。

2.慢性胎儿窘迫

应针对病因，根据孕周、胎儿成熟度及胎儿缺氧程度决定处理。

(1)一般处理：主诉胎动减少者，应进行全面检查以评估母婴状况，包括 NST 和(或)胎儿生物物理评分。左侧卧位，定时吸氧，每日 2～3 次，每次 30min。积极治疗妊娠并发症及并发症。加强胎儿监护，注意胎动变化。

(2)期待疗法：孕周小，估计胎儿娩出后存活可能性小，尽量保守治疗延长胎龄，同时促胎肺成熟，争取胎儿成熟后终止妊娠。

(3)终止妊娠：妊娠近足月或胎儿已成熟，胎动减少，胎盘功能进行性减退，胎心监护出现胎心基率异常伴基线波动异常、OCT 出现频繁晚期减速或重度变异减速、胎儿生物物理评分小于 4 分者，均应行剖宫产术终止妊娠。

第四节 早产

早产指在满 28 孕周至 37 孕周间(196～258 天)的分娩者。此时娩出的新生儿称早产儿，为各器官未成熟的新生儿。早产儿死亡率国内为 12.7%～20.8%，国外则胎龄越小、体重越低，死亡率越高。死亡原因主要是围产期窒息、颅内出血、畸形。早产儿即使存活，亦多有神经智力及视听器官发育缺陷。中国早产占分娩总数的 7.1%，约 15%早产儿于新生儿期死亡。近年来由于早产儿治疗学及监护手段的进步，其生存率明显提高，伤残率下降。国外将早产定义时间上限提前到妊娠 20 周或 24 周。

一、分类和高危因素

早产按原因可分为 3 类：自发性早产、未足月胎膜早破早产（PPROM）和治疗性早产。

1.自发性早产的高危因素

（1）感染因素：绒毛膜羊膜感染是早产的重要原因，感染主要源于宫颈、阴道的微生物，部分来自宫内感染，病原体包括需氧菌及厌氧菌、沙眼衣原体、支原体等；非生殖道感染性疾病如肾盂肾炎、肺炎、疟疾、流感及牙周炎等其他部位的感染，能够激活前列腺素的活性引起宫缩，诱发早产。

（2）子宫因素：子宫畸形：如单角子宫、双子宫、子宫纵隔等，因发育不良，宫腔过小或形态不规则而发生流产或早产；子宫过度膨胀：如双胎或多胎、羊水过多等均可使宫腔压力增加，以致提早临产而发生早产；宫颈功能不全：在先天性宫颈发育不良患者及各种原因引起宫颈损伤或撕裂者，宫颈括约肌样功能弱，孕中期以后，羊膜腔内压逐渐增加，宫口被动扩张，羊膜囊自宫颈管膨出而露于宫颈外口，最终因感染及宫腔内压增加导致胎膜破裂而早产。

（3）遗传因素：有早产史的妇女不仅自己有早产复发的危险，而且这种危险还传给其子女。Wang 和 Poller 等发现早产有家庭聚集现象；早产的发病率呈现地域和人种的差异，欧洲一些国家最低为 5%，而非洲可以达到 18%，同等社会经济状况黑人较白人早产率高 50%。目前有研究表明一些基因的变异和早产有关。

（4）生活方式及心理因素：吸烟、营养不良、孕期体重增加少及使用可卡因或乙醇等对早产及胎儿生长受限起重要作用；孕妇年龄过小（<18 岁）、过大（>40 岁）、体重过轻（≤45kg）、过矮（身高≤150cm）、强体力劳动者及心理疾病患者均为早产的高发人群。

2.医源性早产的高危因素

由于母体或胎儿健康原因不允许继续妊娠，在未足 37 周时采取引产或剖宫产终止妊娠，即为医源性早产。终止妊娠的常见指征有：子痫前期重度、胎儿宫内窘迫、胎儿生长受限、胎盘早剥、前置胎盘出血、母婴血型不合溶血、胎儿先天缺陷及妊娠合并内外科疾病影响继续妊娠。

二、病理生理

早产的病理生理机制不明。早产是多病因引起的临床表现多样化的一组症候群，因此目前将这一症候群统称为早产综合征。早产的临产发动方式和足月产相同，包括：①宫缩增强；②宫颈软化及成熟；③胎膜及蜕膜的激活。在早产人群中，这一正常生理过程通常是由于病理因素激活，导致产程过早发动。目前已知的病理因素主要有母体下丘脑垂体肾上腺轴激活、绒毛膜蜕膜炎、子宫病理性扩张、子宫胎盘缺血及蜕膜出血、免疫系统激活或功能紊乱、遗传对外界环境的易感性、胎儿发育异常以及各种妊娠激素水平异常。当这些病理因素主要作用部位不同时，早产的表现方式如下：①作用于宫颈时，早产表现为宫颈功能不全；②作用于绒毛膜羊膜时，早产表现为胎膜早破；③作用于子宫肌层时，则表现为早发宫缩。

三、预测

早产的预测有重要意义：对有自发性早产高危因素的孕妇在 24 周以后定期预测，有助于评估早产的风险，及时处理；对 20 周以后宫缩异常频繁的孕妇，通过预测可以判断是否需要使用宫缩抑制剂，避免过度用药。

早产的预测方法：

1.阴道超声检查

孕妇在孕 18～24 周经阴道超声测定宫颈长度，若宫颈长度低于相应孕周是预测早产的一项稳定和可靠的客观指标。在初产妇中，当宫颈长度低于第 10 百分位（25mm），早产的发生率为 25%～30%；当宫颈长度低于第 3 百分位（15mm），早产的发生率为 50%；在有早产史的孕妇中，当宫颈长度≤25mm，复发早产的发生率为 35%；患者宫颈缩短伴有宫颈内口漏斗形成，提示早产风险增大。

2.阴道后穹隆分泌物胎儿纤连蛋白（fFN）检测

fFN 是由羊膜、蜕膜、绒毛膜联合分泌，存在于蜕膜和绒毛膜之间的糖蛋白，对胎膜起到黏附作用。孕 21 周以后，绒毛膜与蜕膜的融合阻止了 fFN 的释放，因此，正常的孕妇在 22～35 孕周时，fFN 的含量极低。在绒毛膜与蜕膜分离、绒毛膜与蜕膜界面的细胞外基质遭到机械损伤或蛋白水解酶的降解时，fFN 漏入阴道后穹隆分泌物中。孕 22～35 周测定阴道后穹隆分泌物 fFN 水平，当 fFN＜50ng/mL 为阴性时，则 1 周内不分娩的阴性预测值达 97%，2 周内不分娩的阴性预测值达 95%。fFN 的特异性较差，阳性诊断价值不高。

四、临床表现及诊断

早产的临床表现多种多样，主要表现为子宫收缩，常伴有少许阴道流血或血性分泌物。早期宫缩多为不规律，可逐渐发展为规律宫缩，其过程与足月临产相似，胎膜早破较足月临产多。宫颈管先逐渐消退，然后扩张。宫颈功能不全患者往往无明显的临床症状，即出现宫颈扩张和羊膜囊外凸。临床上，早产可分为先兆早产和早产临产两个阶段。先兆早产指有规则或不规则宫缩，伴有宫颈管的进行性缩短；当先兆临产进展到宫颈扩张 1cm 以上，颈管容受≥80%则诊断为早产临产。诊断早产一般并不困难，但应与妊娠晚期出现的生理性子宫收缩相区别。生理性子宫收缩一般不规则、无痛感，且不伴有宫颈管缩短和宫口扩张等改变；此外，宫缩痛尚需与胃绞痛、急性阑尾炎、泌尿系结石等内外科疾病相鉴别。

五、预防

早产的预防分为三级。

一级预防：在整个人群中进行预防，如降低人群吸烟率。

二级预防：识别和治疗有早产高危因素的人群。主要措施：①已明确宫颈功能不全者，应于妊娠 14～18 周行宫颈环扎术；②既往孕 16～36 周流产史或早产史患者，予孕激素预防治疗，可将复发性早产率降低 50%；③有早产高危因素的孕妇孕中期经阴道超声测定宫颈长度，若宫颈长度≤20mm，可予孕激素预防治疗；④既往有孕 16～36 周流产史或早产史患者，同时合并孕中期宫颈缩短，予以宫颈环扎术或者子宫宫颈托；⑤宫颈功能不全在孕中期以后宫口已开张，甚至宫颈外口已见羊膜囊脱出，可采用紧急宫颈环扎术作为补救，仍有部分患者可延长孕周。在多胎妊娠的患者中，宫颈环扎术不能延长孕周，反而增加早产风险；孕激素对预防多胎妊娠早产无效。

三级预防：早产发动后的治疗，主要是通过糖皮质激素、抗生素及宫缩抑制剂的运用以降低围产儿的死亡率和并发症。

六、治疗

治疗原则：若胎膜完整，在母胎情况允许时尽量保胎至 34 周。

1.卧床休息

对于先兆早产患者，通常建议孕妇卧床休息，减少活动和劳动强度，减少或禁止性生活。目前的相关研究并未提示上述措施能延长孕周，改善母婴结局。

2.药物促胎肺成熟

估计早产已难以避免，应在给予产妇宫缩抑制剂的同时，肌内注射或羊膜腔内注射糖皮质激素以促胎肺成熟，预防早产儿出现呼吸窘迫综合征，提高早产儿生存率。常用药物：倍他米松，12mg，肌内注射两次，间隔时间为 24 小时；地塞米松，6mg，肌内注射间隔 12h，共 4 次。第一种治疗方案优于第二种治疗方案。目前研究表明，一个疗程糖皮质激素治疗的有效期可以达到 18d。糖皮质激素的重复给药会导致胎儿双顶径小及低出生体重儿，临床不推荐重复给药。

3.宫缩治疗

先兆临产患者，通过适当控制宫缩，能明显延长孕周；早产临产患者，宫缩抑制剂本身并不能延长足够的孕周，改善胎儿宫内的生长和成熟度。运用宫缩抑制剂的主要目的是延长孕龄 2～7 天，为转运母亲和胎儿至合适的医院，保证抗生素的运用及预防围产儿 GBS 感染，糖皮质激素的运用赢得时机。

(1)β 受体激动药：β_2 受体主要在子宫平滑肌细胞膜、支气管及横膈平滑肌内。药物直接作用于子宫平滑肌细胞膜上的受体与相应受体结合后，激活腺苷环化酶而使平滑肌细胞中的环磷酸腺苷(cAMP)含量增加，抑制肌质网释放钙细胞质内钙含量减少，阻止子宫肌收缩蛋白活性，从而抑制子宫肌宫缩。此类药物抑制宫缩的效果肯定，但在兴奋 β_2 受体的同时也兴奋 β_1 受体，其不良反应较明显，主要有母胎心率增快、心肌耗氧量增加、血糖升高、水钠潴留、低血钾等；严重时可出现心力衰竭、肺水肿危及母亲生命。故对合并心脏病、高血压、未控制的糖尿病、重度子痫前期、明显产前出血等孕妇慎用或禁用。用药期间需密切监测生命体征、血糖、电解质及出入量。常用药物有利托君,方法:100mg 加入 5%葡萄糖溶液 500mL 静脉滴注,初始剂量为 5 滴/分,根据宫缩情况进行调节,每 10min 增加 5 滴,最大量至 35 滴/分,待宫缩抑制后持续滴注 12h,停止静脉滴注前 30min 改为口服 10mg,每 4~6 小时 1 次。用药期间需密切观察孕妇主诉及心率、血压、宫缩变化,并限制静脉输液量(每日不超过 2000mL),以防肺水肿。如患者心率>120 次/分,应减滴数;如心率>140 次/分,应停药;如出现胸痛、呼吸急促,应立即停药并行心电监护。长期用药者应监测血钾、血糖、肝肾功能和超声心动图。

(2)硫酸镁:镁离子可与钙离子竞争进入肌质网,并可直接作用于肌细胞,使肌细胞膜的电位差降低而不产生肌肉收缩,抑制作用与剂量有关,血清镁浓度为 2~4mmol/L(4~8mEq/L)时,可完全抑制子宫肌的自然收缩和缩宫素引起的宫缩。常用方法:25%硫酸镁 16mL 加于 5%葡萄糖溶液 100mL 中,在 30~60min 内静脉滴注完,后以 1~2g/h 的剂量维持,每日总量不超过 30g。滴注过程中,密切注意镁中毒症状,监护孕妇呼吸、膝反射及尿量。如出现呕吐、潮热等不良反应,适当调节滴速;如呼吸<16 次/分、尿量<25mL/h、膝反射消失,应立即停药,并给予钙剂拮抗。因抑制宫缩所需的血镁浓度与中毒浓度接近,肾功能不良、肌无力、心肌病患者禁用。目前,国外将硫酸镁用于胎儿的神经系统保护,以降低新生儿脑瘫发生率。

(3)钙拮抗药:主要作用在于阻止钙离子进入细胞膜,阻止细胞内肌纤维膜释放钙及增加平滑肌中的钙逐出,使细胞质内钙含量降低,子宫肌因而松弛。这类药物中,常用药物是硝苯地平(心痛定),其抗早产的作用比利托君更安全有效。用法:10mg,口服,每 6~8 小时 1 次,应密切注意孕妇心率及血压变化。硝苯地平不宜与硫酸镁联用,以防血压急剧下降。

(4)阿托西班:是一种缩宫素的类似物,通过竞争子宫平滑肌细胞膜上的缩宫素受体,抑制由缩宫素所诱发的子宫收缩,其抗早产的效果与利托君相似。

(5)前列腺素合成酶抑制药:能抑制前列腺素合成酶,减少前列腺素合成,抑制前列腺素释放,从而抑制宫缩。因其可通过胎盘,大剂量长期使用可使胎儿动脉导管提前关闭,导致肺动脉高压;且可使肾血管收缩,抑制胎尿形成,使肾功能受损,羊水减少。目前此类药物仅在孕 32 周前短期使用,仅适用于羊水过多的早产患者。

4.控制感染

感染是早产的重要原因之一,应对 PPROM、先兆早产和早产临产孕妇做阴道分泌物细菌学检查,尤其是 B 族链球菌的培养。有条件时,可做羊水感染指标相关检查。需要预防性使用抗生素的孕妇包括:B 族链球菌阳性者、PPROM 及特异性病原体感染;在胎膜完整的早产患者及足月胎膜早破的人群中预防性运用抗生素对改善母婴妊娠结局无临床价值。

5.终止妊娠

下列情况,需终止早产治疗:①宫缩进行性增强,经过治疗无法控制者;②有宫内感染者;③可疑胎盘早剥者;④衡量母胎利弊,继续妊娠对母胎的危害大于期待治疗的益处;⑤胎儿宫内窘迫者;⑥孕周已达 34 周,如无母胎并发症,应停用宫缩抑制剂,顺其自然,不必干预,只需密切监测胎儿情况即可。

6.分娩处理

早产不应该是单独的剖宫产指征,大部分早产儿可经阴道分娩。早产通常合并高血压、绒毛膜羊膜炎、胎盘早剥、羊水过少、IUGR,更容易发生胎儿宫内窘迫,产程中应给孕妇吸氧,密切观察胎心变化,可持续胎心监护;活跃期和第二产程通常较短,第二产程可做会阴切开术,预防早产儿颅内出血等并发症。对于早产胎位异常者,在权衡新生儿存活利弊基础上,可考虑剖宫产。

第五节　过期妊娠

凡平时月经周期规则,妊娠达到或超过 42 周(≥294 日)尚未分娩者,称为过期妊娠。其发生率占妊娠总数的 3%～15%。过期妊娠的围产儿病率和死亡率增高,并随妊娠期延长而增加。初产妇过期妊娠胎儿较经产妇者危险性增加,对胎儿和母亲的危害:①胎儿窘迫、胎粪吸入综合征、新生儿窒息;②胎盘功能减退,羊水量减少;③巨大儿及难产。

一、病因

(1)头盆不称时,由于胎先露部对宫颈内口及子宫下段的刺激不强,容易发生过期妊娠。

(2)无脑儿畸胎下丘脑垂体肾上腺轴不能激活,孕周可长达 45 周。

(3)内源性前列腺素和雌二醇分泌不足而孕酮水平增高,抑制前列腺素和缩宫素,使子宫不收缩,延迟分娩发动。

二、病理生理

1.胎盘

过期妊娠的胎盘有两种类型。一种是胎盘功能正常,胎盘外观和镜检均与妊娠足月胎盘相似,仅重量略有增加;另一种是胎盘功能减退,使物质交换与转运能力下降。有资料分析表明,过期妊娠胎盘中的 25%～30%绒毛和血管正常,15%～20%仅有血管形成不足,但无缺血影响,另有 40%出现血流灌注不足而导致缺血,供氧不足,使胎儿在临产后不能适应子宫收缩附加的缺氧而易发生意外。

2.羊水

妊娠 38 周以后,随着妊娠推延,羊水量逐渐减少。过期妊娠时,羊水量明显减少,约 30%可减少至 300mL 以下;羊水粪染率明显增高,是足月妊娠的 2～3 倍,若同时伴有羊水过少,羊水粪染率达 71%。

3.胎儿

过期妊娠胎儿生长模式与胎盘功能有关,可分为以下 2 种。

(1)正常生长及巨大儿:过期妊娠的胎盘功能正常,胎儿继续生长,体重增加成为巨大胎儿,颅骨钙化明显,不易变形,导致经阴道分娩困难,使剖宫产率及新生儿病率相应增加。

(2)成熟障碍:由于胎盘血流不足和缺氧及养分的供应不足,胎儿不易再继续生长发育,表现为过熟综合征。典型表现为:胎脂消失,皮下脂肪减少,皮肤干燥松弛多皱褶,头发浓密,指(趾)甲长,身体瘦长,容貌似“小老人”。因羊水过少及羊水粪染,胎儿皮肤黄染,脐带和胎膜呈黄绿色。

三、诊断

准确核实孕周,确定胎盘功能是否正常是关键。

1.核实孕周

(1)根据B超检查确定孕周:早孕期主要以B超测量孕囊大小及胎儿的顶臀径长度来推算孕周;妊娠12～20周以内以胎儿双顶径、股骨长度推算预产期。

(2)根据妊娠初期血、尿HCG增高的时间推算孕周。

(3)病史及临床表现:①以末次月经第一日计算:平时月经规则、周期为28～30d的孕妇停经≥42周尚未分娩,可诊断为过期妊娠;②根据排卵日计算;③根据性交日期推算预产期;④根据辅助生殖技术(如人工授精、体外受精-胚胎移植技术)的日期推算预产期;⑤根据早孕反应出现时间、胎动开始时间推算预产期。

2.判断胎盘功能

(1)胎动计数:由于每个胎儿的活动量各异,不同孕妇自我感觉的胎动数差异很大。一般认为12h内胎动累计数不得少于10次,故12小时内少于10次或逐日下降超过50%,而又不能恢复,应视为胎盘功能不良,胎儿有缺氧存在。

(2)电子胎儿监护:过期妊娠无应激试验(NST)每周2次。NST有反应型提示胎儿无缺氧,NST无反应型需做宫缩应激试验(OCT),OCT多次反复出现胎心晚期减速者,提示胎盘功能减退。

(3)超声监测:观察胎动、胎儿肌张力、胎儿呼吸样运动及羊水量等;最大羊水池垂直径线<3cm,提示胎盘功能不全可能;彩色超声多普勒检查尚可通过测定胎儿脐血流来判断胎盘功能与胎儿安危。

(4)羊膜镜检查:观察羊水颜色,了解胎儿是否因缺氧而有胎粪排出;若已破膜可直接观察到羊水流出及其性状。

四、处理

妊娠40周以后胎盘功能逐渐下降,42周以后明显下降,因此,在妊娠41周以后即应考虑终止妊娠,尽量避免过期妊娠。应根据胎儿安危状况、胎儿大小、宫颈成熟度综合分析,选择恰当的分娩方式。

1.促宫颈成熟

在宫颈不成熟情况下直接引产,阴道分娩失败率较高,反而增加剖宫产率。评价宫颈成熟度的主要方法是Bishop评分。一般认为,Bishop评分≥7分者,可直接引产;Bishop评分<7

分，引产前先促宫颈成熟。目前常用的促宫颈成熟的方法主要有 PGE2 阴道制剂和宫颈扩张球囊。在其他国家也常用米索前列醇(PGEl)。

2.引产术

宫颈已成熟即可行引产术，常用静脉滴注缩宫素，诱发宫缩直至临产。胎头已衔接者，可先行人工破膜，1～2h 后开始滴注缩宫素引产。人工破膜既可诱发内源性前列腺素的释放，增加引产效果，又可观察羊水性状，排除胎儿窘迫。

3.产程处理

进入产程后，应鼓励产妇左侧卧位、吸氧。产程中最好连续监测胎心，注意羊水性状，必要时取胎儿头皮血测 pH，及早发现胎儿窘迫，并及时处理。过期妊娠时，常伴有胎儿窘迫、羊水粪染，分娩时应做相应准备。

4.剖宫产术

过期妊娠时，胎盘功能减退，胎儿储备能力下降，需适当放宽剖宫产指征。

第五章　正常分娩

第一节　分娩期检查

一、腹部检查

腹部检查包括腹部的视诊和四步触诊。通过孕妇腹部的视诊和触诊可以确定胎方位。检查时孕妇排尿后仰卧在检查床上，头部稍垫高，暴露腹部，双腿略屈曲稍分开，使腹肌放松。检查者应该站在孕妇的右侧。如果孕妇已经临产，需在宫缩间期进行腹部检查。检查时需要明确以下问题：

(1)胎儿是纵产式、横产式还是斜产式？

(2)胎先露有无入盆？

(3)胎儿背部及肢体在哪里？

(4)宫底部是胎儿的哪　部分？

(5)胎头是否衔接？

(6)宫高和腹围是多少？

(7)胎儿体重估计是多少？

1.视诊

注意腹形及大小。腹部有无妊娠纹、手术瘢痕及水肿等。

2.触诊

用四步触诊法检查子宫大小、胎产式、胎先露、胎方位以及胎先露部是否衔接。

第一步：胎先露

检查者右手拇指与其他四指分开，置于耻骨联合上方握住胎先露部，查清楚胎先露是胎头或胎臀，左右推动以确定是否衔接。若胎先露部仍可以左右移动，表示尚未衔接入骨盆；若不能被推动，则已衔接。

第二步：胎背

检查者左右手分别置于腹部左右侧，一手固定，另一手轻轻深按检查，触及平坦饱满者为胎背，可变形的高低不平部分是胎儿肢体，有时感到胎儿肢体活动。

第三步：宫底

检查者两手置于子宫底部，了解子宫外形并测得宫底高度，估计胎儿大小与妊娠周数是否相符。然后以两手指腹相对轻推，判断宫底部的胎儿部分，胎头硬而圆且有浮球感，胎臀软而宽且形状不规则。

第四步：再次核实先露部

检查者左右手分别置于胎先露部的两侧，向骨盆入口方向向下深按，再次核对胎先露部的诊断是否正确，并确定胎先露部入盆的程度。先露为胎头时，一手能顺利进入骨盆入口，另一手则被胎头隆起部阻挡，该隆起部称为胎头隆突。枕先露时，胎头隆突为额骨，与胎儿肢体同侧；面先露时，胎头隆突为枕骨，则与胎背同侧。

3.听诊

胎心在靠近胎背上方的孕妇腹壁上听得最清楚。听诊的部位取决于先露部和其下降程度。枕左前位（LOA）和颏左前位（LMA）时，胎心在脐左下方；枕后前位（ROA）和颏右前位（RMA）时，胎心在脐右下方；枕右后位（ROP）时，胎心在脐右下侧腹部；枕左后位（LOP）时，胎心在脐左下侧腹部；骶右前位（RSA）时，胎心在脐右上方；骶左前位（LSA）时，胎心在脐左上方。肩先露时，胎心在靠近脐部下方听得最清楚。

二、阴道检查

近期多项研究已经证实，阴道检查比肛门指诊检查具有更多的优点。相比肛门检查，阴道检查能够更加精确地评估宫颈情况，如宫颈扩张程度等，而且费时少、操作少、疼痛轻微，能够提供更多的信息，并且，阴道检查能够早期诊断脐带脱垂和脐带先露。因此，阴道检查有取代肛门检查之趋势。

阴道检查时需取膀胱截石位，排空膀胱，需严格消毒、轻柔、仔细地操作，而且常规需要使用窥阴器进行检查。

1.宫颈

阴道检查能够直接接触宫口四周边缘，准确评估宫颈位置（前/中/后）、宫颈管消失、宫口扩张程度、宫颈厚薄、宫颈软硬度等信息。

2.胎先露

需核实胎先露部及位置。若是头先露，还需了解矢状缝及囟门、胎方位，还需检查是否有产瘤形成、颅骨重叠变形等。此外，还需标明胎头下降程度。坐骨棘平面是判断胎头高低的标志。胎头颅骨最低点平坐骨棘平面时，以“0”表示；在坐骨棘平面上 1cm 时，以“－1”表示；在坐骨棘平面下 1cm 时，以“＋1”表示，其余以此类推“－2、－3、＋2、＋3”等。

3.胎方位

（1）若为臀先露，检查胎儿骶骨的位置，是单臀还是混合臀位。

（2）若为头先露，确认矢状缝的位置和方向，矢状缝是横行、纵行还是斜行。

（3）判断矢状缝在耻骨联合和骶骨岬之间的位置。胎头均倾：若胎头矢状缝则位于耻骨联合与骶骨岬的中点，则胎头均倾。若矢状缝偏离中线靠近耻骨联合，则考虑枕横位后不均倾位。若矢状缝偏离中线靠近骶骨岬，则考虑枕横位前不均倾位。

(4)检查前囟和后囟的位置和方向,是前还是后,是左还是右。

(5)如果很难准确判断胎方位,此时可用触摸胎儿耳郭法。向胎头两侧高位触摸胎耳轮廓,以示指及中指触摸及拨动胎儿耳郭,耳郭边缘所在方向为枕骨的方向。

4.羊膜

如果能够清楚地感受到前羊膜囊,则可考虑胎膜未破。若窥阴器检查可见后穹隆羊水池、胎脂,或可扪及胎头头发,则可考虑胎膜已破。若不确定是否破膜,可行阴道分泌物相关检查。

5.骨盆的评估

评估骨盆对角径,平均值为12.5cm,此值减去1.5～2.0cm为骨盆入口平面前后径长度。方法为:在孕24～36周时,检查者将一手的示指、中指伸入阴道,用中指尖尽量触到骶骨岬上缘中点,示指上缘紧贴耻骨联合下缘,另一手示指固定标记此接触点,抽出阴道内的手指,测量中指尖到此接触点距离可粗略等于对角径。

此外,大多数孕妇骶骨岬不易扪及,若阴道检查时可扪及骶骨岬,则可考虑对角径较短。与此同时还需要评估坐骨棘是否突出、骶尾关节是否活动、坐骨切迹宽度、耻骨弓角度、坐骨结节间径、后矢状径、会阴组织等内容。

三、肛门检查

因肛门检查与阴道检查相比准确性较差、费时、较疼痛,不能很好地区分产瘤或颅骨等,因此肛门检查逐渐被阴道检查取代。

第二节　正常分娩机制

一、胎头分娩机制

现就以临床上最常见的枕左前位(LOA)为例详加说明。

1.衔接

胎头双顶径进入骨盆入口平面,胎头颅骨的最低点达到或接近坐骨棘水平,称衔接。胎头呈半俯屈状,以枕额径衔接。矢状缝坐落在骨盆入口的右斜径上,胎头枕骨在骨盆的左前方。胎头衔接后,产前检查时触诊胎头固定。初产妇可在预产期前的1～2周内衔接,经产妇在分娩开始后衔接。如初产妇临产后胎头仍未衔接,应警惕头盆不称。

2.下降

胎头沿骨盆轴前进的动作称下降。下降始终贯穿于整个分娩过程。宫缩是下降的主要动力,因而胎头下降呈间歇性,即宫缩时胎头下降,间歇时胎头又退缩,这样可减少胎头与骨盆之间的相互挤压,对母婴有利。此外,第二产程时腹压能加强产力,也是使胎头下降的主要辅助力量。临床上观察胎头下降程度,是判断产程进展的主要标志之一。促使胎头下降的因素有:①宫缩压力通过羊水传导,经胎轴传至胎头;②宫缩时宫底直接压迫胎臀;③胎体伸直伸长;

④腹肌收缩腹压增加。

3.俯屈

当胎头以枕额径进入骨盆腔时,胎头处于半俯屈状态,当胎头降至骨盆底时,枕部遇肛提肌阻力,使原处于半俯屈状态的胎头进一步俯屈,使下颏靠近胸部,以最小径线的枕下前囟径取代较大的枕额径,以适应产道形态,有利于胎头继续下降。

4.内旋转

中骨盆及骨盆出口为纵椭圆形。为便于胎儿继续下降,当胎头到达中骨盆时,在产力的作用下,胎头枕部向右前旋转45°,达耻骨联合后面。使矢状缝与骨盆前后径一致的旋转动作称内旋转。完成内旋转后,阴道检查发现小囟门在耻骨弓下。一般胎头于第一产程末完成内旋转动作。而与此同时,胎儿肩部仍处于左前位。

5.仰伸

内旋转后,宫缩和腹压继续使胎头下降,当胎头到达阴道外口处时,肛提肌的作用使胎头向前,其枕骨下部达到耻骨联合下缘时,即以耻骨弓为支点,使胎头逐渐仰伸,依次娩出胎头的顶、额、鼻、口和颏。此时胎儿双肩径沿骨盆入口左斜径进入骨盆。

6.复位

胎头娩出时,胎儿双肩径沿骨盆入口左斜径下降。胎儿娩出后,为使胎头与胎肩恢复正常关系,胎头枕部向左旋转45°,称复位。

7.外旋转

胎肩在骨盆内继续下降,前肩向前向中线旋转45°,胎儿双肩径转成与骨盆出后前后径相一致的方向,胎头枕部则需在外继续向左旋转45°以保持胎头与胎肩的垂直关系,称为外旋转。

二、胎肩及胎儿娩出

当头位于骨盆出口平面,其胎肩则位于骨盆入口平面,而且胎肩衔接的方位与胎头衔接的方位刚好相反。例如,胎方位是LOA,胎头则是以骨盆入口平面右斜径衔接,那么胎肩则以骨盆左斜径衔接。宫缩和腹压迫使胎儿下降,前肩在耻骨弓下旋转至耻骨联合下方,至此胎肩与胎头重新处于垂直关系,随后前肩从耻骨联合下方娩出,随即后肩从会阴前面娩出。胎儿双肩娩出后,肢体及胎儿下肢随之取侧位顺利娩出。

三、胎盘娩出

胎儿娩出后,宫腔容积明显缩小,胎盘不能相应缩小,而与子宫壁错位剥离。剥离面有出血形成胎盘后血肿,在宫缩的作用下,剥离面不断扩大,直到完全剥离娩出。在此过程中,所能观察到的胎盘剥离征象有:①宫底升高达脐上,宫体变硬呈球形;②剥离的胎盘降至子宫下段,使阴道口外露的一段脐带自行延长;③阴道少量流血;④耻骨联合上方轻压子宫下段,外露的脐带不再回缩。

胎盘剥离及排出的方式:有胎儿面娩出式及母体面娩出式两种。胎儿面娩出式即胎盘从中央开始剥离而后向周围剥离，胎儿面先排出，随后少量阴道流血，常见；母体面娩出式为胎盘从边缘开始剥离，血液沿剥离面流出，先有较多阴道流血，再有胎盘母体面排出，不常见。

第三节 正常分娩过程

一、影响分娩的因素

影响分娩的因素包括产力、产道、胎儿和精神心理因素的四个因素。

1.产力

包括子宫收缩力、腹肌和膈肌收缩力、肛提肌收缩力。子宫收缩力是临产后的主要产力，正常子宫收缩具有以下特点：不随意、有规律的阵发性收缩伴疼痛（节律性）；由两侧宫角向宫底集中后向下段扩散，然后均匀、协调地遍及全子宫（对称性）；子宫底部肌肉收缩最强、最持久，向下逐渐变弱，子宫肌纤维每次收缩后变短、变粗，不能恢复至原来的长度，使宫腔逐渐变小，从而使胎儿先露逐渐下降。宫口逐渐开张（缩复作用）。腹压是第二产程胎儿娩出的重要辅助力量。肛提肌收缩力是协助胎儿内旋转和仰伸所必需的力量。

2.产道

胎儿娩出的通道，分为骨产道和软产道，骨产道由骶骨、两侧髂骨、耻骨、坐骨及其相互连接的韧带组成，骨产道三个平面各径线的大小、骨盆倾斜度、骨盆类型均对分娩有影响，任一平面或任 径线异常都会导致难产，表现为分娩受阻，产程进展迟缓或停滞，软产道由子宫下段、子宫颈、阴道和骨盆底软组织组成。

3.胎儿

分娩过程中胎儿能否顺利通过产道，除产力和产道因素外，还取决于胎儿大小、胎方位以及有无畸形，枕前位为最有利于分娩的胎位，常见的是枕左前。

4.精神心理因素

产道正常的情况下，正常分娩依靠产力促进宫颈口扩张、胎头下降并将胎儿及其附属物排出体外；而产力除受胎儿大小、胎位及其与产道的关系的影响外，还受精神心理影响。如果孕妇情绪稳定使交感神经正常兴奋，会使孕妇的心率、呼吸正常，从而胎儿的胎心会正常，子宫收缩会有力，宫颈口开张进展会顺利，正常分娩的概率会增加，对自然分娩有很好的促进作用。

二、先兆临产

分娩前预示不久将临产的症状称为先兆临产或临产先兆。

1.假临产

大多数孕妇在分娩发动前，常出现假临产。假临产的特点是宫缩持续时间短（不超过30秒）且不恒定，间歇时间长（5min以上）且不规律，宫缩强度不增加，常在夜间出现、清晨消失，宫缩时不适主要在下腹部，宫颈管不缩短，宫口不扩张，给予哌替啶（杜冷丁）等较强的镇静镇痛药能抑制宫缩。

2.胎儿下降感

先露部下降进入骨盆入口使宫底下降，多数产妇感到上腹部较前舒适，进食量增多，呼吸轻快，孕妇有尿频感觉。

3.见红

在分娩发动前24～48h内，因宫颈内口附近的胎膜与该处的子宫壁分离，毛细血管破裂经阴道排出少量血液，与宫颈管内的黏液栓混合排出，称为见红。

注意：若阴道流血量较多，超过平时月经量最多的时候，不应只考虑是先兆临产，应想到妊娠晚期出血如前置胎盘或前置血管破裂。

三、临产

临产开始的标志为有规律且逐渐增强的子宫收缩，持续30秒或以上，间歇3～5min，同时伴有进行性宫颈管消失、宫口扩张和胎先露下降。临床上确定临产开始时间比较困难，多数由孕妇回忆主诉确定临产开始时间，不易与假临产区别；必要时（潜伏期有延长趋势）可以肌内注射哌替啶（杜冷丁）100mg进行鉴别，用药4小时后宫缩不能完全被抑制为临产，宫缩完全被抑制为假临产。

1.宫缩监测有以下方式

（1）触诊＋患者主观感受相结合：检查者将手放到孕妇腹部，宫缩时宫体部变硬，同时患者有明显的疼痛感，间歇期松弛变软，患者感觉疼痛消失或明显减轻。

（2）电子宫压监测＋患者主观感受相结合：在宫底放置宫压探头，宫压增加时患者有明显的疼痛感，间歇期松弛变软，患者感觉疼痛消失或明显减轻。

（3）宫缩间隔时间为宫缩完全缓解后到下次宫缩开始的时间。

2.宫颈管检查有以下方式

（1）超声测值：用于预测临产时间，或选择催产方式和时机。

（2）检测者经肛门或阴道直接触诊宫颈长度，如触诊宫颈仅长1cm，则估计为宫颈消退50％。

3.宫颈口检查有以下方式

（1）超声测值：不常用。

（2）通过肛门或阴道直接感知并估计：一般是在宫缩时进行，如能容纳一指头为宫颈口开1cm；宫口扩张超过5cm时可用包绕先露的宫颈边的宽度推算宫口开大程度，如边宽2cm则宫口开大6cm，如边宽1cm则宫口开大8cm，不能在先露周围触摸到宫颈边时为宫口开全。

4.胎头下降检查方式

以胎儿颅骨最低点与骨盆坐骨棘平面关系进行评估。一般是在宫缩时经阴道和经肛门进行检查，与宫颈口检查同步进行，平坐骨棘为“0”，坐骨棘上1cm为“＋1”，反之为“－1”；一般在宫口开大5cm左右时，胎头最低点应到“0”位，胎头能否顺利下降是决定能否经阴道分娩的重要指标。

说明:坐骨棘检查方法。

检查者右手戴手套,用示指经阴道或肛门首先寻找骶尾关节,然后向左或向右沿骶棘韧带走向就会触摸到一个小突起,即为坐骨棘。

四、总产程及产程分期

总产程即分娩的全过程,是指开始出现伴随宫颈管消失、宫口扩张的规律宫缩直到胎儿及其附属物娩出的全过程。分为3个产程:

1.第一产程

又称宫颈扩张期,从子宫肌层出现规律的具有足够频率和强度以及持续时间的收缩,导致宫颈管逐渐消失、宫口逐渐扩张直至开全的过程。目前,由于产程初期宫缩较轻微、稀发,故确定规律宫缩的起始时间准确性非常困难,也就不能确定临产的准确时间。因此,根据最新产科正常产程和产程异常的新标准没有明确规定第一产程的时间。临床表现为规律宫缩、宫口扩张、胎头下降、胎膜破裂。

第一产程临床表现:

(1)规律宫缩:俗称"阵痛",产程开始时,宫缩持续时间较短(约30秒钟)且弱,间隔时间较长(3～5min),随产程进展,持续时间渐长(约40～50秒)且强度增加,间歇时间渐短(约2～3min),当宫口近开全时,宫缩持续时间可达1分钟或以上,间歇时间仅1～2分钟。

(2)宫口扩张:宫颈管消失后宫口逐渐扩张,宫口扩张分潜伏期和活跃期,产程开始时间难以准确确定,很主观,故潜伏期时限很难定义。宫颈扩张3～4cm时进入活跃期是公认的,进入活跃期到宫口开全约需要4h左右,如不能如期扩张,多因宫缩乏力、胎位异常、头盆不称等原因,应进行再次评估,确定处理方式。

(3)胎头下降:胎头于潜伏期下降不明显,活跃期下降加速,平均每小时下降0.86cm。当宫口开大5cm左右,先露下降在"0"位,可作为估计产程进展顺利与否的一个重要指标。

(4)胎膜破裂:简称破膜,胎儿先露部衔接后,将羊水阻断为前后两部,在胎先露部前面的羊水约100mL称为前羊水形成前羊水囊,宫缩时楔入宫口,有利于宫口扩张。当前羊膜腔压力增加到一定程度时胎膜自然破裂,自然破裂多发生在宫口近开全时。

①根据最新研究结果显示,摒弃原有观念,新的产程标准提示,宫口开大6cm才出现陡峭的上升曲线;活跃期末无明显减速,故无减速期。

②由于产程开始时间难以准确确定,主观性较强,潜伏期时间往往不准确,目前在产程观察处理中更强调活跃期宫口扩张和胎头下降速度。

2.第二产程

又称胎儿娩出期,从宫口完全扩张(开全)到胎儿娩出。第二产程的持续时间取决于胎儿大小、骨盆情况、胎方位及产力;根据新标准提示第二产程时限:初产妇第二产程不超过3h(硬脊膜外阻滞下不超过4h),经产妇不超过2小时(硬脊膜外阻滞下不超过3h)。

第二产程临床表现：

(1)当胎头降至骨盆出口压迫骨盆底组织时，产妇有不由自主的排便感。

(2)随着产程进展，会阴逐渐膨隆和变薄，肛门括约肌松弛。

(3)胎头继续下降，于宫缩时胎头露出于阴道口，在宫缩间歇期胎头又缩回阴道内，称为胎头拔露。

(4)当胎头双顶径越过骨盆出口，宫缩间歇期也不再回缩，称为胎头着冠。

(5)着冠后会阴极度膨胀，产程继续进展，胎头枕骨于耻骨弓下露出，出现胎头仰伸娩出；胎头娩出后，接着出现胎头复位及外旋转，随之前肩、后肩相继娩出，胎体很快娩出，后羊水随之涌出，第二产程结束。

3.第三产程

又称胎盘娩出期，胎儿娩出后，由于子宫腔容积突然明显缩小而胎盘不能相应缩小，胎盘与子宫壁发生错位而剥离，从而娩出的过程，需 5～15min，不应超过 30min。

胎盘剥离的征象有：

(1)胎儿娩出数分钟后阴道有较多量鲜红色血液流出。

(2)宫体变硬呈球形，下段被扩张，宫体呈狭长形而被向上推，表现为宫底升高达脐上。

(3)剥离的胎盘降至子宫下段，阴道口外露的脐带自行延长。

(4)接生者用手掌尺侧轻压耻骨联合上方，宫体上升但外露的脐带不回缩。

第四节　各产程的处理

一、第一产程的观察和处理

1.了解孕期情况

通过询问孕妇和查阅资料，主要内容包括：

(1)月经史：通过末次月经推算预产期，必要时结合孕期检查结果对预产期进行修订。

(2)孕产史：结合孕产史，选择恰当的分娩方式。

(3)需要的检查：注意检查生命体征以及患者身高、体重情况，尤其是血压情况，及时发现妊娠期高血压，预防子痫发生。

(4)查阅孕期辅助检查结果：常规项目(血常规、尿常规、凝血功能、唐筛结果、传染病检查等)、出生缺陷筛查以及一些特殊检查项目，如孕期并发症、妊娠并发症等。

(5)产科检查：查宫高、腹围、骨盆外测量、估计胎儿体重、进行头盆评分，选择分娩方式。

2.临产评信

(1)确定是否临产以及临产开始时间：如宫口已开，以出现规律下腹胀痛的时间为临产开始的时间；如宫颈管未消失、宫口未开，先诊断先兆临产，再根据宫口开张情况修正临产开始时间。

(2)经阴道或经肛门检查宫颈管、宫口、先露高低,进行头位分娩评分。

注意:头位分娩评分是一个动态评分,在不同的阶段或产程出现变化时建议再次进行。

(3)因故需终止妊娠行药物引产时,要进行宫颈成熟度评估,评分$<$6分,引产成功率低;评分$>$6分者引产成功率高。

3.产程观察

初产妇约11～12h;经产妇仅6～8h,有以下主要临床表现:

(1)规律宫缩:随产程进展,间歇渐短(2～3min),持续时间渐长(50～60秒),宫口近开全时,持续时间可达1min以上,间歇期仅为1～2min。

(2)宫颈口扩张:是临产后规律宫缩的结果,一般是在宫缩时通过肛门或阴道进行检查。当宫口开大10cm左右,即宫口开全,潜伏期2～4h做一次,活跃期1～2h做一次,疑为宫颈管已开全者随时再次评估。

(3)胎头下降:与宫颈口检查同步进行。

(4)胎膜完整性:胎膜破裂可发生在不同时段,大多发生在子宫颈口近开全时,表现为不可控制的阴道流液。

4.产程的处理

(1)一般处理

①精神支持:缓解产妇的焦虑,使其情绪稳定。当产妇情绪稳定时,交感神经正常兴奋,心率、呼吸正常,子宫收缩有力,颈口开张和胎头下降顺利,胎心正常,可以促进自然分娩。鼓励产妇进食高热量食物及足够水分;不提倡静脉补液。

②鼓励产妇自由活动:不提倡长时间仰卧位,以本能、自发的运动为佳,如走动、摇摆、慢舞、更换不同的姿势等。提倡步行和站立,可以增进舒适程度,降低宫缩的频率,促进有效的子宫收缩,直立的姿势使胎儿与骨盆在一条直线上,加速胎儿头下降、子宫颈的扩张和变薄,有助于产程进展;步行时关节轻微的移动,可以帮助胎儿的旋转和下降。

③大小便:临产后,鼓励产妇每2～4h排尿一次,以免膀胱充盈影响宫缩及胎头下降。因胎头压迫引起排尿困难者,应警惕有头盆不称,必要时导尿。初产妇宫口扩张$<$4cm、经产妇$<$2cm时可行温肥皂水灌肠,既能清除粪便避免分娩时排便污染,又能通过反射作用刺激宫缩加速产程进展。但胎膜早破、阴道流血、胎头未衔接、胎位异常、有剖宫产史、宫缩强估计1小时内即将分娩以及患严重心脏病等,均不宜灌肠。

④观察生命体征:特别是观察血压,正常情况下每4h测量一次,以便于及时发现产时高血压;发现血压增高,应酌情增加监测次数并给予相应处理。

(2)胎儿观察:主要通过瞬间胎心听诊和定时段的电子胎心监护。

①潜伏期每1～2h听一次胎心。

②活跃期每15～30min听一次。

③正常FHR 110～160bpm;$<$110或$>$160bpm,提示胎儿宫内窘迫。

④每4小时进行一次电子胎心监护,不提倡持续的电子胎心监护,会限制产妇活动,影响

产程进展，除非有胎心异常表现。

⑤出现任何胎心异常表现均要进行再次评估，以确定继续试产还是尽早结束分娩，以最大程度地保证胎儿和新生儿的安全。

(3)产程进展情况：主要观察宫口扩张速度和胎头下降速度。

宫颈口扩张速度和胎头下降速度的观察及处理：

潜伏期：是指从开始出现规律宫缩至宫口扩张 6cm，此期扩张速度较慢。新标准提示，无论产次，正常分娩宫口扩张从 4～5cm 可超过 6h，从 5～6cm 可超过 3h。

活跃期：活跃期是指宫口扩张 6cm 以上至宫口开全，进入活跃期后宫口扩张速度加快。正常情况下，活跃期宫口扩张速度为≥1cm/h。根据新产程标准，活跃期停滞的诊断标准为：破膜后，宫口扩张≥6cm，宫缩良好但宫口停止扩张≥4h；如宫缩乏力，宫口停止扩张≥6h。

若出现活跃期停滞或活跃期有延长趋势，需进行再次评估给予适当处理，如未破膜者给予人工破膜，并酌情行阴道检查及时查找原因，确定下一步处理方式（继续试产还是改为剖宫产结束产程）。

二、第二产程的临床表现及处理

1.临床表现

(1)宫口开全：经阴道、经肛门在儿头上触摸不到宫颈边缘，此时宫口已开全，进入第二产程。

(2)产生便意：当胎头降至骨盆出口压迫骨盆底组织时，产妇出现排便感，产妇不自主地向下屏气。

(3)会阴渐膨隆变薄，肛门括约肌松弛。

(4)胎头拨露：随着产程进展，胎头在宫缩时露出于阴道口，间歇期缩回阴道内，为胎头拨露。

(5)胎头着冠：当胎头双顶径越过骨盆出口，宫缩间歇期也不再缩回阴道内，为胎头着冠。

(6)胎头娩出：产程继续进展，胎头枕骨于耻骨弓下露出，出现仰伸，胎头娩出。

(7)胎肩胎体娩出：胎头娩出后出现复位和外旋转，使胎儿双肩径与骨盆前后径一致，前肩、后肩相继娩出。随之胎体娩出，第二产程结束。

2.产程的观察

(1)监测胎心：此期应勤听胎心，5～15min 一次，密切监测胎儿有无急性缺氧，最好用电子胎心监护，如发现胎心慢，应立即行阴道检查，再次评估，选择适当方式尽快结束分娩。

(2)胎头下降：是第二产程重点观察的内容，第二产程胎头下降较快，如宫口开全 1h 胎头仍未开始拨露，应寻找原因，警惕骨盆出口头盆不称。

3.产程处理

(1)持续性地进行情感上的支持，如赞美、鼓励、安慰、陪伴；减轻产妇的焦虑，树立分娩的信心。

(2)鼓励自发性用力,指导产妇在有用力欲望时才用力,保证每一次用力都能达到较好的效果,避免不必要的体能消耗。过度地用力并不能促进产程进展,因为可能会干扰胎头的下降和旋转,增加阴道助产和剖宫产率。

(3)分娩的姿势有半坐位式(常用)、直立式(近年使用率增加)。目前研究结果未能显示哪一个更理想,助产士应根据产妇的喜好进行鼓励和协助。

(4)助产

①常用助产方法:当胎头拨露使会阴后联合紧张时,按常规会阴冲洗,消毒铺巾,助产者位于产妇右侧,左手大鱼际肌轻按胎头,帮助胎头俯屈,同时也控制出头过快,当胎头枕部在耻骨弓下露出时,助产者右手的大鱼际肌及手掌按于会阴体随宫缩起伏自然并向上托起,宫缩间歇时放松。左手于拨露时帮助胎头俯屈,着冠后帮助胎头仰伸,并控制出头速度到胎头娩出,右手托会阴保护动作持续到胎儿娩出。当胎头娩出后不要急于娩出胎肩,先挤出口鼻内的黏液和羊水,待胎头进行外旋转并复位,使胎儿双肩径与骨盆前后径一致,左手示指、中指放于胎儿颈部两侧,向下向外牵拉帮助娩出前肩;然后帮助娩出后肩,紧接着娩出胎体。

②不托会阴接生法:当胎头拨露使会阴后联合紧张时,按常规会阴冲洗,消毒铺巾,助产者位于产妇右侧,以一只手于胎头上方,宫缩时匀速控制胎头娩出速度,每次用力时以胎头露出阴道外口直径<1cm 为宜,控制胎头娩出速度的同时不要有协助胎头俯屈的动作,不干预胎头娩出角度和方向。胎头双顶径到达外口时,可稍作停留,避免用力,指导产妇张口哈气,让会阴充分扩张,助产士右手五指分开,扣放于胎头上,控制胎头娩出速度,避免胎头娩出过快。双顶径娩出时不要刻意协助胎头仰伸,否则容易造成小阴唇内侧及前庭裂伤,对于产力好的产妇则于宫缩间歇期用力让胎头缓慢娩出;待胎头完全娩出后迅速清理口鼻黏液,不急于娩肩,等待下一次宫缩。宫缩时双手托住胎头,嘱产妇均匀用力娩出前肩,娩肩时注意不要用力下压,以免增加会阴裂伤程度,前肩娩出后,双手托住胎头轻轻上抬缓慢娩出后肩。

不托会阴接生优点:在不增加产妇和新生儿风险的前提下,让助产变得更轻松,减少会阴侧切率,减少产后会阴不适。

③关于会阴切开术:由于会阴后侧切术较自然裂伤损伤盆底肌肉厉害,产时出血量较多,切口恢复时间较长,大多数产妇在产后较长时间会出现会阴部不适感,有的长达 6 个月,现不主张无明确指征的会阴侧切术;会阴正中切开术虽避免了会阴后侧切术的一些缺点,如剪开组织少、出血不多、术后组织肿胀及疼痛轻微,切口愈合快,但切口延长撕裂至肛门括约肌的风险比较大,胎儿大,接产技术不熟练者不宜采用。因此,主张严格掌握会阴切开指征。会阴切开指征包括:a.会阴过紧或胎儿过大,估计分娩时会发生Ⅲ度撕伤;b.母胎有病理情况急需结束分娩者。

三、第三产程的临床经过及处理

1.临床经过

胎儿娩出后,宫底降至脐下,产妇稍感轻松,宫缩暂停数分钟后再次出现,促使胎盘剥离,原因是子宫腔容积明显缩小；胎盘与宫壁分离，胎盘后血肿形成，胎盘完全剥离而排出。

2.产程的处理

包括新生儿处理、娩出胎盘、评估出血量及病情观察。

(1)新生儿处理

①新生儿断脐后再次清理呼吸道，同时对新生儿进行阿普加评分(表 5-1)。评分为 8～10 分属正常新生儿，需简单清理呼吸道就可以了；评分为 4～7 分为轻度窒息，需清理呼吸道、人工呼吸、吸氧、用药等措施才能恢复；评分为 0～3 分为缺氧严重，为重度窒息，需紧急抢救，行喉镜在直视下气管内插管并吸痰、给氧。

表 5-1　阿普加评分(Apgar score)

体征	评分		
	0	1	2
心率	无	＜100 次/分	≥100 次/分
呼吸	无	浅慢不规则	哭声好
肌张力	松弛	四肢稍屈	四肢活动
喉反射	无	有些动作	咳嗽、恶心
肤色	全身苍白	躯干红、四肢紫	全身红润

②清理呼吸道：断脐后继续清除新生儿呼吸道黏液和羊水，以免发生吸入性肺炎，可徒手，也可用吸痰管或导管负压吸引。

③呼吸道清理干净后，刺激新生儿啼哭，建立呼吸，可用手轻拍或用手指轻弹新生儿足底，新生儿啼哭后才开始处理脐带。

④脐带处理；用两把血管钳钳夹脐带，在其中间剪断。

(2)娩出胎盘

①观察胎盘剥离征象。

②协助娩出胎盘：正确处理胎盘娩出能减少产后出血的发生，接产者切忌在胎盘尚未完全剥离时用手按揉、下压宫底或牵拉脐带，以免引起胎盘部分剥离而出血或拉断脐带，甚至造成子宫内翻，当确认胎盘已完全剥离时，于宫缩时以左手握住宫底(拇指置于子宫前壁，其余四指放于子宫后壁)并按压，同时右手轻拉脐带，协助娩出胎盘。当胎盘娩出至阴道口时，接产者用手捧住胎盘，向一个方向旋转并缓慢向外牵拉，协助胎盘胎膜完整娩出。

③检查胎盘、胎膜是否完整：胎盘胎膜娩出后将其铺平，先检查胎盘母体面，查看胎盘小叶有无缺损，然后将胎盘提起，查看胎膜是否完整，再检查胎盘胎儿面边缘有无血管断裂，以及时发现副胎盘。若有副胎盘、部分胎盘残留或大部分胎膜残留时，应在无菌操作下伸手入宫腔取出残留组织。

(3)检查软产道：胎盘娩出后，应仔细检查会阴、小阴唇内侧、尿道口周围、阴道及宫颈有无裂伤，若有裂伤应立即缝合。

(4)预防产后大量出血：

①正常分娩大多数出血量不超过300mL。遇到产后出血史或易发生宫缩乏力的产妇(如分娩次数≥5次的多产妇、双胎妊娠、羊水过多、滞产)以及合并有凝血功能异常疾病的产妇，可在胎儿前肩娩出时给予缩宫素10U加于25%葡萄糖溶液20mL内静脉注射，也可在胎儿娩出后立即经脐静脉快速注入生理盐水20mL内加缩宫素10U，均能使胎盘迅速剥离减少出血。

②若胎盘未剥离而出血多时，应行手取胎盘术，其步骤为：重新消毒外阴，将一只手并拢呈圆锥状沿着脐带通过阴道伸入宫腔，接触到胎盘后，即从边缘部位，手掌面向着胎盘母体面，手背与子宫接触，手指并拢以手掌尺侧缓慢将胎盘从边缘开始逐渐自子宫壁分离，一手置腹部按压宫底。待胎盘已全部剥离后，用手牵拉脐带协助胎盘娩出，人工剥离胎盘后应立即肌内注射宫缩剂。

③若胎儿已娩出30分钟，胎盘仍未排出，出血不多时应注意排空膀胱，再轻轻按压子宫及静脉注射宫缩剂后仍不能使胎盘排出时，再行手取胎盘术。若胎盘娩出后出血多时，可经下腹部直接注入宫体肌壁内或肌内注射麦角新碱0.2～0.4mg，并将缩宫素20U加于5%葡萄糖溶液500mL内静脉滴注。

四、产后观察处理

(1)观察子宫收缩情况：每30分钟评估一次，如有宫缩乏力，阴道出血量多需及时处理，如使用缩宫素、按摩宫底等，防止产后大出血。

(2)观察生命体征，及时发现产后血压升高，防止产后子痫发生。

(3)观察患者临床表现，如有寒战、呼吸困难、血压下降等表现时，应警惕产后羊水栓塞。

(4)鼓励产妇多喝水，尽早排出小便，以免产后尿潴留。

(5)产后30分钟内进行早接触、早吸吮。

第六章　异常分娩

第一节　产力异常

产力是指将胎儿及其附属物通过产道排出体外的力量，是保证胎儿正常娩出的重要因素之一，包括子宫收缩、腹压和肛提肌的收缩力。子宫收缩是临产后的主要力量，贯穿于分娩的全过程，在产道和胎儿等因素无异常的情况下，使子宫颈口逐渐扩张，胎先露逐渐下降。如果子宫收缩失去了节律性、极性和对称性；或者其收缩的强度或频率过强或过弱，都称为子宫收缩力异常，简称产力异常。

一、正常产力

1.子宫收缩力

子宫收缩力简称宫缩，是临产后的主要产力，为子宫不随意的、规律的阵发性收缩，贯穿于整个分娩过程。临产后宫缩的作用是使宫颈管消失和宫口扩张、先露部下降及胎儿胎盘娩出。临产后正常宫缩具有节律性、对称性、极性及缩复作用等特点。

(1)节律性：宫缩的节律性是临产的重要标志。每次阵缩都是从弱到强(进行期)，维持一段时间(极期)，再由强到弱(退行期)，直到消失进入间歇期(图 6-1)。宫缩时宫内压力增高，子宫肌壁血管及胎盘受压，子宫血流量减少，宫缩间歇时恢复。临产开始时宫缩持续约 30 秒，间歇 5～6min，随着产程的进展，宫缩持续时间逐渐延长，宫内压力逐渐升高，间歇时间逐渐缩短(表 6-1)。

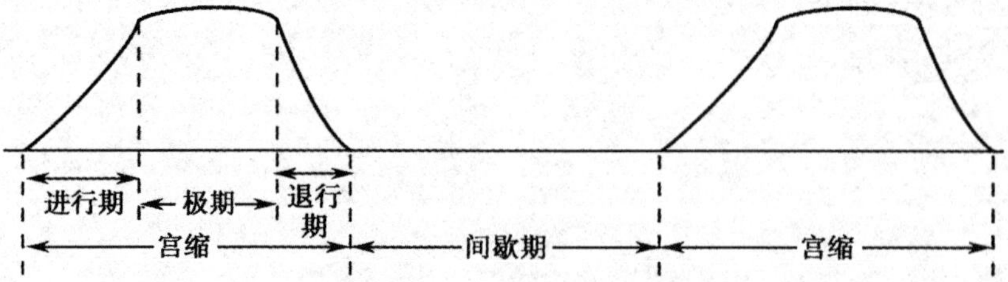

图 6-1　临产后正常宫缩节律性示意图

(2)对称性和极性：正常宫缩起自两侧子宫角部，左右对称地迅速向子宫底中线集中，再以 2cm/s 速度向子宫下段扩散，约 15 秒均匀协调地遍及整个子宫，称为宫缩的对称性。宫缩以子宫底部最强最持久，向下逐渐减弱，子宫底部收缩力的强度是子宫下段的 2 倍，称为子宫收缩的极性。

(3)缩复作用:宫缩时子宫体部肌纤维缩短变宽,间歇期肌纤维松弛,但不能完全恢复到原来的长度,反复收缩使肌纤维越来越短,宫腔容积逐渐缩小,这种现象称缩复作用。其目的是迫使先露部持续下降和宫颈管逐渐消失。

表 6-1　宫缩强度的表现

宫口开大程度(cm)	4～6	7～8	9～宫口开全
平均宫内压(mmHg)	30	45	50
平均宫缩周期(min)	3	(2)5	2
平均宫缩持续时间(s)	40	70	60

2.腹肌及膈肌的收缩力

腹肌及膈肌的收缩力是第二产程的主要辅助力量,又称腹压。进入第二产程后,胎先露部已降至阴道,每当宫缩时,前羊膜囊或胎先露部压迫盆底组织及直肠,反射性地引起不随意的屏气,腹肌及膈肌强有力的收缩使腹压增高,与宫缩同步,直至胎儿娩出并促使胎盘娩出。必须注意,如腹压运用不当或过早使用腹压,则易造成产妇疲劳和宫颈水肿,使产程延长造成难产。

3.肛提肌收缩力

在分娩机制中,肛提肌收缩可协助胎先露部进行内旋转;当胎头枕部位于耻骨弓下时,肛提肌收缩还能协助胎头仰伸和娩出。此外,肛提肌收缩有助于胎盘娩出。

二、子宫收缩力异常

子宫收缩力异常临床上分为子宫收缩乏力和子宫收缩过强 2 类,每类又分为协调性子宫收缩和不协调性子宫收缩(图 6-2)。

- 子宫收缩力异常
  - 子宫收缩乏力
    - 协调性(低张性)
      - 原发性
      - 继发性
    - 不协调性(高张性)
  - 子宫收缩过强
    - 协调性
      - 急产(无阻力时)
      - 病理缩复环(有阻力时)
    - 不协调性
      - 强直性子宫收缩(全部子宫肌收缩)
      - 子宫痉挛性狭窄环(部分子宫肌收缩)

图 6-2　子宫收缩力异常的分类

(一)子宫收缩乏力

1.病因

(1)头盆不称(CPD)或胎位异常:盆骨大小和形态的异常,导致产道狭窄;胎儿过大或胎位异常,形成头盆不称。胎儿先露部因下降受阻,不能紧贴子宫下段及宫颈而刺激局部神经节,因而不能引起反射性子宫收缩，导致继发性子宫收缩乏力。

(2)子宫因素：子宫发育不良、子宫畸形(如双角子宫等)、宫壁过度膨胀(如双胎、巨大儿、羊水过多等)使肌纤维过度伸展、经产妇子宫肌纤维变性及结缔组织增生、子宫肌瘤等，均能引起子宫收缩乏力。

(3)精神因素：产妇怕痛或对妊娠及分娩生理认识不足，过早兴奋与疲劳及对胎儿预后过分担心等，尤其是 35 岁以上高龄初产妇，精神过度紧张使大脑皮层功能紊乱、睡眠少、临产后往往不能进食甚至呕吐、体力消耗较大，可导致子宫收缩乏力。

(4)内分泌、电解质失调：临产后，产妇体内雌激素、催产素、前列腺素、乙酸胆碱等分泌不足，子宫对乙酸胆碱的敏感性降低等，均可影响子宫肌兴奋阈，致使子宫收缩乏力。产程延长后引起的电解质紊乱(如钾、钠、钙、镁等)可加重子宫收缩乏力。

(5)药物影响：临产后不适当地使用大剂量镇静药与镇痛药，如吗啡、氯丙嗪、哌替啶、苯巴比妥等，可以使子宫收缩受到抑制。

另外由于膀胱充盈时能阻碍胎先露下降，产妇尿潴留亦是影响子宫收缩不能忽略的重要因素之一。

2.对母婴影响

(1)对产妇的影响：由于子宫收缩乏力，产程延长，产妇休息不好，进食少，精神与体力消耗，可出现疲乏无力、肠胀气、排尿困难等，影响子宫收缩，严重时可引起脱水、酸中毒、低钙血症。由于第二产程异常，膀胱被压迫于胎先露部与耻骨联合之间，可导致组织缺血、水肿、坏死，形成膀胱阴道瘘或尿道-阴道瘘。多次肛诊或阴道检查增加感染机会。产后宫缩乏力容易引起产后出血。

(2)对胎儿的影响：协调性宫缩乏力容易造成胎头在盆腔内旋转异常，使产程延长，增加胎头及脐带受压机会，手术助产率增加，使新生儿窒息、颅内出血及吸入性肺炎等发病率增加。不协调性宫缩乏力，不能使子宫壁完全放松，对子宫胎盘血液循环影响大，容易发生胎儿窘迫。

3.临床表现及诊断

宫缩乏力可以分成协调性宫缩乏力和不协调宫缩乏力；根据宫缩乏力发生的时机分为原发性和继发性两种。原发性宫缩乏力是指从产程一开始子宫收缩功能就低下，宫口不能如期扩张、胎先露不能如期下降，导致产程延长；继发性宫缩乏力是指产程开始时子宫收缩正常，只有在产程较晚阶段(多在活跃期后期或第二产程)，子宫收缩减弱，产程进展缓慢甚至停滞。

(1)协调性宫缩乏力(低张性宫缩乏力)：最为常见。子宫收缩具有正常的节律性、对称性和极性，但收缩力弱，宫腔内压力低，小于 15mmHg，持续时间短，间歇期长且不规律，宫缩＜2 次/10 分钟。宫缩高峰时，宫体隆起不明显，用手指按压宫底部肌壁仍可出现凹陷，此种宫缩乏力，多属继发性宫缩乏力。常见于中盆骨与骨盆出口平面狭窄、胎先露部下降受阻、持续性枕横位或枕后位等头盆不称时。由于宫腔内压力低，对胎儿影响不大。但如产程拖延时间久，对母婴仍有不良影响。

(2)不协调性宫缩乏力(高张性宫缩乏力)：子宫收缩的极性倒置，宫缩的兴奋点不是起自两侧宫角部，而是来自子宫下段的一处或多处冲动，子宫收缩波由下向上扩散，收缩波小而不规律，频率高，节律不协调；宫缩时宫底部宫腔内压力不强，而是子宫下段强，宫缩间歇子宫壁也不完全松弛，表现为子宫收缩不协调，这种宫缩不能使宫口扩张及胎先露下降，属无效宫缩。此种宫缩乏力多为原发性宫缩乏力，需与假临产鉴别。鉴别方法是给予强镇定药哌替啶100mg肌内注射，能使宫缩停止者为假临产，不能使宫缩停止者为原发性宫缩乏力。这些产妇往往有头盆不称和胎位异常，使胎头无法衔接，不能紧贴子宫下段及宫颈内口，不能引起反射性子宫收缩。产妇自觉下腹部持续疼痛，拒按，烦躁不安，严重者出现脱水、电解质紊乱，肠胀气，尿潴留；胎儿胎盘循环障碍，出现胎儿宫内窘迫。产科检查：下腹部有压痛，胎位触不清，胎心不规律，宫口扩张早期缓慢或停止扩张，胎先露部下降缓慢或停止，潜伏期延长。不协调性宫缩乏力多发生于临产初期的潜伏期。

4.处理

(1)协调性宫缩乏力：一旦出现协调性宫缩乏力，无论是原发性还是继发性，首先应寻找原因，检查有无头盆不称及胎位异常，阴道检查宫颈扩张和胎先露下降情况。发现有头盆不称，估计不能经阴道分娩者，应及时行剖宫产术；若判断无头盆不称和胎位异常，估计能经阴道分娩者，应采取加强宫缩的措施。

①第一产程

a.一般处理：消除产妇紧张情绪，指导其休息、进食及大小便，注意营养和水分的补充。不能进食者静脉补充营养。产妇过度疲劳，缓慢静脉推注地西泮10mg。排尿困难者，先行诱导法，无效时导尿，因排空膀胱能增宽产道，且有促进宫缩的作用。破膜12h以上者给予抗生素预防感染。

b.加强子宫收缩：经上述处理，子宫收缩力仍弱，确诊为协调性宫缩乏力者，产程无明显进展，应采取措施加强宫缩。

ⅰ.人工破膜：宫口扩张≥3cm，无头盆不称，胎头已衔接而产程进展缓慢者，可行人工破膜。破膜后，胎头直接紧贴子宫下段及宫颈内口，引起反射性子宫收缩，加速产程进展，同时通过破膜可以观察羊水的量及性状。人工破膜应在宫缩间歇期进行，以减少或避免羊水栓塞的发生。破膜时必须检查有无脐带先露，破膜后术者手指应停留在阴道内，经过1～2次宫缩待胎头入盆后，再将手指取出，以避免发生脐带脱垂。对于羊水过多的患者，还应警惕胎盘早剥的发生。人工破膜可以缩短产程，减少缩宫素应用，但会增加绒毛膜羊膜炎风险。人工破膜后宫缩仍不理想，可用缩宫素静脉滴注加强宫缩。

ⅱ.缩宫素静脉滴注：适用于协调性宫缩乏力、宫口扩张≥3cm、胎心良好、胎位正常、头盆相称者。应用缩宫素的目的是产生足够使宫颈变化和胎儿下降的子宫收缩，应注意避免子宫过度刺激和胎儿窘迫。如果宫缩小于10min 3次，或强度超过基线不足25mmHg，或两者都有，应当考虑缩宫素催产。

因缩宫素个体敏感度差异极大，静脉滴注缩宫素应从小剂量开始循序增量。中华医学会产科学组推荐低剂量缩宫素方案，即2.5U缩宫素加入5%葡萄糖溶液500mL中，从每分钟8

滴即约 2.5mU/min 开始，根据宫缩，胎心情况调整滴速，一般每隔 30min 调节一次，直至出现有效宫缩。有效宫缩的判定为 10 分钟内出现 3 次宫缩，每次宫缩持续 30～60 秒，子宫收缩压力达 50～60mmHg，伴有宫口扩张。在调整滴速时，每次递增 6 滴约 2mU，最大滴速不得超过 30 滴/分即 10mIU/min。如达到最大滴速，仍不出现有效宫缩时可增加缩宫素浓度。增加浓度的方法是以 5%葡萄糖中尚余毫升数计算，一般 100mL 葡萄糖中再加0.5U缩宫素变成 1%缩宫素浓度，先将滴速减半，再根据宫缩情况进行调整。增加浓度后，如增至每分钟 20mU 仍无有效宫缩，原则上不再增加滴数和浓度，一般以此为剂量上限。

缩宫素静脉滴注过程中，应有专人观察宫缩，测量血压、胎心及产程进展等情况。若出现宫缩持续1 分钟以上或胎心率有变化，应立即停止静脉滴注。外源性缩宫素在母体血中的半衰期为 1～6 分钟，故停药后能迅速好转，必要时加用镇静药。若滴注过程中发现血压升高，应减慢滴注速度。由于缩宫素有抗利尿作用，可出现少尿，需警惕水中毒的发生。结合人工破膜及能量支持，可以获得更好的效果。

ⅲ.地西泮静脉推注：地西泮能使宫颈平滑肌松弛，软化宫颈，促进宫口扩张，适用于宫口扩张缓慢及宫颈水肿的情况。同时，其镇静、催眠作用可缓解孕妇的紧张情绪及疲惫状态，进而减少产妇体内儿茶酚胺的分泌而有助于子宫收缩。常用剂量为 10mg 静脉注射，2～3min 推注完毕，间隔 4～6h 可重复应用，与缩宫素联合应用效果更佳。

②第二产程：对于第二产程发生的宫缩乏力应予重视。宫口开全 1 小时产程无进展，应再次评估骨盆情况、胎方位、胎头变形及有无产瘤、先露骨质部分高低以及宫缩时先露下降情况，做出经阴分娩、阴道助产或剖宫产的正确判断。若胎头仍未衔接或伴有胎儿窘迫征象，应行剖宫产术。胎头双顶径尚未越过中骨盆平面，无头盆不称者，可静脉滴注缩宫素加强宫缩，同时指导产妇在宫缩时屏气用力，争取经阴分娩机会。胎头双顶径已通过坐骨棘平面而无明显颅骨重叠者，可行低位或出口产钳术或胎头吸引术助产分娩。胎先露若达＋3 或以下可等待自然分娩，或行会阴后一侧斜切开助产分娩。

③第三产程：积极处理第三产程，以预防产后出血。胎儿前肩娩出后预防性应用缩宫素，使用方法为缩宫素 10U 肌内注射或 SU 稀释后静脉滴注，也可 10U 加入 500mL 液体中，以 100～150mL/h 静脉滴注；胎儿娩出后及时钳夹并剪断脐带，有控制地牵拉脐带协助胎盘娩出；胎盘娩出后按摩子宫。产后 2 小时是发生产后出血的高危时段，应密切观察子宫收缩情况和出血量变化，并应及时排空膀胱。若产程长、破膜时间长，应给予抗生素预防感染。

(2)不协调性宫缩乏力：处理原则是调节子宫收缩，恢复其极性，可给予强镇静药。常用的有哌替啶 100mg 或吗啡 10～15mg 肌内注射、地西泮 10mg 静脉推注，使产妇充分休息，醒后不协调性宫缩多能恢复为协调性宫缩。在宫缩恢复为协调性之前，严禁应用缩宫素。若伴有胎儿窘迫征象，或头盆不称，或经上述处理，不协调性宫缩未能得到纠正者，均应行剖宫产术。若不协调性宫缩已被控制，但宫缩仍弱时，可用协调性宫缩乏力时加强宫缩的各种方法处理。

5.预防

应对孕妇进行产前教育，进入产程后，解除产妇不必要的顾虑和恐惧心理，使孕妇了解分娩是生理过程，增强其对分娩的信心。开设陪伴待产室（让其丈夫及家属陪伴）和家庭化病房，有助于消除产妇的紧张情绪，可预防精神紧张所致的宫缩乏力。分娩前鼓励多进食，必要时静脉补充营养。注意及时排空直肠和膀胱，必要时可导尿。避免过多使用镇静药物，注意检查有无头盆不称等，均为预防宫缩乏力的有效措施。

（二）子宫收缩过强

1.协调性子宫收缩过强

子宫收缩的节律性、对称性和极性均正常，仅子宫收缩力过强、过频。宫缩过强定义为10min 超过 5 次宫缩，收缩持续 2min 或更长，或收缩的持续时间正常，但宫缩间隔在 1min 内，有或没有胎心的异常。如产道无阻力，宫口迅速开全，分娩在短时间内结束，总产程不足 3h 者，称急产。若存在产道梗阻或瘢痕子宫，可发生病理缩复环或子宫破裂。

（1）对母婴影响

①对产妇的影响：宫缩过强过频，产程过快，可导致初产妇宫颈、阴道以及会阴撕裂伤。宫缩过强使宫腔内压力增强，增加羊水栓塞的风险。接产时来不及消毒可导致产褥感染。胎儿娩出后子宫肌纤维缩复不良，易发生胎盘滞留或产后出血。

②对胎儿及新生儿的影响：宫缩过强过频，影响子宫胎盘血液循环，易发生胎儿窘迫、新生儿窒息甚至死亡。胎儿娩出过快，胎头在产道内受到的压力突然解除，可致新生儿颅内出血。接产时来不及消毒，新生儿易发生感染。坠地可致骨折、外伤。

（2）处理：对于子宫收缩力过强、过频者应及早做好接生准备，临产后慎用缩宫药物及其他促进宫缩的处理方法，如灌肠、人工破膜等。胎儿娩出时，勿使产妇向下屏气。若急产来不及消毒及新生儿坠地者，新生儿应肌内注射维生素 K_1 10mg 预防颅内出血，并尽早肌内注射精制破伤风抗毒素 1500U。产后仔细检查宫颈、阴道、外阴，若有撕裂应及时缝合。若属未消毒的接产，应给予抗生素预防感染。对于有急产史的经产妇，在预产期前 1～2 周不应外出远走，以免发生意外，有条件者应提前住院待产。

2.不协调性子宫收缩过强

（1）强直性子宫收缩过强：强直性子宫收缩过强通常不是子宫肌组织功能异常，几乎均是外界因素异常造成，例如临产后产道发生梗死，或不适当地应用缩宫药物，或胎盘早剥血液浸润子宫肌层，均可引起宫颈内口以上部位的子宫肌层出现强直性痉挛性收缩，失去节律性，宫缩间歇期短或无间歇。

①临床表现：产妇烦躁不安，持续性腹痛，拒按。胎位触不清，胎心听不清。有时可出现病理缩复环、血尿等先兆子宫破裂征象。

②处理：一旦确诊为强直性宫缩，应及时给予宫缩抑制剂，如 25%硫酸镁 20mL 加于 5%葡萄糖溶液 20mL 内缓慢静脉推注（不少于 5min），或肾上腺素 1mg 加于 5%葡萄糖溶液 250mL 内静脉滴注。若属于梗阻性原因，应立即行剖宫产术。若胎死宫内可用乙醚吸入麻醉，若仍不能缓解强直性宫缩，应行剖宫产术。

（2）子宫痉挛性狭窄环：子宫壁局部肌肉呈痉挛性不协调性收缩形成的环状狭窄，持续不放松，称子宫痉挛性狭窄环。狭窄环可发生在宫颈、宫体的任何部分，多在子宫上下段交界处，也可在胎体某一狭窄部，以胎颈、胎腰处常见(图 6-3)。

①临床表现：多因精神紧张、过度疲劳以及不适当地应用宫缩剂或粗暴地进行阴道内操作所致。

产妇出现持续性腹痛，烦躁不安，宫颈扩张缓慢，胎先露部下降停滞，胎心时快时慢，阴道检查时在宫腔内触及较硬而无弹性的狭窄环，此环与病理缩复环不同，特点是不增加宫腔压力，不随宫缩上升，不引起子宫破裂，但可导致产程进展缓慢或停滞。

②处理：应认真寻找导致子宫痉挛性狭窄环的原因，及时纠正。停止一切刺激，如禁止阴道内操作、停用宫缩素等。若无胎儿窘迫征象，给予镇静药如哌替啶 100mg、吗啡 10mg 肌内注射，也可给宫缩抑制药如利托君 10mg 口服，或 25%硫酸镁 20mL 加于 25%葡萄糖溶液 20mL 内缓慢静注，一般可消除异常宫缩。当宫缩恢复正常时，可行阴道助产或等待自然分娩。若经上述处理，子宫痉挛性狭窄环不能缓解，宫口未开全，胎先露部高，或伴有胎儿窘迫征象，均应立即行剖宫产术。

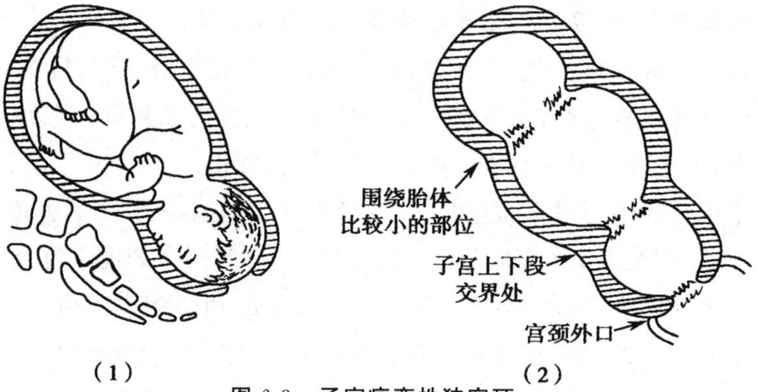

图 6-3 子宫痉挛性狭窄环

(1)狭窄环围绕胎颈；(2)狭窄环容易发生的部位

第二节 产道异常

产道异常包括骨产道(骨盆)异常及软产道(子宫下段、宫颈、阴道)异常，临床上以骨产道异常多见，产道异常可使胎儿娩出受阻。

一、正常产道

产道是胎儿从母体娩出的通道，分骨产道和软产道两部分。

1.骨产道

骨产道指真骨盆，是产道的重要组成部分，其大小及形状与分娩关系密切。在产科学上将骨盆腔分为 3 个假想平面，即通常所称的骨盆平面(图 6-4)。

(1)骨盆入口平面：即真假骨盆的交界面，呈横椭圆形，共有 4 条径线，即入口前后径、入口横径、入口左斜径及入口右斜径。

①入口前后径：又称真结合径，指从耻骨联合上缘中点至骶岬前缘正中的距离，平均约为11cm，是一条非常重要的骨盆径线，与分娩关系密切。

②入口横径：左右髂耻缘间的最大距离，平均约为13cm。

③入口斜径：左斜径为左骶髂关节至右髂耻隆突间的距离，右斜径为右骶髂关节至左髂耻隆突间的距离，平均约为12.75cm。

(2)中骨盆平面：为骨盆最小平面，具有重要的产科临床意义。其前方为耻骨联合下缘，两侧为坐骨棘，后为骶骨下端。中骨盆平面有两条径线，即中骨盆横径和中骨盆前后径。

①中骨盆横径：又称坐骨棘间径。指两坐骨棘间的距离，正常值平均10cm，其长短与胎先露内旋转关系密切。

②中骨盆前后径：指耻骨联合下缘中点通过两坐骨棘间连线中点到骶骨下端间的距离，平均约为11.5cm。

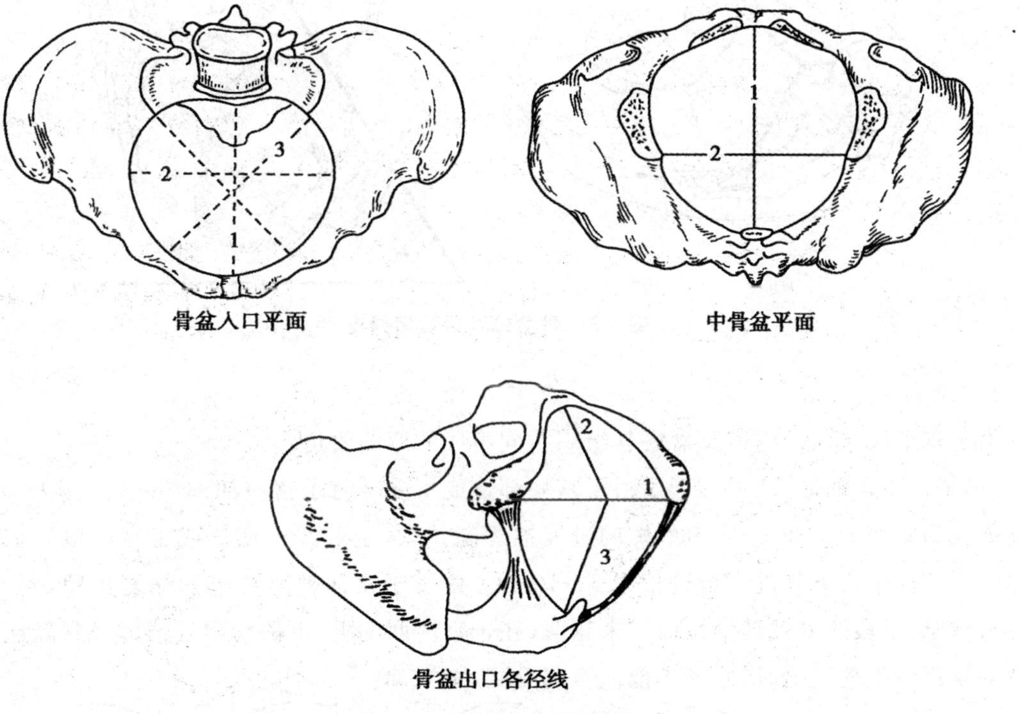

图 6-4　骨盆各平面及径线

(3)骨盆出口平面：由两个不同平面的三角形组成。前三角顶端为耻骨联合下缘，两侧为耻骨降支。后三角顶端为骶尾关节，两侧为骶结节韧带。骨盆出口平面共有4条径线，即出口前后径、出口横径、前矢状径及后矢状径。

①出口前后径：指耻骨联合下缘到骶尾关节间的距离，平均约为11.5cm。

②出口横径：指两坐骨结节内侧缘的距离，也称坐骨结节间径，平均约为9cm。出口横径是胎先露部通过骨盆出口的径线，与分娩关系密切。

③出口前矢状径:耻骨联合下缘至坐骨结节连线中点的距离,平均约为 6cm。

④出口后矢状径:骶尾关节至坐骨结节连线中点的距离,平均约为 8.5cm。若出口横径稍短,则应测量出口后矢状径,如两径线之和＞15cm 时,中等大小的足月胎头可通过后三角区经阴道分娩。

(4)骨盆轴与骨盆倾斜度:骨盆轴为连接骨盆各假想平面中点的曲线。分娩及助产时,胎儿沿此轴娩出。骨盆轴上段向下向后,中段向下,下段向下向前。骨盆倾斜度是指妇女直立时,骨盆入口平面与地平面所成的角度,一般为 60°。若倾斜度过大,则常影响胎头的衔接。改变体位可改变骨盆倾斜度(图 6-5)。

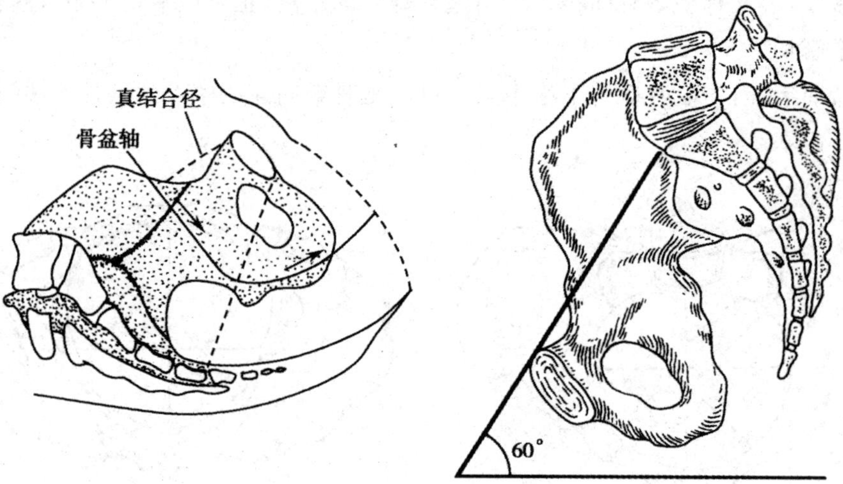

图 6-5 骨盆轴及骨盆倾斜度

2.软产道

由子宫下段、宫颈、阴道及盆底软组织共同组成的弯曲管道。

(1)子宫下段的形成:子宫下段由子宫峡部形成。非孕时子宫峡部约 1cm,妊娠 12 周后逐渐伸展成为宫腔的一部分,随着妊娠的进展被逐渐拉长,至妊娠末期形成子宫下段。临产后,规律的宫缩使子宫下段进一步拉长达 7～10cm。由于子宫体部肌纤维的缩复作用,使上段肌壁越来越厚,下段肌壁被动牵拉而越来越薄,在子宫内面的上、下段交界处形成环状隆起,称生理性缩复环。生理情况时,此环不能从腹部见到(图 6-6)。

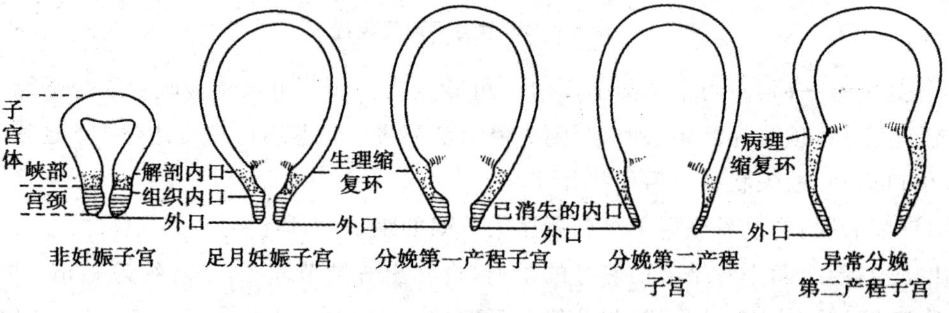

图 6-6 子宫下段形成及宫口扩张

(2)宫颈管消失及宫口扩张：临产后宫颈出现两个变化，宫颈管消失和宫口扩张。初产妇通常是先宫颈管消失，而后宫口扩张。临产后宫口扩张主要是子宫收缩及缩复向上牵拉的结果。临产前宫颈管长2～3cm，临产后由于宫缩的牵拉及胎先露、前羊膜囊的直接压迫，使宫颈内口向上向外扩张，宫颈管形成漏斗状，随后宫颈管逐渐变短、消失。宫缩使胎先露部衔接，在宫缩时前羊水不能回流，加之子宫下段的胎膜容易与该处蜕膜分离而向宫颈管突出，形成前羊膜囊，协助宫口扩张；宫口近开全时胎膜多自然破裂，破膜后胎先露部直接压迫宫颈，使宫口扩张明显加快。当宫口开全时，妊娠足月胎头方能通过。经产妇一般是宫颈管消失与宫口扩张同时进行(图 6-7)。

(3)阴道、骨盆底及会阴的变化：正常阴道伸展性良好，一般不影响分娩。临产后前羊膜囊及胎先露部将阴道上部撑开，破膜以后胎先露部直接压迫盆底，软产道下段形成一个向前向上弯曲的筒状通道，阴道黏膜皱襞展平、阴道扩张加宽。肛提肌向下及两侧扩展，肌纤维逐步拉长，使会阴由 5cm 厚变成 2～4mm，以利胎儿通过。但由于会阴体部承受压力大，若会阴保护不当可造成裂伤。

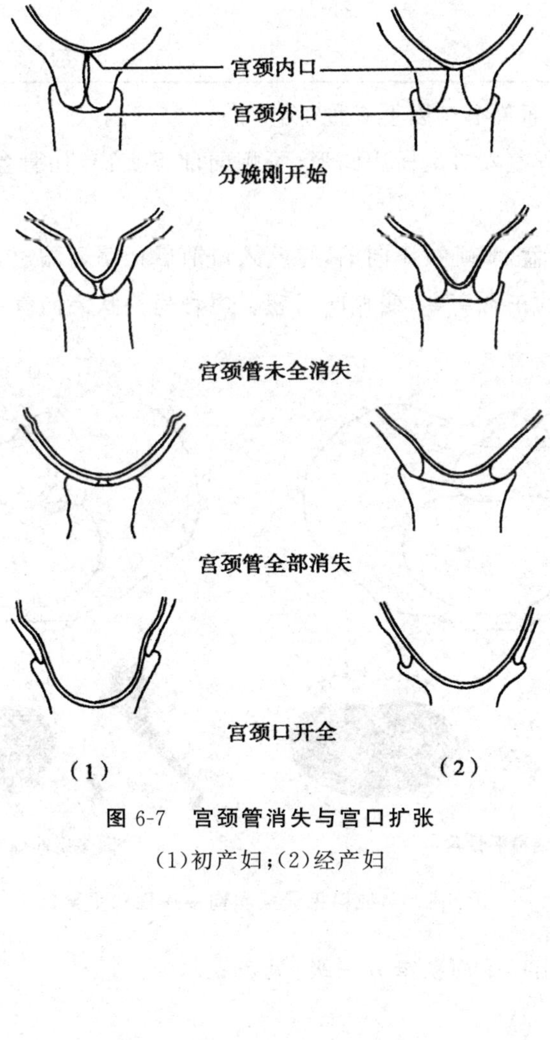

图 6-7　宫颈管消失与宫口扩张

(1)初产妇；(2)经产妇

二、骨产道异常

骨盆径线过短或形态异常，致使骨盆腔小于胎先露部可通过的限度，阻碍胎先露部下降，影响产程顺利进展，称为狭窄骨盆。狭窄骨盆可以为一个径线过短或多个径线过短，也可以为一个平面狭窄或多个平面同时狭窄。当一个径线狭窄时，要观察同一个平面其他径线的大小，再结合整个骨盆的大小与形态进行综合分析，做出正确判断。在临床实践中常遇到的问题是临界或轻度狭窄是否会造成难产，这与胎儿的大小及位置、胎头的可塑性、产力、软组织的阻力和处理是否及时、正确都有密切的关系。

1.狭窄骨盆的分类

(1)骨盆入口平面狭窄：我国妇女较常见。可分三级，见表 6-2。

表 6-2　骨盆入口平面狭窄的分级

分级	骶耻外径/cm	入口前后径/cm	分娩方式
Ⅰ临界性	18	10	多数自然分娩
Ⅱ相对性	16.5～17.5	8.5～9.5	可以试产
Ⅲ绝对性	＜16＜8	剖宫产	

常见的骨盆入口平面狭窄有以下 2 种(图 6-8)：

①单纯扁平骨盆：骨盆入口呈横扁圆形，骶岬向前下突出，使骨盆入口前后径缩短而横径正常。

②佝偻病性扁平骨盆：骶岬被压向前，骨盆入口前后径明显缩短，使骨盆入口呈肾形，骶骨下段向后移，失去骶骨的正常弯度，变直向后翘。尾骨呈钩状突向骨盆出口平面。骨盆出口横径变宽。

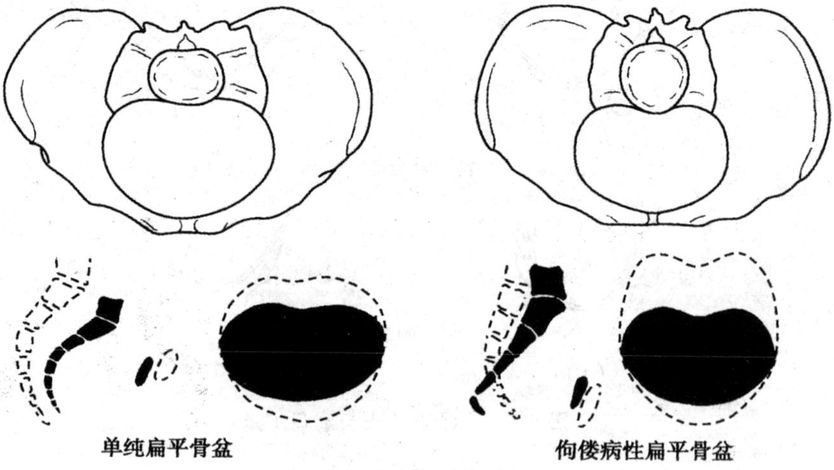

图 6-8　单纯扁平骨盆和佝偻病性扁平骨盆

(2)中骨盆及骨盆出口平面狭窄分三级，见表 6-3。

表 6-3　中骨盆及骨盆出口平面狭窄的分级

分级	坐骨棘间径	坐骨结节间径
Ⅰ临界性	10cm	7.5cm
Ⅱ相对性	8.5～9.5cm	6.0～7.0cm
Ⅲ绝对性	＜8cm	＜5.5cm

我国妇女常见以下 2 种类型(图 6-9)。

①漏斗骨盆:骨盆入口各径线值正常。由于两侧骨盆壁向内倾斜,状似漏斗,故称漏斗骨盆。特点是中骨盆及骨盆出口平面均明显狭窄,使坐骨棘间径、坐骨结节间径缩短,坐骨切迹宽度(骶棘韧带宽度)＜两横指,耻骨弓角度＜90°。坐骨结节间径与出口后矢状径之和＜15cm,常见于男型骨盆。

②横径狭窄骨盆:与类人猿型骨盆类似。骨盆入口、中骨盆及骨盆出口的横径均缩短,前后径稍长,坐骨切迹宽。测量骶耻外径值正常,但髂棘间径及髂嵴间径均缩短。

(3)骨盆 3 个平面狭窄:骨盆外形属女型骨盆,但骨盆入口、中骨盆及骨盆出口平面均狭窄,每个平面径线均小于正常值 2cm 或更多,称为均小骨盆,多见于身材矮小、体型匀称的妇女(图 6-10)。

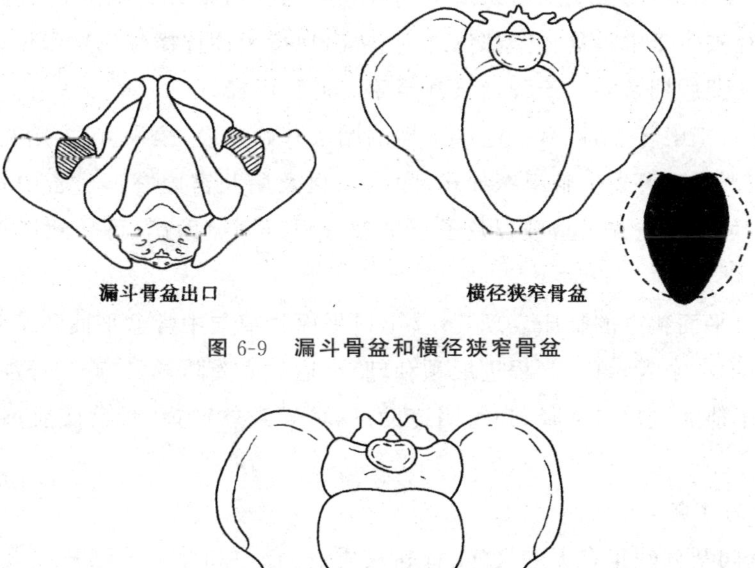

图 6-9　漏斗骨盆和横径狭窄骨盆

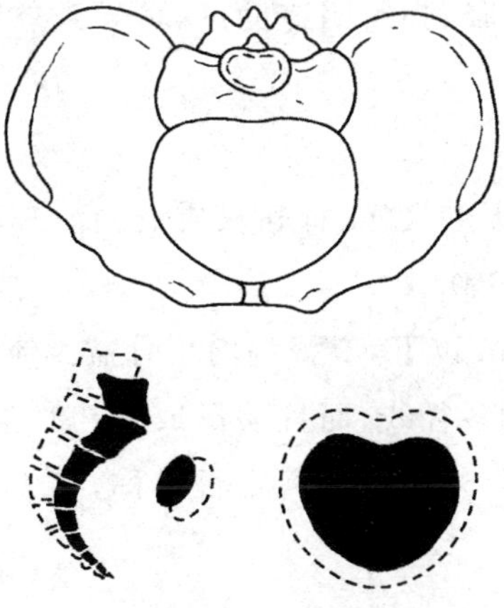

图 6-10　均小骨盆

(4)畸形骨盆:指骨盆丧失正常形态及对称性所致的狭窄。如骨软化症骨盆、偏斜骨盆等。

(5)骨盆其他异常:骨盆骨折、骨盆肿瘤。

2.狭窄骨盆的临床表现

(1)骨盆入口平面狭窄的临床表现

①胎头衔接受阻:一般情况下初产妇在预产期前1～2周、经产妇于临产后胎头已衔接,即胎头双顶径进入骨盆入口平面。若入口狭窄时,即使已经临产而胎头仍未入盆,经检查胎头跨耻征阳性。胎位异常如臀先露、颜面位或肩先露的发生率是正常骨盆的3倍。

②若已临产,根据骨盆狭窄程度、产力强弱、胎儿大小及胎位情况不同,临床表现也不尽相同。a.骨盆临界性狭窄:若胎位、胎儿大小及产力正常,胎头常以矢状缝在骨盆入口横径衔接,多取后不均倾势,即后顶骨先入盆,后顶骨逐渐进入骶凹处,再使前顶骨入盆,则矢状缝位于骨盆入口横径上呈头盆均倾势。临床表现为潜伏期及活跃期早期延长,活跃期后期产程进展顺利。若胎头迟迟不入盆,此时常出现胎膜早破,胎头又不能紧贴宫颈内口诱发反射性宫缩,常出现继发性宫缩乏力。b.骨盆绝对性狭窄:即使产力、胎儿大小及胎位均正常,但胎头仍不能入盆,常发生梗阻性难产。

(2)中骨盆平面狭窄的临床表现

①胎头能正常衔接:潜伏期及活跃期早期进展顺利。当胎头下降达中骨盆时,由于内旋转受阻,胎头双顶径被阻于中骨盆狭窄部位之上,常出现持续性枕横位或枕后位。同时出现继发性宫缩乏力,活跃期后期及第二产程延长甚至第二产程停滞。

②当胎头受阻于中骨盆时,有一定可塑性的胎头开始变形,颅骨重叠,胎头受压,使软组织水肿,产瘤较大,严重时可发生脑组织损伤、颅内出血及胎儿宫内窘迫。若中骨盆狭窄程度严重,宫缩又较强,可发生先兆子宫破裂及子宫破裂。强行阴道助产,可导致严重软产道裂伤及新生儿产伤。

(3)骨盆出口平面狭窄的临床表现:骨盆出口平面狭窄与中骨盆平面狭窄常同时存在。若单纯骨盆出口平面狭窄者,第一产程进展顺利,胎头达盆底受阻,第二产程停滞,继发性宫缩乏力,胎头双顶径不能通过出口横径,强行阴道助产,可导致软产道、骨盆底肌肉、会阴严重损伤及新生儿产伤。

3.狭窄骨盆的诊断

(1)病史:询问孕妇幼年有无佝偻病、脊髓灰质炎、脊柱和髋关节结核以及外伤史,经产妇了解有无难产史及新生儿有无产伤。

(2)一般检查:身高在145cm以下,应警惕均小骨盆。体格粗壮,颈部较短,骨骼有男性化倾向者,不但因为骨质厚而影响各径线,而且易形成漏斗骨盆。注意观察孕妇的体型,步态有无跛足,有无脊柱及髋关节畸形,米氏菱形窝是否对称,有无尖腹及悬垂腹等。病态性下肢提示有严重的佝偻病骨盆存在。

(3)腹部检查

①一般检查:观察腹型,测量子宫长度及腹围,四步触诊法了解胎先露、胎方位及先露是否

衔接。胎位异常：入口狭窄，胎头不易入盆导致胎位异常，如臀先露、肩先露。中骨盆狭窄影响胎头内旋转，导致持续性枕横位、枕后位等。B超检查测量胎儿双顶径、腹径及股骨长，预测胎儿体重，判断能否通过骨产道。

②估计头盆关系：初孕妇一般在预产期前1～2周、经产妇于临产后，胎头应入盆。临产后若胎头不入盆，检查头盆是否相称的具体方法（图6-11）：孕妇排空膀胱，仰卧，两腿伸直，检查者将一手放在耻骨联合上方，另一手将浮动的胎头向骨盆腔方向推压。若胎头低于耻骨联合平面，表示胎头可以入盆，头盆相称，称为跨耻征阴性；若胎头与耻骨联合在同一平面，表示可疑头盆不称，称为跨耻征可疑阳性；若胎头高于耻骨联合平面，表示头盆不称（CPD），称为跨耻征阳性。对出现跨耻征阳性的孕妇，应让其取两腿屈曲半卧位，再次检查胎头跨耻征，若转为阴性，提示为骨盆倾斜度（非孕期为50°～55°，孕期增加3°～5°，超过70°为骨盆倾斜度过大）异常，而不是头盆不称。

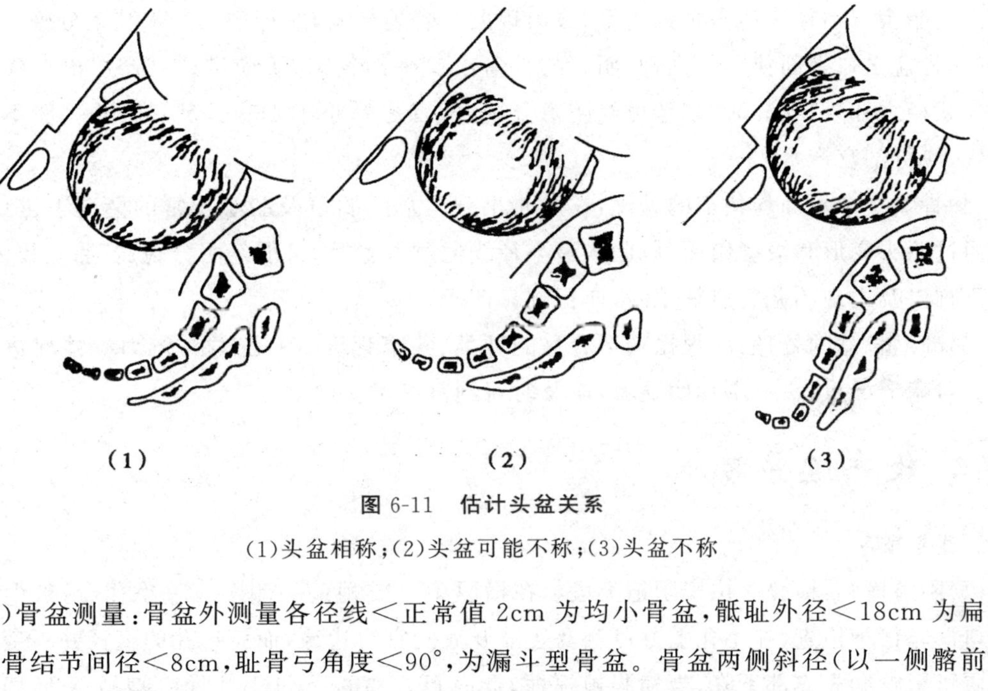

图6-11　估计头盆关系

(1)头盆相称；(2)头盆可能不称；(3)头盆不称

(4)骨盆测量：骨盆外测量各径线＜正常值2cm为均小骨盆，骶耻外径＜18cm为扁平骨盆。坐骨结节间径＜8cm，耻骨弓角度＜90°，为漏斗型骨盆。骨盆两侧斜径（以一侧髂前上棘至对侧髂后上棘间的距离）及同侧直径（从髂前上棘至同侧髂后上棘间的距离），两者相差＞1cm为偏斜骨盆。骨盆内测量：入口平面狭窄为对角径＜11.5cm；中骨盆平面狭窄为坐骨棘间径＜10cm、坐骨切迹宽度＜2横指；骨盆出口平面狭窄为坐骨结节间径＜8cm，应加测出口后矢状径，坐骨结节间径与出口后矢状径之和＜15cm为骨盆出口平面狭窄。

4.狭窄骨盆对母婴影响

(1)对母体的影响：可导致胎位异常、宫收缩乏力、持续性枕横位或枕后位、生殖道瘘、胎膜早破而增加感染，甚至子宫破裂。

(2)对胎儿及新生儿的影响：可导致胎儿窘迫、死亡、颅内出血、新生儿产伤及感染。

5.狭窄骨盆分娩时处理原则

明确狭窄骨盆的类别和程度，了解胎位、胎儿大小、胎心、宫缩强弱、宫颈扩张程度、破膜与否，结合年龄、产次、既往分娩史综合判断，决定分娩方式。

（1）骨盆入口平面狭窄的处理原则

①绝对性骨盆狭窄：骶耻外径＜16cm，骨盆入口前后径＜8.5cm者，足月活胎应行剖宫产。

②相对性骨盆狭窄：骶耻外径16～18cm，骨盆入口前后径8.5～9.5cm，足月活胎体重＜3000g，产力、产道及胎心率均正常，应在严密监护下试产。宫口扩张≥3cm时应行人工破膜。若宫缩乏力，可用缩宫素静脉滴注加强宫缩。若试产2～4h，胎头仍不能入盆，宫口扩张缓慢或有胎儿窘迫，应及时行剖宫产术。

（2）中骨盆平面狭窄的处理：胎儿在中骨盆平面完成俯屈及内旋转动作。若中骨盆平面狭窄，易发生持续性枕横位或枕后位。若宫口开全，胎头双顶径达坐骨棘水平或更低，可经阴道助产。若胎头双顶径未达坐骨棘水平，或出现胎儿窘迫征象，应行剖宫产术结束分娩。

（3）骨盆出口平面狭窄的处理：明显的骨盆出口平面狭窄，不应进行试产。出口横径与出口后矢状径之和＞15cm时，多数可经阴道分娩；两者之和小于15cm，足月胎儿一般不能经阴道分娩，应行剖宫产术。

（4）骨盆3个平面均狭窄的处理：在胎儿小、产力好、胎位及胎心正常的情况下可试产，通常可通过胎头变形和极度俯屈，以胎头最小径线通过骨盆腔，可能经阴分娩；若胎儿较大，合并头盆不称以及出现胎儿窘迫征象时，应行剖宫产术。

（5）畸形骨盆的处理：应根据畸形骨盆的种类、狭窄程度、胎儿大小、产力等情况进行具体分析。若畸形严重，头盆不称明显者，应及时行剖宫产术。

三、软产道异常

1.阴道异常

（1）阴道横膈：横膈多位于阴道上段。在横膈中央或稍偏一侧多有一小孔，易被误认为宫颈外口。若仔细检查，在小孔上方可触及逐渐开大的宫口边缘，而该小孔的直径并不变大。阴道横膈可影响胎先露部下降，当横膈被撑薄，此时可在直视下自小孔处将隔做X形切开。隔被切开后，因胎先露部下降压迫，通常无明显出血，待分娩结束再切除剩余的隔，用肠线间断或连续锁边缝合残端。若横膈高且坚厚，阻碍胎先露部下降，则需行剖宫产术结束分娩。

（2）阴道纵隔：阴道纵隔若伴有双子宫、双宫颈，位于一侧子宫内的胎儿下降，通过该侧阴道娩出时，纵隔被推向对侧，分娩多无阻碍。当阴道纵隔发生于单宫颈时，有时纵隔薄可自行断裂，分娩无阻碍。若纵隔厚阻碍胎先露部下降时，须在纵隔中间剪断，待分娩结束后，再剪除剩余部分，用肠线间断或连续锁边缝合残端。

（3）阴道狭窄：由产伤、药物腐蚀、手术感染所致。根据狭窄程度决定分娩方式。

（4）阴道尖锐湿疣：妊娠期湿疣生长迅速，早期可治疗。为预防新生儿感染患喉乳头状瘤，以行剖宫产术为宜。

2.宫颈异常

(1)宫颈粘连和瘢痕:可为损伤性刮宫、感染、手术和物理治疗所致,易导致宫颈性难产。轻度的宫颈膜状粘连可试行粘连分离、机械性扩张或宫颈放射状切开,严重的宫颈粘连和瘢痕应行剖宫产术。

(2)宫颈水肿:多见于持续性枕后位或滞产。宫口未开全时过早使用腹压,致使宫颈前唇长时间受压于胎头及耻骨联合之间,血液回流受阻引起水肿,影响宫颈扩张。轻者可抬高产妇臀部,减轻胎头对宫颈的压力,也可于子宫颈两侧各注入5%利多卡因溶液5～10mL或地西泮10mg静脉推注,待宫口近开全,用手将水肿的宫颈前唇上推,使其越过胎头,即可经阴道分娩。若经上述处理无明显效果,宫口不继续扩张,可行剖宫产术。

(3)宫颈坚韧:常见于高龄初产妇,宫颈组织成熟不良、缺乏弹性,或精神过度紧张使宫颈挛缩,宫颈不易扩张。此时可静脉注射地西泮10mg。也可于宫颈两侧各注入5%利多卡因溶液5～10mL,若不见缓解,应行剖宫产术。

(4)子宫颈癌:此时宫颈硬而脆,缺乏伸展性,临产后影响宫颈扩张。若经阴道分娩,有发生大出血、裂伤、感染及癌扩散等危险,故而应行剖宫产术。若为早期浸润癌,可先行剖宫产术,同时行子宫颈癌根治术。

(5)子宫肌瘤:生长在子宫下段及宫颈的较大肌瘤,占据盆腔或阻塞于骨盆入口时,影响胎先露部进入骨盆入口,应行剖宫产术。若肌瘤在骨盆入口以上而胎头已入盆,肌瘤不阻塞产道则可经阴道分娩。肌瘤待产后再行处理。

第三节　产程异常

一、潜伏期延长

(一)定义

潜伏期是指临产后产程进展相对缓慢的阶段。以往的观点认为,从临产出现规律宫缩至宫口扩张3cm,通常需要8h,最大时限为16h,超过16h称为潜伏期延长。但2010年Zhang等对美国19所医院中62415例单胎、头位、自然临产并阴道分娩的正常产妇的产程的回顾性研究显示,目前产妇的产程特点为:不论初产妇还是经产妇,宫口开大6cm前产程均呈缓慢地进展,宫口从4cm扩张到5cm可能需要6h以上,从5cm扩张到6cm可能需要3h以上。因此,2014年中华医学会妇产科学分会产科学组提出“新产程标准及处理的专家共识”(下文称为2014年“共识”),“共识”将潜伏期规定为从临产出现规律宫缩至宫口开大6cm的阶段,并且对潜伏期延长给出了新的定义,即初产妇＞20h或经产妇＞14h称为潜伏期延长。潜伏期延长是分娩过程中较为常见且最先需要面对的产程异常。

（二）病因

产力、产道、胎儿及产妇精神心理因素四个因素中任何一个或多个因素发生异常，都有可能导致潜伏期延长。

1.产力异常

子宫收缩乏力是潜伏期延长最常见的原因，以原发宫缩乏力更为常见。子宫收缩乏力时，由于缺乏推进产程进展的有效动力，常导致潜伏期延长。产道、胎儿及产妇精神心理因素的异常，最终常常导致子宫进一步收缩乏力而影响产程。

2.产道异常

骨盆入口异常是潜伏期延长的常见原因之一。当骨盆入口倾斜角度过大或存在头盆不称时，常常影响胎头衔接，临产后胎头不能很好地压迫子宫下段及宫颈内口，从而不能反射性地刺激产生良好而规律的宫缩，而致潜伏期延长。有学者报道，当耻骨联合高度≥6cm 时，常常影响胎头衔接而致潜伏期延长。

3.胎儿异常

巨大儿、羊水过多等情况存在时，由于子宫肌纤维过度伸展或胎头衔接不良，从而导致宫缩乏力，而致潜伏期延长。胎位异常（如枕后位、枕横位、臀位等）也是潜伏期延长的常见原因。

4.产妇精神心理因素

产妇精神过度焦虑、紧张，可通过内分泌的改变、进食不足及消耗增加等多个方面的作用，最终导致宫缩乏力，而致潜伏期延长。

（三）临床表现

1.母体方面

除产程延长外，产妇还可出现以下表现：

(1)产妇衰竭：产妇可出现乏力、进食减少或烦躁不安。患者可有口唇干裂、口臭，部分患者可出现体温升高，严重者可出现肠胀气或尿潴留，甚至水、电解质紊乱。

(2)子宫收缩力异常：若产妇为子宫收缩乏力，在其宫缩高峰指压宫底部肌壁可出现凹陷；若为头盆不称可出现病理缩复环并伴局部压痛，使用缩宫素不当可导致子宫破裂。阴道检查可触及宫颈水肿或宫颈扩张缓慢、停滞。

(3)胎膜早破：当存在头盆不称或胎位异常时，由于前羊膜囊受力不均，易发生胎膜早破，尤其在宫缩时。因此，对于胎膜早破患者应警惕头盆不称及胎位异常。一旦破膜应即刻听胎心，警惕脐带脱垂。

2.胎儿方面

(1)胎儿头皮水肿或血肿：胎儿可因先露部长时间受压出现头皮水肿（即产瘤）或血肿。

(2)胎头下降受阻：若为头盆不称，可表现为规律宫缩后胎头迟迟不入盆或跨耻征阳性，胎头入盆后产妇可出现胎儿颅骨骨缝过度重叠。

(3)胎儿窘迫：部分胎儿因产道梗阻、产程延长、产妇疲劳或精神过度紧张等因素出现胎儿窘迫。

（四）诊断

按照2014年新"共识"，初产妇潜伏期超过20h，经产妇潜伏期超过14h即可诊断。临床上确定临产时间及潜伏期与活跃期的交界点（宫口开大6cm）是诊断的关键。

1.确定临产时间

按照临产的定义，有规律宫缩伴有宫颈扩张及胎先露的下降即为临产的开始。通常情况下，初产妇规律宫缩开始后，首先是宫颈的缩短，而后才出现宫颈口的扩张，但也有少数产妇规律宫缩开始时宫口已扩张至1～2cm。对于正常产程的产妇，临产开始的时间较为明确。但对于原发宫缩乏力的产妇，宫缩可能一直表现不规律，也可不伴有宫颈的扩张，但宫缩影响产妇的正常生活，且应用强镇静剂如哌替啶100mg肌内注射后仍不能抑制，此种情况也应确定为临产的开始，并考虑为原发宫缩乏力加以干预。

2.确定潜伏期与活跃期的交界点

以往多数学者认为宫口扩张3cm时是正常产程图上宫颈扩张曲线的拐点，应作为潜伏期的结束及活跃期的开始，我国以往也采用此标准。2014年中华医学会妇产科学分会产科学组根据国外的最新研究结果，提出以宫口扩张6cm作为潜伏期与活跃期的交界点。

（五）处理

在排除头盆不称及可疑胎儿窘迫的前提下，缓慢但仍然有进展（包括宫口扩张及先露下降的评估）的第一产程不作为剖宫产指征，即潜伏期延长本身不作为剖宫产指征，但当存在头盆不称、胎儿窘迫等问题时应考虑行剖宫产。

因潜伏期产程相对缓慢，过程相对较长，因此，在生产过程中应对母婴状况进行严密观察，在母婴状况良好的情况下，缓慢但有进展的产程无需干预。当产程停滞或母婴状况出现改变时应采取相应的处理措施。措施如下：

1.一般处理

寻找原因，如是否存在膀胱充盈影响胎头下降及宫口扩张；重新评估胎儿大小及胎头入盆情况，是否存在头盆不称；尽可能明确胎儿枕位是否正常，必要时通过调整孕妇体位（如枕后位的产妇采用与胎儿背部同侧的侧俯卧位）来纠正胎儿枕位的异常；评估宫缩情况；加强支持治疗，如鼓励进食、精神安慰、适当补液。

2.强镇静剂

助产妇休息，肌内注射强镇静剂，如盐酸哌替啶100mg，只用于产程停滞，考虑患者较为疲劳的情况下。Friedman等的研究认为，85%潜伏期延长产妇经镇静剂处理将会进入活跃期，约5%仍处于不规则宫缩阶段，需要用缩宫素加强宫缩，而另外10%在应用镇静剂后宫缩消失，即假临产。

3.人工破膜

当产程停滞时，为促进产程进展，或羊水过少、胎心监护异常时可考虑使用，不仅可以加强宫缩，促进产程进展，同时还可以通过羊水性状了解胎儿宫内状态。但需在胎头衔接的情况下才可以使用，在宫缩间隙时破膜，破膜后警惕脐带脱垂。掌握并记录人工破膜的指征，不主张常规人工破膜。

4.缩宫素加强宫缩

如产程停滞确因宫缩乏力所致，需使用缩宫素加强宫缩，可配合人工破膜。破膜后，在无母婴异常表现的情况下，应至少静脉点滴缩宫素 12～18h，若无改善则考虑助产失败。

（六）干预指征

潜伏期延长可在适当处理后严密观察，缓慢而有进展的产程不是剖宫产指征，必要时需排除头盆不称，若出现以下情况时，需积极干预。

1.孕妇异常

（1）孕妇极度疲倦或衰竭。

（2）脉搏持续＞100 次/分，体温＞37.8℃。

（3）脱水、皮肤黏膜干燥、尿液浓缩甚至少尿。

（4）孕妇情绪失控。

2.胎儿窘迫

（1）电子胎心监护出现反复变异减速或晚期减速。

（2）胎心基线率＜100 次/min 或＞160 次/min。

（3）羊水粪染。

3.剖宫产指征

出现以下情况时，应考虑行剖宫产终止妊娠。

（1）经过充分试产及处理，胎头始终不能衔接者。

（2）产程经积极处理后无进展，考虑有头盆不称的可能。

（3）出现上述孕妇异常或胎儿窘迫的情况，产妇短时间不能经阴道分娩。

二、活跃期异常

（一）定义

活跃期是指从宫口扩张 6cm 到宫口完全扩张（也称宫口开全或宫口扩张 10cm）的阶段，活跃期宫口扩张速度加快。传统观点以宫口扩张 3cm 作为活跃期的起点，认为活跃期约需要 4h，最大时限为 8h。当活跃期超过 8h，称为活跃期延长；若活跃期宫颈扩张延缓（初产妇宫颈扩张＜1.2cm/h，经产妇宫颈扩张＜1.5cm/h）和（或）阻滞，经过处理产程仍未继续进展，宫颈始终未能开全，而不得不以剖宫产结束分娩者，称为活跃期停滞。而 2010 年 Zhang 等的研究认为，初产妇和经产妇的产程在宫口扩张 6cm 以前（潜伏期）基本一致，在此之后，经产妇的产程进展（活跃期）明显加快；但对于产程时限，没有给出具体定义。而 2014 年新“共识”对活跃期停滞给出了更为细致的定义，即：当破膜且宫口扩张≥6cm 后，如宫缩正常，宫口停止扩张≥4h，可诊断活跃期停滞；如宫缩欠佳，宫口停止扩张≥6h，可诊断活跃期停滞。活跃期时限虽不到第一产程 1/2 的时间，却在产程中具有重要地位。

活跃期延长与活跃期停滞都是宫颈扩张异常的结果：前者宫颈最终还能开全，有经阴道分娩的可能；而后者最终未能开全，故后者的难产程度更为严重，必须以剖宫产结束分娩。

（二）病因

导致潜伏期延长的所有病因均可导致活跃期异常的发生：①产力异常：继发宫缩乏力较原发宫缩乏力更为常见，可继发于产道异常、胎儿过大、胎位异常等因素所致的头盆不称，也可继发于产妇的过度疲劳及精神心理因素；②产道异常：多为中骨盆水平的异常，也见于骨盆入口水平的异常；③胎儿异常：以胎位异常（如枕后位、枕横位、不均倾位等）更为常见。产道异常、胎儿异常等因素可以通过影响胎头下降而影响活跃期的进展，也可以通过对产力的影响而致活跃期异常。

（三）临床表现

除产程的延长发生在活跃期外，其他表现与潜伏期延长基本相同，可出现其中的一项或多项。在胎头下降受阻的表现中更多地见于胎儿颅骨骨缝过度重叠。

活跃期除需关注宫口扩张情况外，还应关注胎先露下降情况。当宫口开大 4cm 时，胎先露通常可达到坐骨棘水平，宫口扩张 4～9cm 时，胎先露下降加速；若宫口开大 4cm 时，出现胎先露在坐骨棘水平以上，或胎先露下降延缓（初产妇下降＜1cm/h，经产妇下降＜2cm/h），或胎先露下降阻滞（胎先露下降 1h 以上无进展）的情况，则应引起重视。

（四）诊断

当破膜且宫口扩张≥6cm 后，如宫缩正常，宫口停止扩张≥4h 可诊断为活跃期停滞；如宫缩欠佳，宫口停止扩张≥6h 可诊断为活跃期停滞。确定活跃期的起始点是正确诊断的关键。诊断的过程中除关注产程时间外，还应关注产妇及胎儿的临产表现，并积极寻找活跃期异常的原因。

需了解宫缩情况并结合产程时限进行诊断。对活跃期产程没有严格 8h 的界定，但需关注每个时间点的进展情况，活跃期宫口扩张速度：Friedman 产程标准可低至 1.2cm/h；新产程标准可低至 0.5cm/h。新产程标准没有发现活跃期晚期（宫口由 9cm 扩张至 10cm 阶段）出现明显的减速现象。积极处理后产程无进展，超过诊断时限则考虑活跃期停滞。

（五）处理

对活跃期异常的处理原则与潜伏期延长基本相同。

在镇静剂的应用上，由于盐酸哌替啶半衰期需要 3～4h 才能通过胎盘屏障，而活跃期产程进展较快，因此不适用于活跃期。活跃期的镇静剂更多地使用地西泮。地西泮不仅对产妇有抗焦虑、镇静的作用，且有较强的平滑肌松弛作用，有利于宫口的扩张，促进产程进展。地西泮可透过胎盘屏障，但大量文献显示产时应用常规剂量的地西泮（10mg）不会对产妇及胎儿产生危害。但因其在生产时应用有导致新生儿肌张力下降的风险，故应掌握用药指征，且估计 2h 之内有分娩可能者禁止使用。

活跃期异常多是难产的信号，大多数的难产在此期间内表现出来，应严密监测并积极处理。活跃期停滞可作为剖宫产的指征。

(六)干预指征

1.孕妇异常及胎儿窘迫

表现与潜伏期相同,应积极干预。

2.剖宫产指征

出现以下情况时,应考虑行剖宫产终止妊娠。

(1)出现上述孕妇异常或胎儿窘迫的情况,经积极处理无改善,短期内不能经阴道分娩。

(2)胎头下降停滞于+2或+2水平以上,考虑头盆不称的可能。

(3)胎位异常(如面先露、高直后位、不均倾位等),产程中不能纠正,且影响产程进展。

(4)活跃期停滞经积极处理产程无进展。

三、第二产程异常

(一)定义

第二产程是胎儿娩出的阶段,胎先露下降贯穿此期。此期间的产程异常主要表现为第二产程延长或停滞。关于第二产程异常的定义,以往的观点认为:第二产程中,胎先露下降延缓和(或)阻滞,不论以何种方式结束分娩,初产妇第二产程>2h(硬膜外麻醉无痛分娩时以3h为标准),经产妇第二产程大于1h,均称为第二产程延长。第二产程达1h胎头下降无进展,称为胎头下降停滞。

Zhang等的研究发现,产妇第二产程持续时间中位(第95百分位数)为:初产妇0.6h(2.8h),经产妇0.2h(1.3h);当采用硬膜外镇痛时,产程时间会有适当的延长,其第二产程中位数(第95百分位数)时间分别为:初产妇1.1h(3.6h),经产妇0.4h(2.0h)。因此,“共识”对于第二产程延长的定义为:对于初产妇,如行硬脊膜外阻滞,第二产程超过4h,产程无进展(包括胎头下降和旋转);如无硬脊膜外阻滞,第二产程超过3h,产程无进展;对于经产妇,如行硬脊膜外阻滞,第二产程超过3h,产程无进展;如无硬脊膜外阻滞,第二产程超过2h,产程无进展,则定义为第二产程延长。

(二)病因

第二产程异常的主要病因仍然是产力、产道、胎儿及产妇精神心理因素四个方面。另外,有文献报道脐带异常也是第二产程异常的原因之一。

1.产力异常

第二产程中的产力除子宫收缩力外,还包括腹肌及膈肌的收缩力以及肛提肌的收缩力。各组肌肉收缩力的配合是自然分娩的推动力及保障。任何一组肌肉不能很好地工作或各组肌肉收缩力不能很好地配合均会影响第二产程。

2.产道异常

第二产程胎先露下降延缓和(或)阻滞,多由中骨盆水平的异常所致。

3.胎儿因素

胎儿过大或胎位异常，胎儿先露径线过大，或不能以最小径线下降是影响第二产程进展的主要胎儿因素。胎位异常以持续性枕横位及枕后位最为多见。

4.产妇精神心理因素

第二产程需要产妇更多地配合宫缩用力，以调动腹肌、膈肌及肛提肌的收缩力，使腹压增加，推动胎儿下行。产妇不能配合或产妇过度疲劳均可影响产力，从而导致第二产程异常。

5.脐带异常

脐带过短或脐带缠绕导致的脐带相对过短亦可影响胎头下降，导致第二产程延长。通过报道，脐带异常占第二产程延长所有原因的第四位。

（三）临床表现

1.母体方面

产妇可出现衰竭表现（见潜伏期延长）。若有头盆不称，产妇可出现不协调性宫缩，亦可出现病理缩复环、血尿、腹痛、烦躁等，应警惕子宫破裂。也可表现为子宫收缩乏力。母体因产力异常容易并发产后出血。

2.胎儿方面

若胎头下降受阻，可出现胎儿颅骨骨缝过度重叠，也可因胎儿头皮水肿或血肿骨缝探查不清；或临床上由于产瘤逐渐增大，误判为胎头下降，从而延误治疗。胎儿因胎头受压过久引起脑组织缺氧或受到损伤，出现胎儿窘迫等。

（四）诊断

不论以何种方式终止妊娠，初产妇第二产程超过 3h（硬膜外麻醉无痛分娩时超过 4h），经产妇第二产程超过 2h（硬膜外麻醉无痛分娩时超过 3 小时）即可诊断。

（五）处理

1.评估与判断

第二产程出现胎先露下降延缓或阻滞，应及时行阴道检查，评估是否存在头盆不称，若存在明显头盆不称应剖宫产终止妊娠；若无明显头盆不称，可采取进一步处理。应注意膀胱充盈或尿潴留等情况导致的胎头下降受阻。当胎头下降异常时，在考虑阴道助产或剖宫产之前，应对胎方位进行评估，必要时行手转胎头到合适的胎方位。处理得当可使多数患者阴道分娩，少数患者仍有转成剖宫产的可能。此阶段的剖宫产率与助产技术有一定的关系。

2.缩宫素加强宫缩

若为宫缩乏力，可静脉点滴缩宫素以加强宫缩。

3.手转胎头

第二产程发现胎头持续位于枕横位或枕后位，可行徒手转胎头术。手转胎头术配合缩宫素加强宫缩常能达到更好的效果。

(六)干预指征

1.孕妇异常及胎儿窘迫

表现见潜伏期。

2.剖宫产指征

出现以下情况时,应考虑行剖宫产终止妊娠。

(1)不能纠正的孕妇异常或胎儿窘迫,短期内不能经阴道分娩。

(2)胎头下降停滞于 S+2 水平以上,考虑头盆不称可能。

(3)胎位异常(如面先露、高直后位、不均倾位等),产程中不能纠正。

(4)枕横位或枕后位,手转胎头失败,胎头位于 S+2 水平以上,无法阴道助产。

四、第三产程异常

(一)定义

第三产程指从胎儿娩出后到胎盘胎膜娩出的全过程,又称胎盘娩出期。需 5～15min,不应超过 30min。超过 30min 则称为第三产程延长。第三产程延长是第三产程异常的主要问题,其易导致产后出血、感染等风险,处理不当可致子宫内翻,甚至危及患者生命。

(二)病因

常见的原因包括子宫收缩因素和胎盘因素。

1.子宫收缩因素

子宫收缩乏力时,不利于胎儿娩出后胎盘后血肿的形成,从而影响胎盘娩出;另外,子宫的不协调收缩或促宫缩药物的应用不当,可致胎盘嵌顿,导致第三产程延长。

2.胎盘因素

胎盘粘连或植入、胎盘剥离不全都可导致第三产程异常。

另外,膀胱充盈会阻挡胎盘娩出的通道,同样可导致第三产程延长,应提前排空膀胱。

(三)临床表现

1.无胎盘剥离

胎儿娩出后 30min 仍无胎盘剥离征象。

2.产后出血

正常分娩后产后出血量与第三产程时间呈正相关。随着出血量的增加,可出现产后出血的相应表现及失血性休克、DIC 等并发症。

(四)诊断

根据胎儿娩出到胎盘娩出的时限可准确诊断。

(五)处理

胎儿娩出后,尽量等待胎盘自然娩出。

1.缩宫素的应用

缩宫素加强宫缩，有利于胎盘剥离，缩短第三产程。可给予缩宫素10U肌内注射或子宫肌层或子宫颈注射，以后10～20U加入500mL晶体液中静脉滴注，常规速度约80mU/min。

2.可控性牵拉脐带

力度适中，避免拉断脐带，避免按压宫底以防子宫内翻。

3.人工剥离胎盘术

如胎儿娩出15min后胎盘仍无剥离征象，立即寻找原因，积极处理，可徒手探查宫腔，施行人工剥离胎盘术。如剥离困难或阴道出血增多，不要强行剥离，进一步检查(如B超)排除胎盘植入。若胎盘未娩出但伴有活动性出血应立即行人工剥离胎盘术。

4.手术治疗

对于胎盘、胎膜残留者应用手或器械清理，动作须轻柔，避免子宫穿孔。若为胎盘植入，在患者一般情况允许的条件下，可试行盆腔血管结扎、子宫局部楔形切除、介入手术治疗等，或用甲氨蝶呤(MTX)或米非司酮等药物治疗，然后根据个体情况在适当时机进行清宫术，期间监测血hCG水平及感染征象。若患者阴道出血较多，或期待治疗过程中患者出现感染征象，需行子宫切除术。

(六)干预指征

1.第三产程

超过15min。

2.产妇阴道出血

超过200mL或一次性出血>150mL，而胎盘未剥离。

第四节　肩先露

第二产程胎头娩出后，胎儿前肩嵌顿在母体的耻骨联合后方，经过60s的常规助产方法不能娩出胎儿双肩，需要通过其他辅助方法娩出双肩的过程。

一、诊断与鉴别诊断

(一)临床依据

(1)胎头娩出，常规助产方法不能娩出胎儿双肩。

(2)胎头娩出距离胎体娩出时间间隔>60s。

(3)需要给予辅助方法娩出胎儿双肩。

(二)检查项目及意义

(1)骨盆内测量：排除骨盆平面狭窄，排除头盆不称。

(2)宫高、腹围、孕妇体重增长等一般情况：评估胎儿大小。

(3)B超:通过测量胎儿常规项目及胎儿双肩径、胸腹围等,进一步评估胎儿大小。

(4)其他妊娠并发症、并发症的相关检查:如糖耐量试验。评估影响胎儿大小因素。

(5)骨盆X线检查:测定骨盆各径线大小。

(6)第二产程阴道检查:明确胎位、胎肩方向,为其后阴道内操作旋转做准备。

(三)诊断思路及原则

1.评估产前高危因素

既往有肩难产病史;妊娠期糖尿病或糖耐量异常;过期妊娠;巨大儿;孕妇身材矮小,一般<145cm;骨盆解剖结构异常;孕妇出生时为巨大儿;孕妇肥胖;多产(>3次)。

2.把握产时临床表现

第一产程活跃期延长;第二产程>1h;第二产程胎头原地拨露时间长;胎头娩出后,牵引胎头呈“乌龟征”,胎头回缩后呈“双下巴征”;器械助产后。

3.熟悉预警处理措施

预防措施:借助胎头娩出惯性,让胎头持续娩出至前肩可见,尽量在前肩娩出前不中断。做好抢救准备工作:通知上级医师、新生儿医师、麻醉师、助产士、护士等做好抢救准备,并分配到位。

二、治疗方案及选择

采用HELPERR口诀处理,每步骤操作30～60s。目的:增大骨性骨盆的功能尺寸;减少胎儿双肩径;改变胎儿双肩径与骨性骨盆的相对位置。

1.H-help

寻求支援。通知上级医师、新生儿医师、麻醉师、助产士、护士等按预定方案到位,各司其职。

2.E-evaluate

评估是否行会阴切开或扩大会阴切口。但此举并不能增大骨性产道径线,仅为其后阴道内操作步骤做准备。

3.L-leg

给予Mc,Robert操作行大腿屈曲法。目的:使骨盆入口径线增大,腰骶部前凸拉直,胎儿脊柱弯曲,进而使嵌顿在耻骨联合后的前肩松解。此举可解除40%的肩难产。

4.P-pressure

耻骨联合上方加压。注意禁忌宫底加压。操作方法:手放在胎儿前肩的后部;手掌向下,向侧方用力,使前肩内收;建议压力先持续,后间断。

5.E-enter

阴道内操作旋转。目的:将胎儿前肩转到斜径上,使其转入耻骨下。方法:①rubin手法:助产者的示、中指放在前肩的背侧将肩膀向胸椎方向推动,使胎儿前肩内收压缩肩围。②woods手法:助产者的示、中指紧贴胎儿后肩的前侧,将后肩向侧上旋转,至前肩位置娩出。

③rubin＋woods 联合旋转。④反向旋转：当正常旋转方向不能实施时，可以尝试反向旋转。

6.R-remove

先娩出胎儿后肩。目的：将后肩拉出产道以缩短双肩径，同时使胎儿降入骨盆凹陷内，使前肩内收接触嵌顿。方法：沿后肩探及肘关节，进而探及前臂，牵引前臂使肘关节屈曲于胸前，以洗脸的方式从胸前娩出后臂，再常规牵引胎头娩出前肩。注意牵引时不能牵引腕关节。

7.R-roll

翻转孕妇。辅助孕妇翻转呈四肢着地位，使双手双膝关节着地。常规牵引胎头，依靠重力作用，先娩出胎儿后肩。

8.其他方法

不建议采用，仅在上述方法无效时试行，需充分告知病情。

(1)耻骨联合切开术：留置导尿，耻骨联合处1%利多卡因局部麻醉，快速切开耻骨联合处皮肤、皮下组织、耻骨联合韧带，钝性扩张耻骨联合，解除前肩嵌顿。分娩结束后，缝合切开的各层组织，外固定耻骨联合，必要时内固定。

(2)经腹子宫切开术：紧急局麻后，行子宫下段剖宫产术。切开子宫下段，暴露嵌顿于耻骨联合后方的胎儿前肩，以手法压迫或旋转前肩，解除嵌顿，从阴道娩出胎儿。经腹娩出胎盘后，逐层子宫肌层闭合，逐层关腹。

三、病情及疗效评价

(一)病情判定

1.母体损伤

软产道裂伤，产后出血，肛门括约肌裂伤，子宫破裂，耻骨联合分离，继发感染，精神损伤。

2.胎儿损伤

臂丛神经损伤，锁骨或肱骨骨折，颅脑损伤，胎儿、新生儿窒息甚至死亡。

(二)疗效评价

1.母体并发症处理近、远期疗效评价内容

(1)产道裂伤缝合修复：感染与否、切口愈合情况、局部血肿形成、窦道形成、肛门括约肌功能恢复。

(2)产后出血：累计出血量、继发贫血严重程度、是否继发其他脏器功能改变。

(3)子宫破裂：子宫保留与否、保留子宫术后月经改变、再次生育功能、子宫切除术后相关并发症的发生。

(4)耻骨联合分离：恢复时间、运动功能影响有无。

(5)精神心理状态改变、人格改变。

2.胎儿、新生儿并发症处理评估内容

(1)臂丛神经损伤：恢复的时间、恢复的程度，是否遗留运动障碍等后遗症。

(2)锁骨、肱骨骨折：愈合时间、功能恢复情况。

(3)新生儿缺氧脑损伤：缺血、缺氧性脑病发生情况，是否遗留神经系统后遗症。

第五节　臀先露

一、原因

引起臀先露的原因主要有骨盆狭窄、产道肿瘤、胎盘异常、腹壁松弛、多胎、羊水过多和胎儿畸形等因素。

1.母体因素

(1)子宫腔过大：经产妇腹壁过度松弛、胎儿在宫内活动频繁易造成臀位，同样羊水过多，宫腔变大，胎儿的位置不易固定。

(2)羊水过少：在孕中期胎儿位置就被固定，胎儿两腿不能屈曲呈伸直状，影响胎体弯曲或回转，易成臀位。

(3)子宫肿瘤：特别是子宫肌瘤向宫腔内突出，影响胎儿活动，胎儿不能自然回转。

(4)子宫畸形：子宫腔小，胎儿在宫内活动受限，致胎头不能向下转动，成为臀位。

(5)骨盆狭窄：骨盆狭窄使胎儿头先露下降困难，不能固定，转为臀位。

2.胎盘因素

前置胎盘，有证据提示前置胎盘与臀位有相互关系，主要是胎盘种植在子宫下段，影响胎头下降入盆，臀位在前置胎盘中是常见的胎位。

3.胎儿因素

多胎妊娠中易见臀位；胎儿畸形，易发生胎儿臀位，无脑儿、脑积水、染色体异常等，发生率为3％。

二、分类

根据胎儿两下肢所取的姿势，臀位又可分为3类：

1.单臀

先露是单一臀部，是腿直臀位，最为常见。胎儿双髋关节屈曲，双膝关节伸直。

2.完全臀

先露部为胎儿的臀部和双足，也称为混合臀位，较为常见。胎儿双髋关节及膝关节屈曲，犹如盘膝而坐。

3.不完全臀

较为少见，胎儿以一足或双足、一膝或双膝，或一足一膝为先露部位。

臀先露的胎方位的指示点为胎儿骶骨，骶骨位于母亲骨盆的不同方向分为8个胎方位。

三、诊断

1.临床表现

孕妇感到胎动在下腹部，并有时会感到胎儿踢在直肠、阴道和膀胱的疼痛，很少孕妇在临产前有入盆的感觉。

2.腹部检查

四步触诊检查时，子宫底可触及胎头，有浮球感，耻骨联合上方可触及宽而软的胎臀部及肢体。在脐平面或略高部位听到胎心。

3.阴道检查

能触及软而不规则的胎臀部和(或)肢体，在临产时用以决定臀先露的种类。需要与胎儿面先露相区别，胎儿臀部肛门与两侧的坐骨棘为直线，而面部嘴与两侧颧骨为三角形；破膜后可有胎粪自阴道流出，更易检查胎儿先露部。

4.B 超检查

超声是对臀先露检查和评估很好的方法，通过超声能发现胎头位于子宫底部，胎臀在耻骨联合上方，并可了解胎头是否仰伸和臀先露的种类，偶可发现脐带先露，并能较好地估计胎儿体重以及排除一些常见的畸形等。如没有用超声进行可靠的评估，分娩方式以剖宫产为好。

5.磁共振检查

可能会因其他原因如前置胎盘伴有胎盘植入，需要 MRI 检查时，同样可以发现胎儿的位置，但此技术不是检查臀位常见方法。

臀位的辅助检查是很有必要的，对分娩方式的选择，可以了解以下情况：①测量胎头双顶径、头围、腹围及股骨长度，用以估计胎儿大小；②胎头是否仰伸，仰伸程度如何；③胎儿是否伴有畸形；④确定臀位的类型，了解胎儿下肢是否屈曲良好，胎儿双足是否高于臀部，还是足先露；⑤脐带是否在先露旁或先露下，可以通过超声彩色血流频谱了解；⑥胎盘位置：胎盘在子宫前壁者不宜做外倒转术。

四、对母胎的影响

1.对产程的影响

因胎儿臀周径小于胎头，不能完全压迫宫颈引起反射性宫缩，影响宫颈扩张进展，容易发生活跃期延长和停滞。

2.对母体的影响

胎臀形状不规则，对前羊水囊压力不均，易发生胎膜早破，增加产褥感染机会，手术机会增加，易发生产后出血。

3.对胎儿的影响

胎儿阴道分娩，可发生脐带脱垂，导致胎儿窒息或胎死宫内；阴道分娩出头困难，可引起窒息。宫口未开全，胎心异常，强行娩出，可引起胎儿头颈部神经肌肉损伤、颅内出血、臂丛神经损伤、胸锁乳突肌血肿或死产等。

五、处理

1.孕期的臀位矫正

妊娠30周以前因羊水相对较多，胎位不易固定，故对臀先露者不必急于纠正，可任其自然转成头位。妊娠30周以后仍为臀位者应及时矫正。

(1)膝胸卧位：是在孕30孕周以后的体位纠正，每天2次，每次15min，7～10d为1个疗程，均应在早晚空腹时进行弧形面滑动而完成倒转。侧卧位也可帮助倒转，骶左前位时令产妇向右侧卧，骶右前位时左侧卧，使胎头顺着子宫腔侧面的弧形面滑动而转位。侧卧转位效果虽不如膝胸卧式，但可以维持较长时间。每晚在做膝胸卧式后即采取侧卧(卧于胎背所在的对侧面)直至次晨，这样两者结合可提高效果。

(2)甩臂运动：通过运动促使较重的胎头向下回转，动作简单，较膝胸卧位省力，孕妇易于接受和坚持，效果与膝胸卧位相似。方法是令孕妇双足分开直立，双手扶桌沿，双膝及臀部顺胎头屈曲方向做规律的连续旋转，每天早晚各一次，每次15min，7天为1个疗程。

(3)艾灸或激光照射至阴穴转位：至阴穴位位于第五个脚趾尖，已被提议作为一种纠正臀位的方式，每天1～2次，每次15分钟，5次为1个疗程。刺激至阴穴可使胎动增加，从而增加转位机会。国外meta分析艾灸与外倒转或体位对照，发现有限的证据支持艾灸用于纠正臀位。

(4)外倒转术：外倒转成功率为50%～70%。在经过自然转胎位或体位转胎位失败后，或者直接选用。外倒转术虽有诱发早产、胎膜早破、脐带脱垂、胎儿宫内窘迫、胎盘早期剥离甚至子宫破裂的危险，但文献报道外倒转术并发症的发生率在4%以下，大大低于臀位分娩的危险性。因而多数学者仍主张谨慎施术，此主张应该推广。

外倒转术时间的选择：以往多主张在妊娠32～34周进行，为预防术后自然回转，需要固定胎位，需要用到腹带包裹腹部，这使孕妇感觉不适，甚至难以坚持。目前国外学者多主张在近足月或足月时进行，选择在36～37孕周以后，术后自然回转机会不多。另外，由于外倒转引起的异常可以马上手术终止。

①适应证：单胎臀位，无不宜阴道分娩的情况，大多数学者认为胎儿估计体重≤3500g，B超检查胎儿无明显畸形及无胎头过度仰伸(望星式)者。也有认为前壁胎盘不适做外倒转，但也有报道胎盘位于前壁的外倒转成功为54%，与位于后壁者并无明显差别。

②手术步骤：a.术前1/2～1h用宫缩抑制剂(利托君或特布他林)，排空膀胱，孕妇仰卧，头部抬高、双腿屈曲。b.查清胎位：B超检查了解臀位类型、脐带绕颈及胎盘位置，同时胎儿监护。c.术者应先将胎臀托起使之离开骨盆入口，另一手握住胎头迫使其俯屈下移。一般当胎臀、胎头到达脐平侧方时，可依靠胎儿躯干的伸直，胎头、胎臀分别向盆腔及宫底移动。骶左位时逆时针方向转位，骶右位时顺时针方向转位。如先露已入盆不能托起，由助手戴无菌手套，用一手的示、中指沿阴道壁滑进穹隆部，慢慢向上顶起胎先露，与术者配合托起臀部。操作时

动作要轻柔、连续，随时注意胎动和胎心的变化，若出现胎动突然增加、胎心改变或孕妇有不适，应立即停止操作并恢复胎儿原在位置。d.术毕：胎头应在骨盆入口附近，不管外倒转术是否成功，手术后连续胎心监护 20 分钟。

2.分娩方式选择

臀先露在分娩期应根据产妇年龄、孕周、胎产次、胎儿大小、臀位类、骨盆情况和孕妇是否有并发症等，选择分娩方式，但目前大多数医师选择剖宫产分娩。

(1)臀先露剖宫产指征

①胎儿较大(≥3500g)，国外也有提出不适合阴道分娩的胎儿体重(＜2500g 或＞4000g)。

②骨盆狭窄和异常骨盆或有胎儿与骨盆不称者。头盆临界不称(头盆评分 7 分)又系单臀位可予短期试产，女型及猿型骨盆有利于臀位分娩，而扁平形及男型骨盆不利于臀位分娩可放松剖宫产指征。

③胎头极度仰伸(望星式)，发生率≤5%，需以剖宫产结束分娩。若由阴道分娩胎儿脊椎损伤率高达 21%。

④子宫收缩欠佳，产程延长，缩宫素使用无效者。

⑤胎儿宫内窘迫或脐带脱垂而胎心音尚好者。

⑥先露下降缓慢，软产道较紧，估计阴道分娩困难者。

⑦脐带隐性脱垂或脐带先露，或胎膜早破有脐带脱垂，足先露或膝先露的脐带脱垂率高达 16%～19%，故一旦诊断即应考虑剖宫产。在准备剖宫产的同时接产者可试着将脱落的下肢回纳，使其保持屈曲状态，并用手将其堵截于阴道内，观察臀部是否下降。若臀部继续下降可按完全臀位处理，若不下降需行剖宫产术。两侧下肢情况不同的臀位，如一侧下肢伸直，另一侧下肢嵌顿于骨盆入口处，最易导致脐带脱垂，应立即行剖宫产术。

⑧早产儿胎头更大于胎体，容易发生颅内出血，以剖宫产为宜。特别是＜1500g 者以剖宫产为宜，但极早产的，胎儿体重小，成活率低，需与家属充分沟通后选择分娩方式。

⑨有臀位分娩围产儿死亡及损伤史者是剖宫产指征，但仍需分析其原因，若系接产者技术问题，此次是否做剖宫产还值得商讨。

⑩臀位未临产并发子痫前期、高血压、胎盘功能欠佳者、IUGR、妊娠期糖尿病。胎膜早破超过 12 小时，子宫畸形及其他软产道异常应选择性剖宫产。

⑪臀位孕妇及其家属强烈要求绝育者，可考虑剖宫产。

(2)臀先露可以阴道试产的条件

①单臀或全臀位。

②胎龄为 36～42 周。

③估计胎儿体重为 2500～3500g。

④胎头俯屈或自然；骨盆正常大小。

⑤母婴没有其他的剖宫产指征时，臀先露确定阴道分娩前应判断以上因素。

3.产程处理

第一产程:产妇临产后应卧床休息,不宜下床走动,不可灌肠,以防胎膜早破,脐带脱垂。产程中注意休息、营养及水分的摄入,以保持良好的宫缩。经常听胎心,最好能用胎心监护仪监护,因为臀位脐带随时有受压的可能。并严密观察产程进展。臀位都不主张用催产素引产,因为容易引起胎膜早破和脐带脱垂,但可以在产程中由于宫缩乏力引起的产程停顿,使用催产素增强宫缩。产程停顿不能人工破膜促进宫缩,因为臀位是肢体不能很好压迫宫颈引起反射性的宫缩。因此需要前羊水囊的压迫引起宫缩,人工破膜反而会引起脐带脱垂。当宫缩时见到胎儿足部,不应误认为宫口已开全,为使宫颈充分扩张,应消毒外阴后用无菌手术巾,以手掌在宫缩时堵着阴道口,使胎儿屈膝屈髋促其臀部下降,起到充分扩张宫颈和阴道作用,有利于胎儿娩出。在"堵"的过程中应每隔 10～15min 听胎心一次,并注意宫颈是否开全,有条件最好做胎心持续监护。

第二产程:宫颈和阴道充分扩张,可以接生时,准备好需要接生的器械,新生儿医师到场,准备好新生儿复苏,由两人接生。先外阴消毒铺巾,导尿,双侧阴部神经阻滞麻醉,左侧会阴切开,有 3 种分娩方式:①自然分娩:胎儿自然娩出,极少见,仅见于经产妇、胎儿小、宫缩强、产道宽畅者;②臀位助产术:完全或不完全臀位需用臀位第一助产法(压迫法)助产,单臀位第二助产法(扶持法)助产,一般胎儿自然娩出到脐部以后由接生医师协助胎儿娩出胎肩和胎头;③臀位牵引术:胎儿全部由接生者协助娩出。一般情况下因其对胎儿损伤大而禁用。

第三产程:应积极抢救新生儿窒息和预防产后出血。接生后应仔细检查宫颈和阴道有无损伤,并及时缝合。

4.干预指征

(1)臀位无阴道试产条件应在足月后或先兆临产时行剖宫产。

(2)臀位为不完全臀位、已>34 孕周的胎膜早破、早产不可避免时,需要剖宫产。

(3)发现脐带脱垂,宫口未开全者,需立即就地剖宫产。

(4)产程异常,或胎心监护异常,宫口未全时,应剖宫产。

(5)值班医师对臀位助产接生经验不足,应剖宫产。

(6)在臀位从阴道分娩过程中,若出现胎心变化或出现某些紧急情况,须立即结束分娩。宫口开全者,则立即行臀牵引术结束分娩。

(7)当臀位胎体娩出后,发生胎头娩出困难或手法娩出胎头失败,应立即采用后出头产钳术。

第六节 横位

一、定义

胎体纵轴与母体纵轴相垂直成为横位,先露部为肩,故又称肩先露。以肩胛骨为指示点,分为肩左前、肩左后、肩右前、肩右后。

二、原因

肩先露的原因与臀先露相似，但也有不同，任何破坏子宫极性（长椭圆形）的原因都可导致横位及斜位。最常见的原因有：①产次过多，腹壁松弛；②早产胎儿尚未转至头先露；③骨盆狭窄、前置胎盘、子宫畸形或肿瘤，影响先露胎头的衔接。有报道有 30%～79%的患者找不到明显的原因，但多数作者认为多数的患者能找到上述原因的一种。

三、诊断

1.腹部检查

子宫呈横椭圆形，子宫的高度比相应妊娠月份为低，耻骨联合上方较空虚，宫底部也触及不到胎头或胎臀，子宫横径较宽，母体腹部一侧可触及胎头，胎臀在另一侧。肩前位时胎背朝向母体腹壁，触及宽大而平坦的胎背，肩后位时，胎儿的肢体朝向母体腹壁，易触及不规则的小肢体。胎心在脐周两旁最清楚。

2.阴道检查

胎膜未破时先露位于骨盆入口以上，阴道检查时只感盆腔空虚，先露部高而不易触及。如宫颈口已扩张，阴道检查可触及胎儿肩部、肋骨及腋窝，腋窝尖端指向胎头，可以判断胎头在母体的左侧或右侧；如胎儿手已脱落出于阴道口外，可采用握手法鉴别是左手或右手。根据胎头的部位及脱出的是左手或右手可以决定胎方位：胎头在母体腹部的左侧且右手脱出者为肩左前位，左手脱出者为肩左后位；胎头在母体腹部右侧且左手脱出者为肩右前位，右手脱出者为肩右后位，同时需检查是否有脐带的脱出。

3.超声检查

通过超声检查胎头、脊柱、胎心，准确判断肩先露，并能确定具体的胎方位。

四、对母胎的影响

1.对产程的影响

横位是肩部先露，胎体嵌顿在骨盆上方，不能与宫颈口及子宫下段的贴合均匀，宫口不能开全，并常易发生胎膜早破及宫缩乏力，使产程停顿。

2.对胎儿的影响

肩先露不能有效的衔接，易发生胎膜早破，胎膜破后羊水迅速外流，胎儿上肢或脐带容易脱垂，导致胎儿窘迫，以致死亡。临产后随着宫缩增强，迫使胎肩下降，胎肩及胸廓的小部分挤入盆腔内，胎体折叠弯曲，颈部被拉长，上肢脱出于阴道口外，但胎头及臀部仍被阻于盆骨入口的上方，称忽略性横位。

3.对母体的影响

临产后子宫收缩继续加强，而胎儿无法娩出，子宫上段逐渐变厚，下段变薄变长，在子宫上下段之间形成病理性缩复环。产程延长后，此环很快上升达脐平，此时由于子宫下段的肌肉被过度牵拉，肌肉开始断裂、出血，检查时可发现子宫下段有固定的压痛点；此外，因膀胱被耻骨联合与胎头挤压过久引起血管破裂，产妇可出现血尿，并可能出现胎心率监护异常。病理性缩复环、子宫下段固定压痛点及血尿是子宫先兆破裂的临床表现，如不及时处理，随时可发生子宫破裂。任由产程延续延长，可导致宫腔严重感染，危及母胎生命。

五、处理

横位要以预防为主，加强孕期保健及产前检查，早期发现胎位异常。

1.妊娠期

妊娠后期，一旦发现横位时，应及时纠正，纠正方法与臀位相同，也可试行外倒转术并固定胎头。最理想的是转成头位，如有困难亦可转成臀位。若纠正未遂，应提前在35～38孕周时住院。住院后重点监护临产征兆及胎膜早破。无条件住院观察者，需与产妇和家属说明出现胎膜早破或临产现象时应立刻来院。

2.分娩方式选择

可以根据胎产次、孕周、胎儿大小、胎儿状况、胎膜是否破裂、宫口扩张情况等选择分娩方式。

(1)初产妇，胎儿存活，已足月，无论宫口扩张多大或胎膜是否破裂，均应行剖宫产。

(2)经产妇，胎儿存活已足月，一般情况下，首先剖宫产；若胎膜已破，羊水未流尽，宫口开大在5cm以上，胎儿估计不大，亦可以在全麻下，由有经验的产科医师行内倒转术，以臀位分娩。

(3)双胎妊娠足月活胎，双胎第一胎为头位，阴道分娩后未及时固定第二胎胎位，由于宫腔容积变化，使第二个胎儿变成肩先露，应立即行内倒转术，使第二个胎儿转成臀先露娩出。

(4)早产肩先露，胎儿存活以选择剖宫产分娩。

(5)凡有子宫先兆破裂或部分破裂体征者，不论胎儿是否存活，子宫颈口开全与否，均不得经阴道进行任何操作，应立即行剖宫产，并做好输血准备。如发现宫腔感染严重，术时应将子宫一并切除。

(6)胎儿已死，无先兆子宫破裂者，可在硬膜外麻醉或阴部神经阻滞后做断头术或除脏术，亦可考虑内倒转术。断头或除脏手术遇到困难时也应改行剖宫产术。

(7)若肯定胎儿有畸形者，即不应做剖宫产术，可在宫口开大5cm后行内倒转术，转为臀位，等待其经阴道分娩，或于宫口开全后行毁胎术。

(8)凡准备阴道分娩者：术前必须仔细检查有无子宫先兆破裂或部分破裂的症状和体征。一旦发现有下腹一侧有明显压痛，阴道检查推动嵌顿的先露部时，有暗红色血液流出，很可能是子宫部分破裂征象，应立即行剖宫产术。

(9)凡经阴道手术分娩者：术时严格消毒，注意宫缩情况，预防出血及感染。术后应常规探查宫腔：若发现子宫破裂，需经腹修补或行子宫切除术。若有宫颈撕裂，应及时缝合。如发现有血尿或怀疑膀胱受压过久时，应放置导尿管并保留2周，预防尿瘘的发生。

第七节　复合先露

一、概述

1.定义

复合先露是指胎头或胎臀伴有胎儿上肢或者下肢作为先露部同时进入骨盆入口，发病率约为 0.8‰～1.68‰。

复合先露类型很多，比较常见的有头合并手、头合并足、头合并足与手、头合并手与脐带、头合并足与脐带、面合并手、面合并手与脐带、臀合并手、臀合并手与脐带以及上下肢同时脱垂，临床以一手或一前臂合并胎头脱出最常见，是一种头位难产。复合先露经产妇发生较初产妇多，早产儿比足月儿易发生，多胎比单胎多发。虽然大部分复合先露胎儿能经阴道分娩，但这可能影响产程进展，给阴道分娩、助产造成困难。相对于头先露者，复合先露发生肩难产和会阴裂伤机会更大，新生儿也更易发生肢体损伤。

2.病因

凡胎儿先露部与骨盆入口未能完全嵌合，先露部与骨盆之间空间较大时，胎儿肢体可能滑入骨盆形成复合先露。常见原因有：

(1)早产或低体重胎儿：由于早产或胎儿低体重，胎先露部不能完全充填骨盆入口；破膜后宫缩出现时，胎儿肢体滑入未被先露部充填的骨盆空隙，随胎先露部下降而发生复合先露。早产儿发生复合先露的概率高于足月儿 2 倍之多。

(2)经产妇腹壁松弛：经产妇的腹壁较初产妇相对松弛，胎儿活动范围相对较大，胎头入盆较晚，胎先露部未能充填骨盆入口；临产后因子宫收缩或胎膜破裂，促使胎儿肢体与胎头同时下降入盆，从而造成复合先露。

(3)胎膜早破：当胎头与骨盆入口之间存在较大空隙时，羊水可由此进入前羊膜囊；当宫缩高峰时胎膜不能承受强大的宫内压力发生胎膜早破，破膜同时胎儿肢体进入骨盆空隙，随胎头入盆下降，发生复合先露。

(4)相对骨盆狭窄：母体骨盆正常且宽大，但因胎儿较大，胎儿活动受限，进入骨盆的胎儿肢体不能回收，发生复合先露。

(5)羊水过多：孕晚期羊水过多，临产时子宫收缩，过多的羊水导致胎头无法顺利衔接，胎儿肢体及脐带容易从骨盆间隙中脱出造成复合先露。

(6)双胎及多胎妊娠：双胎或多胎时，当第一个胎儿娩出后，宫腔相对增大，未娩出的第二个胎儿在增大的宫腔中下降，易形成复合先露。

(7)孕期外倒转术：孕晚期检查时发生胎儿胎位不正，如在临产前实施胎儿外倒转术纠正先露部，但胎位位置未能随之得到转位，发生复合先露。

3.并发症

发生复合先露时胎先露部伴有胎儿肢体同时进入骨盆入口,使先露部径线加大,不利于胎头在阴道内按分娩机转旋转适应孕妇产道,故经阴道分娩容易难产,母胎危险性增大。复合先露并发症主要包括:

(1)难产:复合先露常常阻碍胎儿先露部(胎头或胎臀)难以顺利下降,进而导致产妇子宫收缩乏力,难产、产后出血发生率明显增加等。

(2)产后并发症:复合先露易致阴道分娩受阻,增加发生胎膜早破风险和胎儿及母体感染概率;复合先露助产过程中需多次阴道检查及手术干预,增加母体产后并发症(如产道血肿、裂伤,会阴伤口愈合不良等)的发生。

(3)子宫破裂:复合先露可能造成产道梗阻,子宫强烈收缩,子宫破裂发生率增加,尤其瘢痕子宫在该情况下更容易发生子宫破裂。子宫破裂是妊娠期和分娩期的严重并发症,其起病急、病情重,严重威胁母胎生命和健康。

(4)脐带脱垂:复合先露不能完全与骨盆入口衔接时,脐带从先露部未填充的空隙中滑入,位于胎儿先露部之前方或侧方,如果同时胎膜已破,脐带从阴道中脱出即为脐带脱垂,脐带脱垂为复合先露严重的并发症,易发生胎死宫内、宫内窘迫、新生儿窒息等。

(5)新生儿死亡:复合先露易导致难产、胎膜早破、脐带脱垂等,从而增加新生儿患病率和死亡率,复合先露致新生儿死亡概率高达10%。

二、诊断

复合先露在分娩前一般难以确诊,极少孕妇通过B超检查能发现复合先露。疑诊为复合先露的高危人群,必须密切监测产程。一旦发生产程进展缓慢,同时经阴道检查发现在胎先露旁触到肢体,即可确诊。诊断时应注意与臀先露及肩先露相鉴别。

三、处理

一旦确诊为复合先露,首先应经阴道检查是否有头盆不称。若无头盆不称,可让孕妇向脱出肢体的对侧侧卧,肢体可能自然缩回或经阴道人工回纳后等待自然分娩。因复合先露肢体所在位置越高越易回纳,在阴道检查确诊后应立即将复合先露的胎儿肢体回纳;当肢体脱垂至阴道时,则难以回纳。回纳肢体时动作须轻柔,不可强行进行,避免损伤胎儿肢体及产道。一旦成功将肢体回纳后,因胎儿肢体可能再次滑出,故建议密切观察。若头盆不称明显或伴有胎儿窘迫征象,应尽早行剖宫产术。

第七章　分娩期并发症

第一节　子宫破裂

子宫破裂指在妊娠晚期或分娩期子宫体部或子宫下段发生裂开，是直接危及产妇及胎儿生命的严重并发症。子宫破裂的发生率随着剖宫产率增加有上升趋势。

一、病因

1.瘢痕子宫

为近年来导致子宫破裂的常见原因。如剖宫产术、子宫肌瘤剔除术(腹腔镜下的电凝止血)、宫角切除术、子宫成形术后，在妊娠晚期或分娩期由于宫腔内压力增高可使瘢痕破裂。前次手术后伴感染、切口愈合不良、剖宫产后间隔时间过短再次妊娠者，临产后发生子宫破裂的危险性更大。但瘢痕子宫妊娠后的引产、刮宫以及瘢痕部位妊娠也可导致子宫破裂，尤其是瘢痕部位妊娠破裂将导致致命性的出血。

2.梗阻性难产

主要见于高龄孕妇、骨盆狭窄、头盆不称、软产道阻塞、宫颈瘢痕、胎位异常、胎儿畸形等均可因胎先露下降受阻，为克服阻力，子宫强烈收缩，使子宫下段过分伸展变薄发生子宫破裂。由于围产保健的加强，此类原因导致子宫破裂已少见。

3.子宫收缩药物使用不当

胎儿娩出前缩宫素使用指征或剂量不当，或未正确使用前列腺素类制剂等，可导致子宫收缩过强，加之瘢痕子宫或产道梗阻可造成子宫破裂。

4.产科手术损伤

宫颈口未开全时行产钳助产或臀牵引术，中-高位产钳牵引等可造成宫颈裂伤延及子宫下段；毁胎术、穿颅术可因器械、胎儿骨片损伤子宫导致破裂；肩先露无麻醉下行内转胎位术或强行剥离植入性胎盘或严重粘连胎盘，也可引起子宫破裂。

5.其他

子宫发育异常或多次宫腔操作，局部肌层菲薄也可导致子宫破裂。

二、临床表现

子宫破裂多发生于分娩期，部分发生于妊娠晚期，也可发生于中期妊娠引产时。按其破裂程度，分为完全性破裂和不完全性破裂。子宫破裂发生通常是渐进的，多数由先兆子宫破裂进展为子宫破裂，但也可直接破裂，主要见于瘢痕处破裂。

1.先兆子宫破裂

常见于产程长、有梗阻性难产因素的产妇。表现为：①子宫呈强直性或痉挛性过强收缩，产妇烦躁不安，呼吸、心率加快，下腹剧痛难忍，出现少量阴道流血；②因胎先露部下降受阻，子宫收缩过强，子宫体部肌肉增厚变短，子宫下段肌肉变薄拉长，在两者间形成环状凹陷，称为病理缩复环，可见该环逐渐上升达脐平或脐上，压痛明显；③膀胱受压充血，出现排尿困难及血尿；④因宫缩过强、过频，胎儿触不清，胎心率加快或减慢或听不清。

2.子宫破裂

(1)不完全性子宫破裂：子宫肌层部分或全层破裂，但浆膜层完整，宫腔与腹腔不相通，胎儿及其附属物仍在宫腔内，称为不完全性子宫破裂。多见于子宫下段剖宫产切口瘢痕破裂，常缺乏先兆破裂症状，仅在不全破裂处有压痛，体征也不明显。若破裂口累及两侧子宫血管可导致急性大出血或形成阔韧带内血肿，查体可在子宫一侧扪及逐渐增大且有压痛的包块，多有胎心率异常。

(2)完全性子宫破裂：子宫肌壁全层破裂，宫腔与腹腔相通，称为完全性子宫破裂。继先兆子宫破裂症状后，产妇突感下腹一阵撕裂样剧痛，子宫收缩骤然停止。腹痛稍缓和后，待羊水、血液进入腹腔，又出现全腹持续性疼痛，并伴有低血容量休克的征象。全腹压痛明显，有反跳痛，腹壁下可清楚扪及胎体，子宫位于侧方，胎心胎动消失。阴道检查可有鲜血流出，胎先露部升高，开大的宫颈口缩小，部分产妇可扪及宫颈及子宫下段裂口。子宫体部瘢痕破裂多为完全性子宫破裂，多无先兆破裂典型症状。穿透性胎盘植入时，可表现为持续性的腹痛数日或数小时，有时伴有贫血、胎儿窘迫或胎死宫内，易误诊为其他急腹症或先兆临产。

(3)瘢痕部位发生破裂时，可无明显的疼痛，胎盘未剥离或完全剥离时出血不多，羊水未破时没有明显腹痛，常常破裂发生在妊娠晚期或药物终止妊娠时。

三、诊断

典型子宫破裂根据病史、症状、体征，容易诊断。子宫切口瘢痕破裂，症状体征不明显。应详细询问病史并结合前次剖宫产史、子宫下段压痛、胎心异常，胎先露部上升，宫颈口缩小等均可确诊。B型超声检查能协助确定破口部位及胎儿与子宫的关系。

四、鉴别诊断

1.胎盘早剥

常伴有妊娠期高血压疾病史或外伤史，子宫呈板状硬，胎位不清，阴道出血与贫血程度不成正比。B型超声检查常有胎盘后血肿或胎盘明显增厚。

2.难产并发腹腔感染

有产程长、多次阴道检查史，腹痛及腹膜炎体征；阴道检查胎先露部无上升、宫颈口无回缩。查体及B型超声检查,发现胎儿位于宫腔内、子宫无缩小;患者常有体温升高和血白细胞计数增多。

五、处理

1.先兆子宫破裂

应立即抑制子宫收缩,肌内注射哌替啶100mg,或静脉全身麻醉。立即行剖宫产术。

2.子宫破裂

在输液、输血、吸氧和抢救休克同时,无论胎儿是否存活均应尽快手术治疗。

(1)子宫破口整齐、距破裂时间短、无明显感染者,或患者全身状况差、不能承受大手术,可行破口修补术。子宫破口大、不整齐、有明显感染者,应行子宫次全切除术。破口大、撕伤超过宫颈者,应行子宫全切除术。

(2)手术前后给予大量广谱抗生素控制感染。

严重休克者应尽可能就地抢救,若必须转院,应输血、输液、包扎腹部后方可转送。

六、预防

(1)做好产前检查,有瘢痕子宫、产道异常等高危因素者,应提前入院待产。

(2)对前次剖宫产切口为子宫体部切口、子宫下段切口有撕裂、术后感染愈合不良者,均应行剖宫产终止妊娠。

(3)严密观察产程进展,警惕并尽早发现先兆子宫破裂征象并及时处理。

(4)严格掌握缩宫剂应用指征,诊断为头盆不称、胎儿过大、胎位异常或曾行子宫手术者产前均禁用;应用缩宫素引产时,应有专人守护或监护,按规定稀释为小剂量静脉缓慢滴注,严防发生过强宫缩;应用前列腺素制剂引产应慎重。

(5)正确掌握产科手术助产的指征及操作常规,阴道助产术后应仔细检查宫颈及宫腔,及时发现损伤并给予修补。

第二节　脐带脱垂

一、定义

胎膜未破时脐带位于胎先露部前方或一侧称为隐性脐带脱垂或脐带先露。当胎膜破裂,脐带进一步脱出胎先露部的下方,经宫颈进入阴道内,甚至显露于外阴部,称脐带脱垂。

二、病因

凡胎儿先露部与骨盆入口平面不能严密衔接,在两者之间留有空隙者,均可发生脐带脱垂。主要原因有以下几点。

(1)胎位异常:如臀先露、肩先露、枕后位等。

(2)胎头入盆困难:如骨盆狭窄、头盆不称等。

(3)脐带过长。

(4)羊水过多。

三、诊断

1.具有脐带脱垂的高危因素

2.临床表现

(1)症状:脐带先露在宫缩时,胎先露部被迫下降,脐带可因一时性受压致使胎心率异常。脐带脱落至阴道口受压往往会出现胎心延长减速。

(2)体征:肛查或阴道检查,前羊水囊内、胎先露旁或先露下方及阴道内触及有搏动条索状物滑动。

3.辅助检查

(1)胎儿心电监护:胎心延长减速。

(2)超声检查:可判断脐带位置。

四、鉴别诊断

血管前置的特点是临产后因宫口开大,肛查触及羊水囊有血管搏动感,阴道检查可触及搏动血管更为清楚,但检查要轻柔。诊断此类疾病的主要步骤为:①分娩前超声提示脐带帆状附着;②临产后宫口开大,胎心减慢,扪及搏动感,破膜时血液随羊水流出;③分娩后检查胎盘胎膜发现。

五、治疗原则

1.脐带先露

宫口未开全时采取头低臀高位、仰卧位或脐带先露的对侧仰卧位,同时给产妇吸氧,静脉注射葡萄糖注射液加维生素 C,提高胎儿缺氧的耐受力。

2.脐带脱垂

(1)一经诊断应立即使产妇取臀高位或胸膝卧位,如脐带脱垂程度重或胎儿窘迫情况严重,则用手将先露推至骨盆入口以上,以减轻先露部对脐带的压迫。脱出外阴的脐带暂用无菌纱布覆盖,尽可能少触动,并给予胎儿窘迫的一切对症治疗,同时做好进一步处理准备。

(2)脐带还纳术:胎儿存活,宫口未开全又无剖宫产条件,可行脐带还纳术。

(3)目前认为,只要胎儿尚存活,即使宫口已开全,均选择剖宫产术结束分娩。

第三节　下生殖道损伤

胎儿经阴道分娩时可发生阴道、宫颈、会阴及其深部的裂伤和血肿，多发生在协助胎儿娩出所采用的各种阴道助产手术过程，如产钳术、胎头吸引术、臀位牵引术及助产术及内倒转术、会阴切开术等。实施者未能正确的掌握各种手术的指征及操作方法是根本原因。

一、分类及临床表现

1.会阴撕裂

除浅表的Ⅰ度撕裂外，往往发生累及盆底组织的深Ⅱ度撕裂，有时还发生肛门括约肌断裂的会阴Ⅲ度撕裂，最严重的是肛门括约肌撕裂后，撕裂继续向上延伸使直肠亦发生裂伤，此种裂伤也有人称为会阴Ⅳ度裂伤。会阴部裂伤常与阴道撕裂共存。会阴裂伤的发生与接生时保护会阴的技术有关，除此也和阴道助产时会阴切开过小，或错误地选择会阴正中切开有关。当然也和助产技术例如产钳牵引时未按产道轴的方向而行暴力牵引、产钳牵引速度过快等有关。

2.阴道撕裂

阴道撕裂包括表浅的黏膜裂伤至深而累及大面积的阴道壁或盆底组织裂伤。常见的会阴侧切部位的顶点向上纵形裂伤，甚至可以延伸至阴道顶端，其深度亦各有不同，个别深度裂伤可达耻骨下支，有时可有数个裂口直到穹隆。阴道裂伤亦可以向外阴延伸，甚至累及小阴唇或尿道旁组织。形成阴道裂伤的主要原因与前者相仿，胎儿过大，急产，但产钳使用不当是重要原因。胎头旋转不完全而产钳勉强交合，牵引时又未按产道轴方向，以致未以最小的径线通过产道；中、高位的产钳则可能造成更大伤害。

3.宫颈撕裂

一般是纵形裂伤，撕裂常在顺时针方向三点或九点，撕裂有时可深达穹隆部。子宫颈环形撕裂较少见，环形撕裂是指子宫颈的上唇或下唇的内面因暴力而发生环形撕裂和翻出。宫颈撕裂常发生在胎儿过大、急产、宫口未开全而强行做产钳或对臀位牵引术的后出头处理用暴力牵拉所致。如撕裂过大、过深或累及血管均可导致大量出血。

4.血肿

当胎儿整个身体中径线最大而可变性较小的胎头通过阴道时，阴道的周径明显增加，尽管妊娠期产妇阴道充血、柔软，但在难产而需助产时产程的延长，手术的干扰，有时产妇还伴有妊娠高血压综合征，以致阴道黏膜下组织过分牵引而撕裂、出血而形成外阴及阴道血肿。有时因阴道或会阴撕裂的缝合不当，当有无效腔并尚有腔内出血而形成血肿，其范围可不断扩大，当在阴道深部形成大的血肿，在处理上是十分棘手的。另外，需要注意的是在妊娠高血压疾病的情况下，外阴、阴道甚至阔韧带内可以有自发性血肿有时血肿巨大，除腹部可隐约扪及血肿外，子宫可被推向一侧；产后的自发性腹膜后血肿较为罕见，患者在产后出血不多的情况下，红细胞及血红蛋白下降明显，下腹部有深压痛而无反跳痛。患者可以有发热可以高达 39℃，而常是在 38℃上下徘徊。B 超可见腹膜后有液性暗区。

5.膀胱破裂

阴道壁以及相邻的膀胱弹性均较大，如在术前常规导尿，则在阴道的一般助产术时不易发生破裂，但如因横位行断头术，胎儿颈部锐利的骨片或术者手持的器械位置不当均可刺破阴道前壁及膀胱而发生破裂。

以上各种损伤都可导致出血，特别是妊娠期盆底组织血供丰富，静脉丛众多，如损伤严重，可发生大量出血。

二、预防

1.熟悉阴道分娩及各种阴道助产术的适应证及禁忌证

这是防止各种下生殖道裂伤及血肿的首要条件。例如宫颈口未开全，禁止用产钳术；又例如使用目前产钳术中已摒弃不用的高位产钳术，如胎头位置明显高于坐骨棘而产程延长仍使用高位产钳助产则是一种冒险行为，是错误的。

2.在手术前熟悉并了解产妇的全身及产科情况

(1)产妇有无妊娠并发症及并发症以及严重程度，以便做出分娩方式的选择及术前准备。

(2)应了解产妇的骨盆外测量、宫底高度、胎儿大小(估计)等项有关数据，并了解阴道检查、胎位、胎先露高低等项的有关情况，对巨大胎儿应估计到发生肩难产的可能性。如有明显的头盆不称，则应以剖宫产终止妊娠。

(3)对产妇阴道助产的麻醉做出最佳选择。

(4)根据产妇情况，做好输血、输液准备。

(5)阴道助产在术前均应导尿使膀胱排空，避免术时损伤膀胱。

(6)阴道分娩特别是手术助产后常规检查宫颈、阴道、外阴及会阴部情况，有无撕裂、血肿等。检查应仔细、完全，因阴道损伤常是复合性的，如阴道裂伤可和会阴Ⅲ度裂伤同时存在，故不应遗漏。

三、治疗

阴道、宫颈、会阴及其深部的损伤部往往较深，当行手术修补时，首先要有良好的照明；其次，应根据手术范围，采用恰当的麻醉，在达到满意的镇痛后才能有良好的暴露；第三，是有经验的助手协助暴露损伤部位。修补时应注意周围解剖结构，术时尽量恢复其原有的结构解剖，不留无效腔，但缝合不可过紧，以免组织坏死。

1.会阴裂伤处理

会阴裂伤按其裂伤程度分为三度已如前述。新鲜的裂伤如注意消毒、止血，正确辨认其解剖组织并及时、正确修补缝合，即使会阴Ⅲ度裂伤的修补成功率亦达 99%。修补前凡是有明显出血点先予以缝扎止血，然后局部以生理盐水冲洗干净后，浅表裂伤可以用丝线对合缝合，以后拆线；亦可用肠线皮内缝合。对Ⅱ度裂伤，特别是深Ⅱ度裂伤对损伤的组织按其解剖关系对端缝合,因会阴裂伤有时与阴道裂伤并存,在缝合时注意不留无效腔。

对会阴Ⅲ度裂伤的缝合,最好先用含甲硝唑的溶液将会阴部冲洗干净,如伴有阴道撕裂,先分离直肠阴道壁,用鼠齿钳提拉撕裂顶端上缘 0.5cm 处,用有齿钳提起阴道壁,以剪刀分离阴道壁及直肠其下端应至肛门处,侧缘以能暴露两侧的直肠壁 0.5～0.8cm 为度,以肠线间断缝合直肠壁。缝合时最好不穿过直肠黏膜,缝合至肛门,然后以两把鼠齿钳分别在肛门括约肌断裂处夹住括约肌断端,并向中间牵引,如可以合并呈环形,令产妇做缩肛时,可见到或感到其收缩,即证实肛门括约肌无误。然后以粗丝线对两侧括约肌断端作 8 字缝合两针,再将会阴后联合下两侧撕裂组织对端缝合,最后以 0 号肠线间断缝合阴道壁,并缝合会阴部皮肤。

术后给予无渣半流质饮食三天,并服鸦片酊以抑制排便,外阴部每天用1：1000苯扎溴铵溶液轻轻拭洗。术后第四天开始每天口服 30mL 麻油,以利其排便。

2.阴道裂伤的处理

浅层的阴道撕裂伤处理较容易,即对损伤处予以止血修补。但严重的阴道撕裂伤处理比较复杂。如裂伤部位较深、出血多,往往难以辨认动脉或静脉的出血,故一般在恰当的暴露下迅速做大的 8 字缝合结扎以达到迅速止血的目的。止血后仔细寻找并辨明阴道撕裂部的顶端,对裂伤缝合的高度应超过裂伤顶端的 0.5cm 左右,以免漏缝较高部位的血管而发生血肿;对裂伤阴道表层缝合以间断法较好,对裂伤面积大、出血多的部位缝合后应留置橡皮片以利引流,避免再次发生血肿。对此类较大的裂伤在缝合后局部衬以纱布再用手指加压10～20分钟亦有助于避免再次发生出血或血肿。

对裂伤范围大而且有较多的弥漫性出血难以缝合者,则局部以大纱布填塞加压止血为好,在裂伤部位相对应的一侧可令助手向下加压,在两个合力作用下,可达到止血效果,纱条则可在 24～48 小时内取出。这种方法虽然少用,但在紧急状况下还是行之有效的方法;纱条取出后一般不再出血,如无感染,裂伤部生长迅速,一般 2～3 周内即可愈合。

3.宫颈裂伤的处理

纵形宫颈裂伤一般采用缝合方法修补。在阴道充分暴露后,对撕裂整齐的两侧撕裂面的下端用卵圆钳夹住,轻轻向下并列牵引,缝合自最下端开始,缝合第一针后,以缝合线轻轻向下牵引并撤去卵圆钳,每隔 0.8cm 左右向下缝合数针直至完全缝合为止并剪去多余缝线。

横行宫颈裂伤少见,但处理比较困难,因裂伤的组织外翻,裂伤部的上端无法窥见,所以无法缝合,必须用纱条填塞法,即将翻出的裂伤的组织回纳后,迅速将纱条填塞阴道顶端及中端,同时用手在阴道内加压。助手则在腹部将产后的子宫向下推压,在两者的合力下达到止血的目的,术时注意应用子宫收缩剂,并及时排空膀胱,腹部及阴道压迫 20min 后,可以用沙袋加压于子宫底部并以腹带固定以代替手加压。纱条可在 48h 轻轻抽出,如无感染,一般止血可以成功,裂伤部可以迅速愈合,但需注意在短期内不可做阴道检查。

4.产科血肿的处理

外阴小血肿可以局部加压,如血肿不长大,会逐渐被吸收,对迅速增大的血肿应切开血肿,取出血块及积血。如能找到出血点,予以结扎止血,可将血肿腔缝合,短时间内不出血亦无渗血，可不置皮片引流，然后缝合外阴皮肤，但仍用纱布加压于术部以防止再出血。但切开血肿找不到明确出血点者缝合后留置皮片引流为宜。

一般而言，阴道血肿处理比较困难，因阴道侧壁组织松弛，血肿不长到一定体积而发生压迫症状是难以发现的，特别是位于阴道中、上端的血肿。有些血肿可以继发于阴道裂伤的顶端因修补关闭的阴道顶端有小的血管未被缝扎而致。因此，处理阴道血肿，特别是深部阴道血肿时应冷静考虑对策。对大的血肿显然不可能用压迫止血的方法来解决，而必须在满意的麻醉下(如硬膜外)下切开血肿，取出血块及积血，以良好的照明看清出血部位，大针 8 字缝合，余同阴道深裂伤缝合法，但必须自血肿腔向外置引流片，以免再次发生血肿。引流皮片一般在 48h 内取出。对巨大的血肿，清除血肿和积血后，无法找到出血点，试行缝合后仍有出血、渗血者，不得已时亦可用纱条填塞。如盲目缝合，发生继发性血肿可能性很大，自发性阔韧带血肿，虽然少见，但较为危险，因患者有时可因子痫前期而伴发凝血功能障碍，而阔韧带血肿不断扩大，可以手术探查，可以从血肿侧根据血肿位置做平行于腹股沟斜行切口，自腹膜进入血肿区，取出血块，寻找出血点止血，但往往难于找到出血部位，而常为渗血，故可以用纱布压迫止血，并留置引流，于术后 24h 至 48h 取出，一般均能达到止血的目的。如在产后发现自发性腹膜后血肿，往往已在产后 1～2d，如无进行性贫血并发继发性感染可以保守治疗，如输血以抗生素预防感染，待血肿自行吸收，不必手术，其体温可逐渐下降至正常，一般情况亦日益改善。

5.膀胱破裂的处理

在横位断头术时，胎体、胎头及胎盘娩出后应检查阴道壁有无损伤，如有阴道前壁损伤，直通膀胱，一般为骨片划伤。此种穿透伤其切缘整齐，故立即修补后预后良好，但需留置导尿管 10 天，导尿管应保持通畅。

以上的阴道助产术并发症均可伴发多量出血，应根据产妇具体情况予以补液、输血，术后常规予以抗生素。

第四节　子宫翻出

子宫翻出又称子宫内翻，是指子宫底部向宫腔内陷入，甚至自宫颈翻出的病变，这是一种分娩期少见而严重的并发症。多数发生在第三产程，如处理不及时，往往因休克、出血，产妇可在 3～4h 内死亡。国内报道子宫翻出病死率可达 62%左右。

一、发生率

子宫翻出是一种罕见的并发症，其发生率各家报道不一。Shan-Hosseini 等报道子宫翻出发生率约为1∶6400 次分娩，Platt 等报道发生率约为 1∶2100 次分娩。有文献报道北京市红十字会朝阳医院 1982—1996 年间子宫翻出发生率为 1∶16 473；湖南株洲市二院 1961—1981 年间发生率为1∶4682；山东淄博市妇幼保健院 1984—1986 年间发生率为 1∶1666；广州市白云区妇幼保健院 2004—2009 年间发生率为1∶10 359。

二、病因

引起急性子宫翻出的病因较多，常常是多种因素共同作用的结果，但其先决条件必须有子宫壁松弛和子宫颈扩张。其中第三产程处理不当(约占60%)，胎儿娩出后，过早干预，按压子宫底的手法不正确，强行牵拉脐带等，导致子宫底陷入宫腔，黏膜面翻出甚至脱垂于阴道口外。其促成子宫翻出的因素有：

(1)胎盘严重粘连、植入子宫底部，同时伴有子宫收缩乏力或先天性子宫发育不良，助产者在第三产程处理时，强拉附着于子宫底的胎盘脐带的结果。此时如脐带坚韧不从胎盘上断裂，加上用力揿压松弛的子宫底就可能发生子宫翻出。

(2)脐带过短或缠绕：胎儿娩出过程中由于脐带过短或脐带缠绕长度相对过短，过度牵拉脐带也会造成子宫翻出。

(3)急产宫腔突然排空：由于产程时间短，子宫肌肉尚处于松弛状态，在产程中因咳嗽或第二产程用力屏气，腹压升高，也会导致子宫翻出。

(4)产妇站立分娩：因胎儿体重对胎盘脐带的牵拉作用而引起子宫翻出。

(5)妊娠高血压疾病时使用硫酸镁时使子宫松弛，也会促使子宫翻出；有人报道植入性胎盘也会促使子宫翻出。

三、分类

1.按发病时间分类

(1)急性子宫翻出：子宫翻出后宫颈尚未缩紧，占75%左右。

(2)亚急性子宫翻出：子宫翻出后宫颈已缩紧，占15%左右。

(3)慢性子宫翻出：子宫翻出宫颈回缩已经超过4周，子宫在翻出位置已经缩复但仍停留在阴道内，占10%左右。

2.按子宫翻出程度分类

(1)不完全子宫翻出：子宫底向下内陷，可接近宫颈口或越过但还存在部分子宫腔。

(2)完全性子宫翻出：子宫底下降于子宫颈外，但还在阴道内。

(3)子宫翻出脱垂：整个子宫翻出暴露于阴道口外。

四、临床表现

子宫翻出可引起迅速的阴道大量流血，处理不及时，可致产妇死亡。子宫翻出产妇突觉下腹剧痛，尤其胎盘未剥离牵拉脐带更加重腹痛，遂即产妇进入严重休克状态，有时休克与出血量不成正比。出现上述现象时，应考虑到有子宫翻出的可能。

而慢性子宫翻出多因急性子宫翻出时未能及时发现，而后就诊的，此时的症状多表现为：

(1)产后下腹坠痛，或阴道坠胀感。

(2)大小便不畅。

(3)产后流血史或月经过多。

(4)因子宫翻出感染，出现白带多而有臭味，甚至流脓液，严重者有全身感染症状，发热、白细胞升高等。

(5)因阴道流血而致继发性贫血。

五、诊断与鉴别诊断

在分娩第三产程有用手在下腹部推压子宫底或用手牵拉脐带的经过，产妇在分娩后突然下腹剧痛，出现休克，尤其与出血量不相称时，因考虑有子宫翻出的可能。当翻出子宫已脱垂于阴道口外时，诊断并不困难，但当胎盘未剥离已发生子宫翻出时有时会误诊为娩出的胎盘，再次牵拉脐带时即引起剧痛，此时应及时做阴道、腹部双合诊。

1.诊断

(1)腹部检查：下腹部摸不到宫底，或在耻骨联合后可触及一个凹陷。

(2)阴道检查：在阴道内可触及一球形包块，表面为暗红色、粗糙的子宫内膜，在包块的根部可触及宫颈环。如胎盘尚未剥离而完全黏附于翻出的宫体时，常易误诊为胎儿面娩出的胎盘，牵引脐带时可引起疼痛。

根据病史及检查可做出子宫翻出的诊断。

2.鉴别诊断

子宫翻出应与子宫黏膜下肌瘤以及产后子宫脱垂相鉴别。

(1)子宫黏膜下肌瘤：系子宫肌瘤向子宫黏膜面发展，突出于子宫腔，如黏膜下肌瘤蒂长，经子宫收缩可将肌瘤排除宫颈而脱出于阴道内。妇科检查时，盆腔内有均匀增大的子宫，如子宫肌瘤达到宫颈口处并且宫口较松，手指进入宫颈管可触及肿瘤；已经排出宫颈外者则可看见到肌瘤，表面为充血暗红色的黏膜所包裹，有时有溃疡及感染。如用子宫探针自瘤体周围可探入宫腔，其长短与检查的子宫大小相符，急性子宫翻出往往发生在分娩期，患者有疼痛、阴道流血及休克等临床表现。认真仔细观察鉴别并无困难。

(2)子宫脱垂：患者一般情况良好，妇科检查时可见脱出的包块表面光滑，并可见子宫颈口，加腹压时子宫脱出更加明显，内诊检查时可触摸到子宫体。

六、治疗

明确诊断后应立即开放静脉通路、备血及麻醉医生配合下进行抢救，延迟处理可增加子宫出血、坏死和感染机会，给产妇带来极大的危险和痛苦。处理的原则为积极加强支持治疗，纠正休克，尽早实施手法复位或手术，其具体处理应视患者的全身情况、翻出的时间长短和翻出部分的病变情况、感染程度等而决定。

1.阴道手法复位

子宫翻出早期，宫颈尚未收缩，子宫尚无淤血、肿胀，如果胎盘尚未剥离，不要急于剥离，因为此时先做胎盘剥离会大大增加出血量，加速患者进入严重休克状态；如果胎盘已经大部分剥离，则先剥离胎盘，然后进行复位，此外翻出子宫及胎盘体积过大，不能通过狭窄的宫颈环，需先剥离胎盘。应首先开放两条静脉通路，输液、备血，镇痛及预防休克。给予乙醚、氟烷、恩氟烷、芬太尼及异丙酚等麻醉下，同时给以子宫松弛剂，β-肾上腺素能药物，如：利托君、特布他林或硫酸镁。待全身情况得以改善，立即行手法子宫还纳术。方法：产妇取平卧位，双腿外展并屈曲，术者左手向上托起刚刚翻出的子宫体，右手伸入阴道触摸宫颈与翻出宫体间的环状沟，用手指及手掌沿阴道长轴方向徐徐向上向宫底部推送翻出的子宫，操作过程用力要均匀一致，进入子宫腔后，用手拳压迫宫底，使其翻出的子宫完全复位。子宫恢复正常形态后立即停止使用子宫松弛剂，并开始使用宫缩剂收缩子宫，同时使子宫保持在正常位置。注意观察宫缩及阴道流血情况，直至子宫张力恢复正常，子宫收缩良好时术者仍应继续经阴道监控子宫，以免子宫再度翻出。

2.阴道手术复位

Kuctnne 法。即经阴道将宫颈环的后侧切开，将子宫还纳复位，然后缝合宫颈切口。但必须注意不能损伤直肠。

3.经腹手术复位

Huntington 法。在麻醉下，切开腹壁进入腹腔后，先用卵圆钳或手指扩大宫颈环，再用组织钳夹宫颈环下方 2～3cm 处的子宫壁，并向上牵引，助手同时在阴道内将子宫体向上托，这样，一边牵引，一边向上托使子宫逐渐全部复位，复位后，在阴道内填塞纱布条，并给予缩宫素，预防子宫再度翻出。若宫颈环紧而且不易扩张情况下，可先切开宫颈环后，将翻出的子宫体逐渐向上牵引，使其慢慢复位。完成复位后缝合宫颈切口（Noltain 复位法）。

4.经腹或经阴道子宫次（全）切除术

经各种方法复位不成功、复位以后宫缩乏力伴有大出血、胎盘粘连严重或有植入、翻出时间较长合并严重感染者，视其病情程度，选择阴道或腹式手术切除子宫。

5.其他方法

阴道热盐水高压灌注复位法：用热盐水可使宫颈环放松，盐水压力作用于翻出的子宫壁，促使其翻出的子宫逐渐复位，此方法简单易行，适用于病程短、病情较轻、局部病变小的患者。

七、预防

预防子宫翻出的关键是加强助产人员的培训，正确处理好第三产程。在娩出胎盘的过程中，仔细观察胎盘剥离的临床症状，当确认胎盘已经完全剥离时，于子宫收缩时以左手握住宫底，拇指置于子宫前壁，其余四指放在子宫后壁并按压，同时右手轻拉脐带，协助胎盘娩出。胎盘粘连时正确手法剥离，且不能粗暴按压子宫底或强行牵拉脐带。

第五节 产后出血

产后出血（PPH）是分娩期常见的并发症，是导致孕产妇死亡的主要原因之一。根据出血发生的时期分为早期产后出血和晚期产后出血。早期产后出血指胎儿经阴道娩出后 24h 内失血量≥500mL，剖宫产时失血超过1000mL；而晚期产后出血指产后24小时后至产后12周内发生的出血，属于继发性，主要由于子宫腔感染、胎盘残留、胎盘附着处复旧不良等引起。

一、出血来源

胎儿娩出后出血来源于两个部位：一是胎盘附着于子宫壁的剥离面，另一个是软组织损伤引起的血管破裂。子宫收缩乏力、胎盘因素导致的胎盘部分剥离、其他出血性疾病导致的凝血功能障碍等均可导致子宫壁胎盘附着处出血。而血管损伤主要是因为分娩过程中各种原因导致的软产道裂伤，包括会阴体裂伤、阴道壁撕裂、宫颈裂伤、子宫下段破裂等。

二、病因

子宫收缩乏力、胎盘因素、软产道裂伤及凝血功能障碍是产后出血的四个主要原因。这些原因可共存、相互影响或互为因果。

1.子宫收缩乏力

是产后出血最常见原因。妊娠足月时，血液以平均600mL/min的速度通过胎盘，胎儿娩出后，子宫肌纤维收缩和缩复使胎盘剥离面迅速缩小；同时，其周围的螺旋动脉得到生理性结扎，血窦关闭，出血控制。所以，任何影响子宫肌收缩和缩复功能的因素，均可引起子宫收缩乏力性出血，常见因素有：

(1)全身因素：产妇精神过度紧张，对分娩恐惧；体质虚弱或合并慢性全身性疾病等。

(2)产科因素：产程延长使体力消耗过多；前置胎盘、胎盘早剥、妊娠期高血压疾病、宫腔感染等，可使子宫肌水肿或渗血，影响收缩。

(3)子宫因素：①子宫肌纤维过分伸展(如多胎妊娠，羊水过多，巨大胎儿)；②子宫肌壁损伤(剖宫产史、肌瘤剔除术后、产次过多等)；③子宫病变(子宫肌瘤、子宫畸形、子宫肌纤维变性等)。

(4)药物因素：临产后过多使用镇静剂、麻醉剂或子宫收缩抑制剂。

2.胎盘因素

(1)胎盘滞留：胎盘多在胎儿娩出后15分钟内娩出，若30分钟后胎盘仍不排出，将导致出血。常见原因：①膀胱充盈：使已剥离胎盘滞留宫腔；②胎盘嵌顿：子宫收缩药物应用不当，宫颈内口附近子宫肌出现环形收缩，使已剥离的胎盘嵌顿于宫腔；③胎盘剥离不全：第三产程过早牵拉脐带或按压子宫，影响胎盘正常剥离，胎盘已剥离部位血窦开放而出血。

(2)胎盘植入：指胎盘绒毛在其附着部位与子宫肌层紧密连接。

根据胎盘绒毛侵入子宫肌层深度分为胎盘粘连、胎盘植入、穿透性胎盘植入。胎盘绒毛黏附于子宫肌层表面为胎盘粘连；绒毛深入子宫肌壁间为胎盘植入；穿过子宫肌层到达或超过子宫浆膜面为穿透性胎盘植入。胎盘植入主要引起产时出血、产后出血、子宫破裂和感染等并发症，穿透性胎盘植入也可导致膀胱或直肠损伤。

根据胎盘植入的面积分为部分性或完全性。部分性胎盘粘连或植入表现为胎盘部分剥离，部分未剥离，导致子宫收缩不良，已剥离而血窦开放发生致命性出血。完全性胎盘粘连与植入因胎盘未剥离而出血不多。胎盘植入常见原因：①子宫内膜损伤：如多次人工流产、宫腔感染等；②胎盘附着部位异常：如附着于子宫下段、子宫颈部或子宫角部，因此处内膜菲薄，使得绒毛易侵入宫壁肌层；③子宫手术史：如剖宫产术、子宫肌瘤剔除术、子宫整形后，尤其是多次剖宫产者，发生前置胎盘并发胎盘植入的概率增加，是导致凶险性产后出血的主要原因；④经产妇子宫内膜损伤及发生炎症的机会较多，易引起蜕膜发育不良而发生植入。

(3)胎盘部分残留：指部分胎盘小叶、副胎盘或部分胎膜残留于宫腔，影响子宫收缩而出血。

3.软产道裂伤

软产道裂伤后，尤其未及时发现，可导致产后出血。常见原因有阴道手术助产(如产钳助产、臀牵引术等)、巨大儿分娩、急产、软产道静脉曲张、外阴水肿、软产道组织弹性差而产力过强等。

4.凝血功能障碍

任何原发或继发的凝血功能异常，均能造成产后出血。原发性血小板减少、再生障碍性贫血、肝脏疾病等，因凝血功能障碍可引起手术创伤处及子宫剥离面出血。胎盘早剥、死胎、羊水栓塞、重度子痫前期等产科并发症，可引起弥散性血管内凝血(DIC)，从而导致子宫大量出血。

三、分类

(1)产后出血按病因分为子宫收缩乏力、胎盘因素、软产道损伤、凝血功能障碍等因素所致的产后出血。

(2)按失血量、临床症状和体征三者结合来分，分为五级(表 7-1)。

表 7-1　按失血量分类

出血分类	估计失血量	失血比例	临床症状与体征
0 级	＜500mL	＜10%	无
1 级	500～1000mL	15%	极少
2 级	1200～1500mL	20%～25%	尿量减少，脉搏增快，呼吸频率增加，体位性低血压，脉压小
3 级	1800～2100mL	30%～35%	低血压，心动过速，皮肤湿冷，呼吸急促
4 级	＞2000mL	＞40%	深休克

对于一般健康女性，估计失血量 500～1000mL 时，提示要采取监护、复苏的基本措施；而一旦出现循环系统不稳定的临床表现，应实施全部复苏、监护和止血。

四、临床表现

胎儿娩出后阴道流血及出现失血性休克、严重贫血等相应症状，是产后出血的主要临床表现。

临床表现随病因不同而异。

1.子宫收缩乏力

常为分娩过程中宫缩乏力的延续。由于宫缩乏力，常发生产程延长、胎盘剥离延缓、阴道流血过多等，出血多为间歇性阴道流血。按压宫底有大量血液或血块自阴道涌出。若出血量多，出血速度快，产妇可迅速出现休克表现，如面色苍白、头晕心慌、出冷汗、脉搏细弱、血压下降等。检查宫底较高，子宫松软如袋状，甚至子宫轮廓不清，摸不到宫底，按摩推压宫底将积血压出。剖宫产时可出现子宫软，如袋状，并有宫腔活动性出血，手按摩后子宫变硬有皱褶。

2.胎盘因素

胎儿娩出后10分钟内胎盘未娩出，阴道大量流血，应考虑胎盘因素。胎盘部分剥离、嵌顿，胎盘部分粘连或植入、胎盘残留等是引起产后出血的常见原因。胎盘娩出后应常规检查胎盘及胎膜是否完整，确定有无残留。胎盘胎儿面如有断裂血管，应想到副胎盘残留的可能。徒手剥离胎盘时如发现胎盘与宫壁关系紧密，难以剥离，牵拉脐带时子宫壁与胎盘一起内陷，可能为胎盘植入，应立即停止剥离。另外，当巨大儿、双胎等引起的子宫收缩乏力且有胎盘粘连时，如用力按压子宫和牵拉脐带，可造成子宫内翻，表现为患者疼痛剧烈，阴道口有异物脱出，胎盘附着于异物上，如胎盘部分剥离，出血增多。

3.软产道裂伤

出血发生在胎儿娩出后，持续不断，血色鲜红能自凝。裂伤较深或涉及血管时，出血较多。宫颈裂伤多发生在两侧，也可呈花瓣状，严重者延及子宫下段。阴道裂伤多发生在侧壁、后壁和会阴部，多形成不规则裂伤。剖宫产时常因为胎儿先露过低或取胎儿时手法不当导致下段撕裂而出血。如失血表现明显，伴阴道疼痛而阴道流血不多，应考虑隐匿性软产道损伤，如阴道血肿。

疑有软产道裂伤时，应立即仔细检查宫颈、阴道及会阴处是否有裂伤。①宫颈裂伤：巨大儿、手术助产、臀牵引等分娩后，常规检查宫颈。裂伤常发生在宫颈3点与9点处，有时可上延至子宫下段、阴道穹隆。如宫颈裂口不超过1cm，通常无活动性出血；②阴道裂伤：检查者用中指、示指压迫会阴切口两侧，仔细查看会阴切口顶端及两侧有无损伤及损伤程度，有无活动性出血。如有严重的会阴疼痛及突然出现张力大、有波动感、可触及不同大小的肿物，表面皮肤颜色有改变为阴道壁血肿；③会阴裂伤按程度分3度：Ⅰ度系指会阴皮肤及阴道入口黏膜撕裂，未达肌层，一般出血不多。Ⅱ度系指裂伤已达会阴体肌层，累及阴道后壁黏膜，甚至阴道后壁两侧沟向上撕裂，裂伤多不规则，使原解剖结构不易辨认，出血较多。Ⅲ度肛门外括约肌已断裂，甚至阴道直肠隔及部分直肠前壁有裂伤，此种情况出血量不一定多，但组织损伤严重。

4.凝血功能障碍

孕前或妊娠期合并凝血系统障碍性疾病，已有易于出血倾向，或分娩期出现羊水栓塞，或由于分娩时其他原因导致的失血过多等，使得胎盘剥离或软产道有裂伤时，由于凝血功能障碍，表现为持续阴道流血，血液不凝，全身多部位出血、身体瘀斑等。

五、诊断

主要根据临床表现，估计出血量，明确原因，及早处理。但需要注意的是估测的出血量往往低于实际失血量。

1.估测失血量有以下几种方法

(1)称重法：失血量(ml)＝[胎儿娩出后接血敷料湿重(g)－接血前敷料干重(g)]/1.05(血液比重 g/mL)。

(2)容积法：用产后接血容器收集血液后，放入量杯测量失血量。

(3)面积法：可按接血纱布血湿面积粗略估计失血量。

(4)休克指数法(SI)：休克指数＝脉率/收缩压(mmHg)。SI＝0.5 为正常；SI＝1.0 时则为轻度休克；1.0～1.5 之间，失血量为全身血容量的 20%～30%；1.5～2.0 时，为 30%～50%；若 2.0 以上，约为 50%以上，重度休克。上述方法可因不同的检测人员而仍有一定的误差。

2.失血原因的诊断

根据阴道流血发生时间、出血量与胎儿、胎盘娩出之间的关系，能初步判断引起产后出血原因。有时产后出血原因互为因果。

子宫收缩乏力时，宫底升高，子宫质软、轮廓不清，阴道流血多，按摩子宫及应用缩宫剂后有效。胎盘因素和软产道裂伤，通过检查胎盘及检查软产道即可发现；凝血功能障碍时除了有病因外表现为血液不凝。

六、处理

处理原则：针对出血原因，迅速止血；补充血容量，纠正失血性休克；防止感染。

警示：在遇到产后出血时，立即进行呼救(产房有警示铃，听到此铃声产科抢救人员应立即到现场，包括上级医师、麻醉医师、ICU 医生、有经验的护士、助产士等)；迅速评估生命体征(包括血压、心率、呼吸、氧饱和浓度等)，并进行液体复苏；准备血源，做好深静脉穿刺，有条件者进行中心静脉压的测定。同时进行止血处理。

(一)针对病因，立即止血，预防失血性休克的发生

1.子宫收缩

乏力时，加强宫缩才能迅速止血，尽早使用各种促进宫缩的药物及操作，以免出血过多时子宫平滑肌细胞对药物失去敏感性。

(1)按摩子宫：助产者一手置于宫底部，拇指在前壁，其余 4 指在后壁，均匀有节律地按摩宫底；亦可一手握拳置于阴道前穹隆，顶住子宫前壁。另一手自腹壁按压子宫后壁，使宫体前屈，双手相对紧压子宫并做按摩。按压时间以子宫恢复正常收缩，并能保持收缩状态为止。按摩时应注意无菌操作。剖宫产时用腹壁按摩宫底的手法直接按摩子宫。

注意：按摩子宫一定要有效，评价有效的标准是子宫轮廓清楚、收缩有皱褶、阴道或子宫切口出血减少。一个人用力按压最多可坚持 10～20min，因此需要多人轮换。持续按摩，按压时

间以子宫恢复正常收缩并能保持收缩状态为止，有时可长达数小时。按摩时要配合使用宫缩剂。如在病房，将患者最好转运至手术室，排除残留和裂伤，并进行双合诊压迫。

(2)宫缩剂的应用：按摩子宫同时，肌内注射或静脉点滴缩宫素 10～20U。起效时间为3～5min，持续时间为 30min，如 5min 无效立即改用前列腺素类药物宫体注射或直肠放置。当出血量超过 40%以上时，凝血物质可减少，即使宫缩好，也难以止血，且子宫缺血缺氧时对各类宫缩剂敏感性也会下降。

(3)宫腔填塞：Tamponade 气球、纱条填塞宫腔。球囊填塞，方法简单，价格昂贵。纱条填塞时，助手在腹部固定子宫，术者用卵圆钳将无菌特制宽 6～8cm、长 1.5～2m、4～6 层不脱脂棉纱布条自宫底由内向外有序地填紧宫腔，压迫止血。若留有空隙可造成隐性出血。24h 后取出纱条，取出前使用宫缩剂，并给予抗生素预防感染。

(4)压迫缝合：B-Lynch 缝合法。

(5)盆腔血流阻断(结扎子宫动脉、髂内动脉)：主要用于上述处理无效、前置胎盘及 DIC 等所致的严重产后出血而又迫切希望保留生育功能的产妇。①经阴道结扎子宫动脉上行支：消毒后用两把长鼠齿钳钳夹宫颈前后唇，轻轻向下牵引，在宫颈阴道部两上端用 2 号肠线缝扎双侧壁，深入组织约 0.5cm；如无效应迅速开腹结扎子宫动脉上行支。即在宫颈内口平面距宫颈侧壁 1cm 处，触之无输尿管始进针，缝扎宫颈侧壁，进入宫颈组织约 1cm。两侧同样处理。若见到子宫收缩则有效。②结扎髂内动脉：经上述处理无效，可分离出髂内动脉起始点，以 7 号丝线结扎。结扎后一般可见子宫收缩良好。此法可保留子宫，在剖宫产时易于实行。

(6)髂内动脉或子宫动脉栓塞(有条件时)：该法经股动脉穿刺，将介入导管直接导入髂内动脉或子宫动脉，有选择性地栓塞子宫的供血动脉。一般选用明胶海绵颗粒做栓塞剂，在栓塞后 2～3 周可被吸收，血管复通。若患者处于休克状态应先纠正休克，待一般情况改善后才行栓塞术，且应行双侧髂内动脉栓塞以确保疗效。

(7)次全或全子宫切除：当宫缩剂治疗无效、不具备栓塞的条件、经保守性处理无效时应立即行子宫切除。子宫切除的时机要根据医院的条件、患者的情况、血源等综合考虑，不能以出血多少而断定。在医疗条件和血源等受限的医院，出血 2000～3000mL 时，且出血仍在继续，与家属沟通，可行子宫切除而挽救患者生命。

2.胎盘因素

胎儿娩出后，疑有胎盘滞留时，立即做宫腔检查。若胎盘已剥离则应立即取出胎盘；若胎盘粘连，可试行徒手剥离胎盘后取出。若剥离困难疑有胎盘植入，停止剥离，根据患者出血情况及胎盘剥离面积行保守治疗或子宫切除术。

(1)保守治疗：适用于孕产妇一般情况良好，无活动性出血；胎盘植入面积小、子宫壁厚、子宫收缩好、出血量少者。可采用局部切除、髂内动脉栓塞术、甲氨蝶呤等治疗。保守治疗过程中应用彩色多普勒超声密切监测胎盘大小及周围血流变化、观察阴道出血情况以及是否有感染，如出血增多或感染，应用抗生素同时行清宫或子宫切除术。

(2)切除子宫：如有活动性出血、病情加重或恶化、穿透性胎盘植入时应切除子宫。需要注意的是,胎盘全部植入可无活动性出血或出血较少,此时切忌强行剥离胎盘而造成大量出血,最安全的处理是切除子宫。

特别强调瘢痕子宫合并前置胎盘,尤其胎盘附着于子宫瘢痕(凶险性前置胎盘)时,处理较为棘手,采用彩色多普勒超声结合 MRI 检查,初步判断有无胎盘植入。

3.软产道损伤

应彻底止血,按解剖层次逐层缝合裂伤。宫颈裂伤<1cm 且无活动性出血不需缝合;若裂伤>1cm 且有活动性出血应缝合。需用肠线或化学合成可吸收缝线缝合。缝合第一针应超过裂口顶端 0.5cm,常用间断缝合,最后一针应距宫颈外侧端 0.5cm 以上,以减少日后发生宫颈口狭窄的可能性。若裂伤累及子宫下段经阴道难以修补时,可开腹行裂伤修补术。修补阴道和会阴裂伤时,需按解剖层次缝合各层,缝合第一针应超过裂伤顶端,不留无效腔,避免缝线穿透直肠黏膜。软产道血肿应切开血肿、清除积血,彻底止血、缝合,必要时可置橡皮引流条。

4.凝血功能障碍

首先应排除子宫收缩乏力、胎盘因素、软产道损伤等原因引起的出血。尽快输血、血浆、血小板、纤维蛋白原或凝血酶原复合物、凝血因子等。若并发 DIC,应按 DIC 处理。

(二)失血性休克处理

一旦发生休克,应在多学科的协助下尽力复苏。

(1)密切观察生命体征,发现早期休克,做好记录,去枕平卧,保暖,吸氧。

(2)呼叫相关人员,建立有效静脉通道,及时快速补充晶体平衡液及血液、新鲜冷冻血浆等,纠正低血压;有条件的医院应做中心静脉压指导输血补液。

(3)血压仍低时应用升压药物及糖皮质激素,改善心、肾功能。

(4)抢救过程中随时做血气检查,及时纠正酸中毒。

(5)防治肾衰,如尿量少于 25mL/h,尿比重高,应积极快速补充液体,视尿量是否增加。尿比重在1.010 或以下者,输液要慎重,利尿时注意高钾血症。

(6)保护心脏,出现心力衰竭时应用强心药物同时加用利尿药如呋塞米 20～40mg 静脉滴注,必要时 4h 后可重复使用。

(7)抢救过程中,应注意无菌操作,并给予大剂量广谱抗生素,预防感染。

七、预防

1.产前预防

通过系统围产保健,对有可能发生产后出血的高危人群进行一般转诊和紧急转诊,防止产后出血的发生,并做好抢救措施。

(1)纠正贫血,提高对失血的耐受性。

(2)及时发现和积极治疗子痫前期。

(3)积极治疗并监测患有肝病及凝血功能障碍的孕妇。

(4)及时发现羊水过多、双胎、巨大胎儿、前置胎盘、胎盘早剥、多次刮宫史、肝病、血液病、子宫肌瘤等有出血倾向的产妇，并提前入院待产，制订合理的分娩计划，必要时多科合作。

2.产时预防

消除孕妇分娩时的紧张情绪，密切观察产程进展，正确处理产程。

(1)第一产程：密切观察产妇情况，保证充分休息，注意饮食，防止产程延长。

(2)第二产程：指导产妇适时正确使用腹压，防止胎儿娩出过快，掌握会阴后、斜切开术或正中切开术的适应证及手术时机，接产操作要规范，防止软产道损伤。对已有宫缩乏力者，胎肩娩出后，立即肌内注射缩宫素10U，并继续静脉滴注缩宫素，增强子宫收缩，减少出血。

(3)第三产程：准确收集并测量产后出血量。若胎盘未娩出前有较多阴道流血，或胎儿娩出后30分钟未见胎盘自然剥离征象，应行宫腔探查及人工剥离胎盘术。剥离有困难者，切勿强行剥离。胎盘娩出后应仔细检查胎盘、胎膜是否完整，检查软产道有无撕裂或血肿，检查子宫收缩情况并按摩子宫以促进子宫收缩。

3.产后预防

因产后出血多发生在产后2h内，故胎盘娩出后，应分别在第15min、30min、60min、90min、120min监测生命体征，包括血压、脉搏、阴道出血量、子宫高度、膀胱充盈情况，及早发现出血和休克。鼓励产妇排空膀胱，与新生儿早接触、早吸吮，以便能反射性引起子宫收缩，减少出血量。

第六节　羊水栓塞

羊水栓塞(AFE)是指羊水进入母体血液循环，引起的急性肺栓塞、休克、弥散性血管内凝血、肾衰竭甚至骤然死亡等一系列病理生理变化过程。以起病急骤，病情凶险，难以预料，病死率高为临床特点，是极其严重的分娩期并发症。

1926年Megarn首次描述了1例年轻产妇在分娩时突然死亡的典型症状，直到1941年，Steiner和Luschbaugh等在患者血液循环中找到羊水有形成分，才命名此病为羊水栓塞。近年的研究认为羊水栓塞与一般的栓塞性疾病不同，而与过敏性疾病更相似，故建议将羊水栓塞更名为妊娠过敏样综合征。

羊水栓塞的发病率国外为2.0/10万，我国为2.18/10万～5.00/10万。足月妊娠时发生的羊水栓塞，孕产妇死亡率高达70%～80%，占我国孕产妇死亡总数的4.6%。羊水栓塞的临床表现主要是迅速出现、发展极快的心、肺功能衰竭及肺水肿，继之以因凝血功能障碍而发生大出血及急性肾衰竭，以上表现常是依次出现的，而急性心、肺功能衰竭的出现十分迅速而严重，半数以上的患者在发病1小时内死亡，以致抢救常不能奏效，症状出现迅速者，甚至距离死亡的时间仅数分钟，所以仅40%的患者能活至大出血阶段。但也有少数患者(10%)在阴道分娩或剖宫产后1小时内，不经心、肺功能衰竭及肺水肿阶段直接进入凝血功能障碍所致的大量阴道出血或伤口渗血阶段，这种情况称为迟发性羊水栓塞。至于中期妊娠引产时亦可出现羊水栓塞，因妊娠期早，羊水内容物很少，因此症状轻，治疗的预后好。

一、病因

羊水栓塞的病因与羊水进入母体循环有关是学者们的共识，但是对致病机制的看法则有不同，晚期妊娠时，羊水中水分占98%，其他为无机盐、碳水化合物及蛋白质，如白蛋白、免疫球蛋白A及G等，此外尚有脂质如脂肪酸以及胆红素、尿素、肌酐、各种激素和酶，如果已进入产程羊水中还含有特别是在产程中产生的大量的各种前列腺素；但重要的是还有胎脂块，自胎儿皮肤脱落下的鳞形细胞、毳毛及胎粪，在胎粪中含有大量的组织胺、玻璃酸质酶。很多学者认为这一类有形物质进入血流是在AFE中引起肺血管机械性阻塞的主要原因。而产程中产生的前列腺素类物质进入人体血流，由于其缩血管作用，加强了羊水栓塞病理生理变化的进程；值得注意的是羊水中物质进入母体的致敏问题也成为人们关注的焦点，人们早就提出AFE的重要原因之一就是羊水所致的过敏性休克。在20世纪60年代，一些学者发现在子宫的静脉内出现鳞形细胞，但患者无羊水栓塞的临床症状。另外，又有一些患者有典型的羊水栓塞的急性心、肺功能衰竭及肺水肿症状，而尸检时并未找到羊水中所含的胎儿物质；Clark等在46例AFE患者中发现有40%患者有药物过敏史，基于以上理由，Clark认为过敏可能也是导致发病的主要原因，他甚至建议用妊娠过敏样综合征，以取代羊水栓塞这个名称。

Clark认为羊水栓塞的表现与过敏及中毒性休克（内毒素性）相似，这些进入循环的物质，通过内源性介质，诸组胺、缓激肽、细胞活素、前列腺素、白细胞三烯、血栓烷等导致临床症状的产生。不过，败血症患者有高热，AFE则无此表现；过敏性反应中经常出现的皮肤表现、上呼吸道血管神经性水肿等表现，AFE患者亦不见此表现；而且过敏性反应应先有致敏的过程，AFE患者则同样地可以发生在初产妇。所以也有人对此提出质疑。重要的是近几年中，有很多学者着重研究了内源性介质在AFE发病过程中所起的作用，例如Agegami等对兔注射含有白细胞三烯的羊水，兔经常以死亡为结局，若对兔先以白细胞三烯的抑制剂预处理，则兔可免于死亡。Kitzmiller等则认为PGF_2在AFE中起了重要作用，PGF_2只在临产后的羊水中可以测到，对注射PGF和妇女在产程中取得的羊水可以出现AFE的表现。Maradny等则认为在AFE复杂的病理生理过程中，血管内皮素使血流动力学受到一定影响，血管内皮素是人的冠状动脉和肺动脉及人类支气管强有力的收缩剂，对兔及培养中人上皮细胞给予人羊水处理后，血管上皮素水平升高，特别是在注射含有胎粪的羊水后升高更为明显，而注射生理盐水则无此表现。

Khong等最近提出血管上皮素-L可能在AFE的发病上起一定作用。血管上皮素-1是一种强而有力的血管及支气管收缩物质，他们用免疫组织化学染色法证实在2例AFE死亡患者的肺小叶上皮、支气管上皮及小叶中巨噬细胞均有表达，其染色较浅，而在羊水中鳞形细胞有广泛表达。因此，血管上皮素可能在AFE的早期引起短暂的肺动脉高压的血流动力学变化。所以AFE的病因十分复杂，目前尚难以一种学说来解释其所有变化，故研究尚需不断深入。

1.羊水进入母体的途径

进入母体循环的羊水量至今无人也无法计算，但羊水进入母体的途径有以下几种：

(1)宫颈内静脉：在产程中，宫颈扩张使宫颈内静脉有可能撕裂，或在手术扩张宫颈、剥离胎膜时、安置内监护器引起宫颈内静脉损伤，静脉壁的破裂、开放，是羊水进入母体的一个重要途径。

(2)胎盘附着处或其附近：胎盘附着处有丰富的静脉窦，如胎盘附着处附近胎膜破裂，羊水则有可能通过此裂隙进入子宫静脉。

(3)胎膜周围血管：如胎膜已破裂，胎膜下蜕膜血窦开放，强烈的宫缩亦有可能将羊水挤入血窦而进入母体循环。另外，剖宫产子宫切口也日益成为羊水进入母体的重要途径之一。Clark 所报告的 46 例羊水栓塞中，8 例在剖宫产刚结束时发生。Gilbert 报告的 53 例羊水栓塞中，32 例(60%)有剖宫产史。

2.羊水进入母体循环的条件

一般情况下，羊水很难进入母体循环；但若存在以下条件，羊水则有可能直接进入母体循环：

(1)羊膜腔压力增高：多胎、巨大儿、羊水过多使宫腔压力过高；临产后，特别是第二产程子宫收缩过强；胎儿娩出过程中强力按压腹部及子宫等，使羊膜腔压力(100～175mmHg)明显超过静脉压，羊水有可能被挤入破损的微血管而进入母体血循环。

(2)子宫血窦开放：分娩过程中各种原因引起的宫颈裂伤可使羊水通过损伤的血管进入母体血循环。前置胎盘、胎盘早剥、胎盘边缘血窦破裂时，羊水也可通过破损血管或胎盘后血窦进入母体血循环。剖宫产或中期妊娠钳刮术时，羊水也可从胎盘附着处血窦进入母体血循环，发生羊水栓塞。

(3)胎膜破裂后：大部分羊水栓塞发生在胎膜破裂以后，羊水可从子宫蜕膜或宫颈管破损的小血管进入母体血循环中。剖宫产或羊膜腔穿刺时，羊水可从手术切口或穿刺处进入母体血循环。

可见，羊膜腔压力增高、过强宫缩和血窦开放是发生羊水栓塞的主要原因。高龄产妇、经产妇、急产、羊水过多、多胎妊娠、过期妊娠、巨大儿、死胎、胎膜早破、人工破膜或剥膜、前置胎盘、胎盘早剥、子宫破裂、不正规使用缩宫素或前列腺素制剂引产、剖宫产、中期妊娠钳刮术等则是羊水栓塞的诱发因素。

二、病理生理

羊水进入母体循环后，通过多种机制引起机体的过敏反应、肺动脉高压和凝血功能异常等一系列病理生理变化。

1.过敏性休克

羊水中的抗原成分可引起Ⅰ型变态反应。在此反应中肥大细胞脱颗粒、异常的花生四烯酸代谢产物产生，包括白三烯、前列腺素、血栓素等进入母体血循环，导致过敏性休克，同时使支气管黏膜分泌亢进，导致肺的交换功能下降，反射性地引起肺血管痉挛。

2.肺动脉高压

羊水中有形物质可直接形成栓子阻塞肺内小动脉；还可作为促凝物质促使毛细血管内血液凝固，形成纤维蛋白及血小板微血栓机械性阻塞肺血管，引起急性肺动脉高压。同时有形物质尚可刺激肺组织产生和释放 $PGF_{2\alpha}$、5-羟色胺、白三烯等血管活性物质，使肺血管反射性痉挛，加重肺动脉高压。羊水物质也可反射性引起迷走神经兴奋，进一步加重肺血管和支气管痉挛，导致肺动脉高压或心跳骤停。肺动脉高压又使肺血管灌注明显减少，通气和换气障碍，肺组织严重缺氧，肺毛细血管通透性增加，液体渗出，导致肺水肿、严重低氧血症和急性呼吸衰竭。肺动脉高压直接使右心负荷加重，导致急性右心力衰竭竭。肺动脉高压又使左心房回心血量减少，则左心排出量明显减少，引起周围血循环衰竭，使血压下降产生一系列心源性休克症状，产妇可因重要脏器缺血而突然死亡。

3.弥散性血管内凝血(DIC)

羊水中含有丰富的促凝物质，进入母血后激活外源性凝血系统，在血管内形成大量微血栓(高凝期)，引起休克和脏器功能损害。同时羊水中含有纤溶激活酶，可激活纤溶系统，加上大量凝血因子被消耗，血液由高凝状态迅速转入消耗性低凝状态(低凝期)，导致血液不凝及全身出血。

4.多脏器功能衰竭

由于休克、急性呼吸循环衰竭和 DIC 等病理生理变化，常导致多脏器受累。以急性肾脏功能衰竭、急性肝功能衰竭和急性胃肠功能衰竭等多脏器衰竭常见。

三、临床表现

羊水栓塞发病特点是起病急骤、来势凶险。90%发生在分娩过程中，尤其是胎儿娩出前后的短时间内。少数发生于临产前或产后 24h 以后。剖宫产术或妊娠中期手术过程中也可发病。在极短时间内可因心肺功能衰竭、休克导致死亡。典型的临床表现可分为 3 个渐进阶段：

1.心肺功能衰竭和休克

因肺动脉高压引起心力衰竭和急性呼吸循环衰竭，而变态反应可引起过敏性休克。在分娩过程中，尤其是刚破膜不久，产妇突然发生寒战、烦躁不安、呛咳气急等症状，随后出现发绀、呼吸困难、心率加快、面色苍白、四肢厥冷、血压下降。由于中枢神经系统严重缺氧，可出现抽搐和昏迷。肺部听诊可闻及湿啰音，若有肺水肿，产妇可咯血性泡沫痰。严重者发病急骤，甚至没有先兆症状，仅惊叫一声或打一次哈欠后，血压迅速下降，于数分钟内死亡。

2.DIC 引起的出血

产妇渡过心肺功能衰竭和休克阶段，则进入凝血功能障碍阶段，表现为大量阴道流血、血液不凝固，切口及针眼大量渗血，全身皮肤黏膜出血，血尿甚至出现消化道大出血。产妇可因出血性休克死亡。

3.急性肾衰竭

由于全身循环衰竭，肾脏血流量减少，出现肾脏微血管栓塞，肾脏缺血引起肾组织损害，表现为少尿、无尿和尿毒症征象。一旦肾实质受损，可致肾衰竭。典型临床表现的3个阶段可能按顺序出现，但有时亦可不全部出现或按顺序出现，不典型者可仅有休克和凝血功能障碍。中孕引产或钳刮术中发生的羊水栓塞，可仅表现为一过性呼吸急促、烦躁、胸闷后出现阴道大量流血。有些产妇因病情较轻或处理及时可不出现明显的临床表现。

四、诊断

羊水栓塞的诊断缺乏有效、实用的实验室检查，主要依靠的是临床诊断。而临床上诊断羊水栓塞主要根据发病诱因和临床表现，做出初步诊断并立即进行抢救，同时进行必要的辅助检查，目前通过辅助检查确诊羊水栓塞仍较困难。在围产期出现严重的呼吸、循环、血液系统障碍的病因有很多，例如肺动脉血栓性栓塞、感染性休克、子痫等。所以对非典型患者，首先应排除其他原因，即可诊断为羊水栓塞。需要与羊水栓塞进行鉴别诊断的产科并发症与并发症有：空气栓子、过敏性反应、麻醉并发症、吸入性气胸、产后出血、恶性高热、败血症、血栓栓塞、宫缩乏力、子宫破裂及子痫。

1.病史及临床表现

凡在病史中存在羊水栓塞各种诱发因素及条件，如胎膜早破、人工破膜或剥膜、子宫收缩过强、高龄初产，在胎膜破裂后、胎儿娩出后或手术中产妇突然出现寒战、烦躁不安、气急、尖叫、呛咳、呼吸困难、大出血、凝血障碍、循环衰竭及不明原因休克，休克与出血量不成比例，首先应考虑为羊水栓塞。初步诊断后应立即进行抢救，同时进行必要的辅助检查来确诊。

2.辅助检查

(1)血涂片寻找羊水有形物质：抽取下腔静脉或右心房的血5mL，离心沉淀后取上层物做涂片，用Wright-Giemsa染色，镜检发现鳞状上皮细胞、毳毛、黏液，或行苏丹Ⅲ染色寻找脂肪颗粒，可协助诊断。过去认为这是确诊羊水栓塞的标准，但近年认为，这一方法既不敏感也非特异，在正常孕妇的血液中也可发现羊水有形物质。

(2)宫颈组织学检查：当患者行全子宫切除，或死亡后进行尸体解剖时，可以对宫颈组织进行组织学检查，寻找羊水成分的证据。

(3)非侵入性检查方法：①Sialyl Tn抗原检测：胎粪及羊水中含有神经氨酸-N-乙酰氨基半乳糖(Sialyl Tn)抗原，羊水栓塞时母血中Sialyl Tn抗原浓度明显升高。应用放射免疫竞争法检测母血Sialyl Tn抗原水平，是一种敏感和无创伤性的诊断羊水栓塞的手段。②测定母亲血浆中羊水-胎粪特异性的粪卟啉锌水平、纤维蛋白溶酶及C_3、C_4水平也可以帮助诊断羊水栓塞。

(4)胸部X线检查：90%患者可出现胸部X线片异常。双肺出现弥散性点片状浸润影，并向肺门周围融合，伴有轻度肺不张和右心扩大。

(5)心电图检查：ST段下降，提示心肌缺氧。

(6)超声心动图检查：可见右心房、右心室扩大、心排出量减少及心肌劳损等表现。

(7)肺动脉造影术：是诊断肺动脉栓塞最可靠的方法，可以确定栓塞的部位和范围。但临床较少应用。

(8)与 DIC 有关的实验室检查:可进行 DIC 筛选试验(包括血小板计数、凝血酶原时间、纤维蛋白原)和纤维蛋白溶解试验(包括纤维蛋白降解产物、优球蛋白溶解时间、鱼精蛋白副凝试验)。

(9)尸检:①肺水肿、肺泡出血,主要脏器如肺、心、胃、脑等组织及血管中找到羊水有形物质;②心脏内血液不凝固,离心后镜检找到羊水有形物质;③子宫或阔韧带血管内可见羊水有形物质。

美国羊水栓塞的诊断标准:

(1)出现急性低血压或心跳骤停。

(2)急性缺氧,表现为呼吸困难、发绀或呼吸停止。

(3)凝血功能障碍或无法解释的严重出血。

(4)上述症状发生在子宫颈扩张、分娩、剖宫产时或产后 30min 内。

(5)排除了其他原因导致的上述症状。

五、处理

羊水栓塞一旦确诊,应立即抢救产妇。主要原则为:纠正呼吸循环衰竭、抗过敏、抗休克、防治 DIC 及肾衰竭、预防感染。病情稳定后立即终止妊娠。

1.纠正呼吸循环衰竭

(1)纠正缺氧:出现呼吸困难、发绀者,立即面罩给氧,流速为 5~10L/min。必要时行气管插管,机械通气,正压给氧,如症状严重,应行气管切开。保证氧气的有效供给,是改善肺泡毛细血管缺氧、预防肺水肿的关键。同时也可改善心、脑、肾等重要脏器的缺氧。

(2)解除肺动脉高压:立即应用解痉药,减轻肺血管和支气管痉挛,缓解肺动脉高压及缺氧。常用药物有:

①盐酸罂粟碱:是解除肺动脉高压的首选药物。可直接作用于血管平滑肌,解除平滑肌痉挛。对冠状动脉、肺动脉、脑血管均有扩张作用。首次剂量 30~90mg,加入 5%葡萄糖溶液 20mL 中缓慢静脉注射,每日剂量不超过 300mg。罂粟碱与阿托品合用,扩张肺小动脉效果更好。

②阿托品:可阻断迷走神经反射引起的肺血管痉挛及支气管痉挛,促进气体交换,解除迷走神经对心脏的抑制,使心率加快,增加回心血量,改善微循环,兴奋呼吸中枢。每隔 10~20min 静脉注射 1mg,直至患者面色潮红,微循环改善。心率在 120 次/分以上者慎用。

③氨茶碱:可解除肺血管痉挛,松弛支气管平滑肌,降低静脉压与右心负荷,兴奋心肌,增加心排出量。250mg 加入 5%葡萄糖溶液 20mL 缓慢静脉注射。必要时可重复使用。

④酚妥拉明:可解除肺血管痉挛,降低肺动脉阻力,消除肺动脉高压。5~10mg 加入 5%葡萄糖溶液250~500mL 中,以 0.3mg/min 的速度静脉滴注。

(3)防治心力衰竭:为保护心肌和预防心力衰竭,尤其对心率超过 120 次/mm 者,除用冠状动脉扩张剂外,应及早使用强心剂。常用毛花苷丙(西地兰)0.2～0.4mg,加入25%葡萄糖溶液20mL中缓慢静脉注射。必要时4～6h后可重复应用。还可用营养心肌细胞药物如辅酶A,三磷酸腺苷(ATP)和细胞色素C等。

2.抗过敏

应用糖皮质激素可解除痉挛,稳定溶酶体,具有保护细胞及抗过敏作用,应及早大量使用。首选氢化可的松100～200mg加入5%葡萄糖溶液50～100mL中快速静脉滴注,再用300～800mg加入5%葡萄糖溶液250～500mL中静脉滴注;也可用地塞米松20mg缓慢静脉注射后,再用20mg加于5%葡萄糖溶液250mL中静脉滴注,根据病情可重复使用。

3.抗休克

(1)补充血容量:在抢救过程中,应尽快输新鲜全血和血浆以补充血容量。与一般产后出血不同的是,羊水栓塞引起的产后出血往往会伴有大量的凝血因子的消耗,因此在补充血容量时注意不要补充过量的晶体,要以补充血液,特别是凝血因子和纤维蛋白原为主。扩容首选低分子右旋糖酐500mL静脉滴注(每日量不超过1000mL)。应做中心静脉压(CVP)测定,了解心脏负荷状况,指导输液量及速度,并可抽取血液寻找羊水有形成分。

(2)升压药:多巴胺10～20mg加于5%葡萄糖溶液250mL中静脉滴注;间羟胺20～80mg加于5%葡萄糖溶液250～500mL中静脉滴注,滴速为20～30滴/分。根据血压情况调整滴速。

(3)纠正酸中毒:在抢救过程中,应及时做动脉血气分析及血清电解质测定。若有酸中毒可用5%碳酸氢钠250mL静脉滴注,若有电解质紊乱,应及时纠正。

4.防治DIC

(1)肝素钠:在已经发生DIC的羊水栓塞的患者使用肝素要非常慎重,一般原则是“尽早使用,小剂量使用”或者是“不用”。所以临床上如果使用肝素治疗羊水栓塞,必须符合以下2个条件:导致羊水栓塞的风险因素依然存在(子宫和宫颈未被切除,子宫压力继续存在),会导致羊水持续不断地进入母亲的血液循环,不使用肝素会使凝血因子的消耗继续加重;有使用肝素的丰富经验,并且能及时监测凝血功能的状态。

用于羊水栓塞早期高凝状态时的治疗,尤其在发病后10min内使用效果更佳。肝素钠25～50mg(1mg=125U)加于0.9%氯化钠溶液100mL中,静脉滴注1h,以后再以25～50mg肝素钠加于5%葡萄糖溶液200mL中静脉缓滴,用药过程中可用试管法测定凝血时间,使凝血时间维持在20～25min。24h肝素钠总量应控制在100mg(12 500U)以内为宜。肝素过量(凝血时间超过30min),有出血倾向时,可用鱼精蛋白对抗,1mg鱼精蛋白对抗肝素100U。

(2)抗纤溶药物:羊水栓塞由高凝状态向纤溶亢进发展时,可在肝素化的基础上使用抗纤溶药物,如6-氨基己酸4～6g加于5%葡萄糖溶液100mL中,15～30min内滴完,维持量每小时1g;氨甲环酸0.5～1.0g/次,加于5%葡萄糖溶液100mL静脉滴注;氨甲苯酸0.1～0.3g加于5%葡萄糖溶液20mL稀释后缓慢静脉注射。

(3)补充凝血因子:应及时补充,输新鲜全血、血浆、纤维蛋白原(2～4g)等。

5.预防肾衰竭

羊水栓塞的第3阶段为肾衰竭期，在抢救过程中应注意尿量。当血容量补足后仍少尿，应及时应用利尿剂：①呋塞米 20～40mg 静脉注射；②20%甘露醇 250mL 静脉滴注，30min 滴完。如用药后尿量仍不增加，表示肾功能不全或衰竭，按肾衰竭处理，尽早给予血液透析。

6.预防感染

应用大剂量广谱抗生素预防感染。应注意选择对肾脏毒性小的药物，如青霉素、头孢菌素等。

7.产科处理

(1)分娩前出现羊水栓塞，应先抢救母亲，积极治疗急性心力衰竭、肺功能衰竭、监护胎心率变化，病情稳定以后再考虑分娩情况。

(2)在第1产程出现羊水栓塞，考虑剖宫产终止妊娠，若患者系初产，新生儿为活产，术时出血不多，则可暂时保留子宫，宫腔填塞纱布以防产后出血。如宫缩不良，行子宫切除。因为理论上子宫的血窦及静脉内仍可能有大量羊水及其有形成分。在行子宫切除时不主张保留宫颈，因为保留宫颈有时会导致少量羊水继续从宫颈血管进入母体循环，羊水栓塞的病情无法得到有效的缓解。

(3)在第2产程出现羊水栓塞，可考虑阴道分娩。分娩以后，如有多量的出血，虽经积极处理后效果欠佳，应及时切除子宫。

(4)分娩以后宫缩剂的应用：有争论，有人认为会促进更多的羊水成分进入血液循环，但多数人主张使用宫缩剂。

六、预防

严格来说羊水栓塞不是能完全预防的疾病。首先应针对可能发生羊水栓塞的诱发因素加以防范，提高警惕，早期识别羊水栓塞的前驱症状，早期诊断羊水栓塞，以免延误抢救时机。同时应注意下列问题：

(1)减少产程中的人为干预如人工破膜、静脉滴注缩宫素等。

(2)掌握人工破膜的时机，破膜应避开宫缩最强的时间。人工破膜时不要剥膜，以免羊水被挤入母体血液循环。

(3)严密观察产程，正确使用宫缩剂。应用宫缩剂引产或加强宫缩时，应有专人观察，随时调整宫缩剂的剂量及用药速度，避免宫缩过强。宫缩过强时适当应用宫缩抑制剂。

(4)严格掌握剖宫产指征，正确掌握剖宫产的手术技巧。手术操作应轻柔，防止切口延长；胎儿娩出前尽量先吸净羊水，以免羊水进入子宫切口开放的血窦内。

(5)中期妊娠流产钳刮术时，扩张宫颈时应逐号扩张，避免粗暴操作。行钳刮术时应先破膜，待羊水流尽后再钳夹出胎儿和胎盘组织。

(6)羊膜腔穿刺术时，应选用细针头(22号腰穿针头)。最好在超声引导下穿刺，以免刺破胎盘，形成开放血窦。

第八章　新生儿疾病

第一节　新生儿胎粪吸入综合征

胎粪吸入综合征(MAS)或称胎粪吸入性肺炎,是由于胎儿在宫内或产时吸入混有胎粪的羊水而致,以呼吸道机械性阻塞及肺部化学性炎症为主要病理特征,于生后不久出现呼吸窘迫为主要表现的临床综合征。多见于过期产儿。

一、病因和病理生理

1.胎粪吸入

当胎儿在宫内或分娩过程中缺氧,肠道及皮肤血流量减少,迷走神经兴奋,肠壁缺血,肠蠕动增快,导致肛门括约肌松弛而排出胎粪。与此同时,缺氧使胎儿产生呼吸运动将胎粪吸入气管内或肺内,或在胎儿娩出建立有效呼吸后,将其吸入肺内。

2.不均匀气道阻塞

(1)肺不张:部分肺泡因其小气道被较大胎粪颗粒完全阻塞,其远端肺泡内气体吸收,引起肺不张,使肺泡通气/血流降低,导致发生低氧血症。

(2)肺气肿:部分肺泡因胎粪颗粒不完全阻塞小气道,形成"活瓣",吸气时气体能进入肺泡,呼气时气体不能完全呼出,导致肺气肿。若气肿的肺泡破裂则发生肺气漏,如间质气肿、纵隔气肿或气胸等。

(3)正常肺泡:部分肺泡的小气道可无胎粪,但该部分肺泡的通换气功能均可代偿性增强。

3.化学性肺炎

于胎粪吸入后12～24h,因胆盐(胎粪成分之一)等刺激,局部肺组织可发生化学性炎症及间质性肺气肿。此外,胎粪还有利于细菌生长,故也可肺部继发细菌性炎症。

4.肺动脉高压

在胎粪吸入所致的肺不张、肺气肿及肺组织炎症,以及PS继发性被灭活的基础上,缺氧和混合性酸中毒进一步加重,使患儿肺血管阻力不能适应生后环境的变化而下降,出现持续性增高,导致新生儿持续性肺动脉高压(PPHN)。

二、诊断

(1)常见于足月儿或过期产儿,多有宫内窘迫史和(或)出生窒息史。

（2）有吸入混合胎粪和羊水的证据是诊断的必备条件：①分娩时可见羊水混胎粪；②患儿皮肤、脐带和指、趾甲床留有胎粪污染的痕迹；③口、鼻腔吸引物中含有胎粪；④气管插管时声门处或气管内吸引物可见胎粪（即可确诊）。

（3）临床表现

①常于生后开始出现呼吸窘迫，12～24h 随胎粪吸入远端气道，症状及体征则更为明显。

②表现为呼吸急促、发绀、鼻翼扇动和吸气性三凹征等，少数患儿也可出现呼气性呻吟。查体可见胸廓前后径增加似桶状胸，听诊早期有鼾音或粗湿啰音，继之出现中、细湿啰音。若呼吸困难突然加重，听诊呼吸音明显减弱，应疑似气胸的发生：如患儿出现持续而严重的发绀，哭闹、哺乳或躁动时进一步加重，仍疑似 PPHN 的发生。

③患儿上述表现可持续数天至数周。若吸入少量或混合均匀的羊水，可无症状或症状轻微；若吸入大量或黏稠胎粪者，可致死胎或生后不久即发生死亡。

（4）辅助检查

①实验室检查：动脉血气分析示 pH 值下降，PaO_2 降低，$PaCO_2$ 增高；还应进行血常规、血糖、血钙和相应血生化检查，气管内吸引物及血液的细菌学培养。

②X 线检查：两肺透过度增强伴有节段性或小叶性肺不张，也可仅有弥漫性浸润影或并发纵隔气肿、气胸等肺气漏。需注意，部分 MAS 患儿，其胸片的严重程度与临床表现并非成正相关。

③超声波检查：彩色 Doppler 可用于评估和监测肺动脉的压力，有助于 PPHN 诊断。

三、鉴别诊断

羊水被胎粪污染是诊断本病的前提，而气管内吸引物中含有胎粪即可被确诊。因此，本病一般不难诊断，仅少数情况下注意与其他疾病相鉴别：

1.大量羊水吸入

吸入大量羊水后，由于羊水内脱落的上皮细胞阻塞远端气道，引起呼吸困难。但此类患儿常有胎儿宫内窘迫或产时窒息史，呼吸急促多数在复苏后即发生，一般 48～72h 恢复正常，临床预后相对良好。

2.新生儿感染性肺炎

主要指宫内感染性肺炎，病原体常为 B 组链球菌、大肠埃希菌等。但母亲产前常有发热、羊膜早破或羊水浑浊伴有异味史，母血或宫颈拭子培养有细菌生长；患儿外周血象、C 反应蛋白、血培养等也可提示有感染证据。此外，此类患儿抗生素治疗有效，X 线征象即动态观察也助于两者鉴别。

四、治疗

1.促进气管内胎粪排出

对病情较重且生后不久的 MAS 患儿，可气管插管后进行吸引，以减轻 MAS 引起气道阻塞。由动物实验结果证实，即使胎粪被吸入气道4h后，仍可将部分胎粪吸出。

2.氧疗

当PaO_2<50mmHg或$TcSO_2$<90%时，应依据患儿缺氧程度选用不同的吸氧方式，如鼻导管、头罩或面罩等，以维持PaO_2 50～80mmHg或$TcSO_2$ 90%～95%为宜。有条件者最好用加温湿化给氧，有助于胎粪排出。

3.机械通气治疗

(1)当FiO_2>0.4时，可用经鼻塞CPAP治疗，压力可设定在4～5cmH_2O。但在某些情况下，如肺部查体或X线检查提示肺过度充气时，应慎用，否则因CPAP加重肺内气体潴留，诱发肺气漏的发生。

(2)当FiO_2>0.6，$TcSO_2$<85%，或$PaCO_2$>60mmHg伴pH<7.25时，应行机械通气治疗。对于MAS常采用相对较高吸气峰压(如30～35cmH_2O)，足够的呼气时间，以免气体滞留。对于常频呼吸机治疗无效或有肺气漏，如气胸、间质性肺气肿者，高频通气可能效果更佳。

4.肺表面活性物质治疗

由于肺表面活性蛋白被胎粪灭活，使PS合成分泌障碍。近年来证实，补充外源性PS取得较好疗效，特别是PS联合高频通气、NO吸入效果更佳，但确切结果仍有待于RCT进一步证实。

5.并发症治疗

(1)肺气漏治疗：少量气胸不需处理可自行吸收。但对张力性气胸，应紧急胸腔穿刺抽气，可立即改善症状，然后根据胸腔内气体的多少，必要时行胸腔闭式引流。

(2)PPHN治疗：祛除病因是关键。此外，根据病情可采用高频通气、NO吸入或应用肺血管扩张剂，如西地那非、米力农等，也有一定的疗效。

6.其他治疗

(1)限制液体入量：严重者常伴有脑水肿、肺水肿或心力衰竭，应适当限制液体入量。

(2)抗生素：目前是否对预防性应用抗生素仍存争议。一般选择广谱抗生素，并进一步根据血液、气管内吸引物细菌培养及药敏结果，调整抗生素及确定其使用疗程。

(3)维持正常循环：出现低体温、苍白和低血压等休克表现者，应选用生理盐水或血浆、全血、白蛋白等进行扩容，同时静脉点滴多巴胺和(或)多巴酚丁胺等。

此外，尚需注意保温、镇静，满足热卡需要，维持血糖和血清离子正常等。

五、预防

(1)积极防治胎儿宫内窘迫和产时窒息。

(2)对羊水混有胎粪，应在胎儿肩和胸部尚未娩出前，清理鼻腔和口咽部胎粪。通过评估，如新生儿有活力(即呼吸规则，肌张力好，心率>100次/分)可进行观察不需气管插管吸引；如无活力，立即气管插管，将胎粪吸出；对不能确定是否有活力时，一般应气管插管进行吸引。在气道胎粪吸出前一般不应进行正压通气。

第二节　新生儿感染性肺炎

新生儿感染性肺炎较常见，感染可以发生在出生前，娩出过程中及出生后。病原体主要为细菌及病毒，少数由真菌、衣原体、原虫引起。出生前感染包括孕妇妊娠后期感染经血行通过胎盘屏障进入胎儿循环，或羊膜腔感染，羊膜早破胎儿吸入污染的羊水；娩出过程因经过阴道时吸入污染的分泌物，出生后见于接触呼吸道感染者。其他部位感染经血行传播至肺或接受一些侵入性操作及应用抗生素、激素接触病原体机会多的住院患儿。

一、临床表现

（1）多数患儿有体温不升或发热，反应低下、拒奶等全身症状。

（2）气急、口吐泡沫、鼻翼扇动、吸气性凹陷、呼气性呻吟、发绀、呼吸暂停；少数表现为反应低下，口唇周围青灰、呼吸不规则、呼吸暂停、腹胀等；咳嗽症状可以不出现（尤其早产儿）。新生儿早期B族溶血性链球菌有肺炎症状酷似新生儿肺透明膜病。衣原体肺炎起病缓慢，咳嗽较频，发绀、气急。

（3）重症较易发生呼吸衰竭。

二、诊断要点

1.病史与体检

了解有无引起感染的相关因素。呼吸道合胞病毒在冬春季发病，常有接触史；出生前及娩出过程中感染常于出生后2～3d内出现症状，但衣原体肺炎要在生后3～4周或更晚发病。肺部听诊可闻及湿啰音或捻发音，但可以阴性。

2.辅助检查

（1）X线检查

细菌性肺炎：表现为肺纹理增粗，边缘模糊小斑片状密度增深影，病变中间密度较深而边缘较浅，病灶可融合成片。金黄色葡萄球菌肺炎早期病灶亦是大小不等斑片状密度增深影，但其病变大小及范围短期内可明显变化，并可见大小不一薄壁圆形气囊，易并发脓胸、脓气胸。

病毒性肺炎：主要为间质性肺炎。位于支气管、血管周围的间质病变，呈现纤细条状密度增深影；位于终末支气管以下区域的肺间质病变，表现为短条状，相互交叉呈网状伴肺气肿。病变区可伴散在分布，大小不一斑片状泛阻塞性肺气肿为主要征象。

衣原体肺炎：明显肺气肿，两侧肺野弥散性间质浸润和斑片状肺泡浸润影。

（2）有条件做病原学检测（细菌培养、病毒分离、免疫荧光技术、酶联免疫吸附试验等快速诊断）。

（3）病情较重者应做血气检查，经皮测氧饱和度不能替代血气分析。

（4）血白细胞计数和分类、急性反应蛋白（如CRP）对鉴别细菌性、病毒性有一定参考价值；沙眼衣原体感染可有嗜酸性粒细胞升高。

三、治疗方案和原则

1.一般治疗

注意保暖、超声雾化吸入，经常翻身、拍背、吸痰，保持呼吸道通畅。注意水、电解质平衡与营养支持。

2.抗生素的选用

原则上应根据可能的病原菌选用敏感的抗生素，对出生后早期感染的肺炎，可选用氨苄西林，每日 100mg/kg 和氨基糖苷类抗生素。但氨基糖苷类可产生耳、肾毒性，应用要有指征，并要严格掌握剂量与疗程。杆菌性肺炎，可选用哌拉西林或头孢呋辛。对院内获得性肺炎病菌耐药，可选用第三代头孢菌素，若为葡萄球菌性肺炎用万古霉素。对沙眼衣原体肺炎用大环内酯类抗生素。呼吸道合胞病毒用利巴韦林喷雾吸入。

3.气管内冲洗

重症肺炎经反复雾化吸痰，症状仍不能改善，$PaCO_2>7.98kPa(60mmHg)$并继续升高者，提示呼吸道分泌物较多而影响了通气，可考虑行支气管内冲洗，吸出气管和支气管内的分泌物。

4.氧疗

气急、青紫者应供氧，一般头罩吸氧，如 FiO_2 0.6 而 $PaO_2<6.67kPa$、$PaCO_2<8kPa$，自主呼吸有力者可予持续气道正压给氧。

5.机械通气

凡有明显呼吸困难和发绀，或反复呼吸暂停，经多次吸痰、氧疗等治疗症状仍未改善，血 $PaCO_2>9.31kPa(70mmHg)$和 $PaO_2<6.67kPa(50mmHg)$者，需考虑机械通气。初调值为：PIP 1.96kPa($20mmH_2O$)，PEEP 0.29～0.3kPa($3\sim4cmH_2O$)，RR 40 次/分，FiO_2 0.6～0.8，I：E＝1：1～1.2，然后根据临床情况和血气分析调节。

6.要警惕气胸、脓气胸、心力衰竭等并发症，及时诊断并给相应治疗

第三节　新生儿坏死性小肠结肠炎

一、概述

新生儿坏死性小肠结肠炎(NEC)是新生儿特别是早产儿常见消化系统急症。临床以腹胀、呕吐、腹泻、便血为主要表现；腹部 X 线平片以肠壁囊样积气为特征；病理以回肠远端和结肠近端坏死为特点。随着 NICU 的建立发展以及机械通气的应用，发病率近几十年有增加趋势，与早产儿存活增加有关，是新生儿尤其是早产儿死亡的重要原因。存活者常留有短肠综合征。

二、病因

NEC的确切病因和发病机制目前还不肯定，但普遍认为该病是多因性疾病。主要与下列因素有关：

1.感染及炎症

感染是NEC的主要原因之一，大多为克雷伯杆菌、大肠埃希杆菌、铜绿假单胞菌等肠道细菌。

2.早产

是NEC的重要发病因素，因免疫功能差，肠蠕动弱，加之出生时易发生窒息，造成肠壁缺氧损伤，使细菌侵入。

3.缺氧和再灌注损伤

各种原因使肠壁缺血缺氧，如在新生儿窒息、呼吸疾病、休克等缺氧、缺血情况时肠壁血管收缩，导致肠黏膜缺血缺氧、发生坏死。随着恢复供氧，血管扩张充血，扩张时的再灌注会增加组织损伤。

4.喂养

加奶速度过快，奶液渗透压过高，高渗药物溶液进入胃肠道等。

三、临床诊断及分期

本病多见于早产、低体重儿，男多于女，发病时间与病因和孕周有关。通常生后2～3周内发病，＜28周早产儿由于开奶迟多在生后3～4周发病，最迟可至生后2个月。当围产期窒息是主要因素时，常在生后很快发生。典型症状是腹胀、黏液血便和呕吐。

1.腹胀

首发症状，先有胃排空延迟，后全腹胀，肠鸣音减弱或消失。

2.呕吐、血便

呕吐可有胆汁或咖啡样物，腹泻、血便。

3.病情进展迅速、感染中毒症状严重

4.其他

隐匿发生者表现非特异性症状，早期表现类似新生儿败血症。

四、辅助检查

1.大便潜血

早期大便潜血阳性。

2.血小板和C反应蛋白(CRP)

血小板降低和CRP升高对判断病情很有帮助。

3.X 线检查是确诊 NEC 的重要条件

一旦怀疑本病立即拍腹部 X 线，每隔 6～12h 动态观察其变化。拍片的体位主要是仰卧、立侧、水平侧位。禁做钡餐或钡灌肠，有肠穿孔的危险。肠穿孔常发生在诊断后的最初 2d 内。

典型的 X 线早期改变为胃泡扩张，轻或中度肠管胀气，肠间隙增厚，肠黏膜粗厚、模糊，部分患者有肠管内气液面，如果有少量或局限性肠壁积气则可确诊。病变进展时肠腔积气加重，部分肠管形态不规则，僵直固定，肠管内可有气液面。继而腹腔出现渗液并逐渐增多，腹部密度增高。部分患者可见门静脉积气，提示预后不良。如果出现肠袢固定扩张，提示肠道全层坏死，动力消失。

4.超声检查

NEC 时腹部超声可见肠壁增厚、肠壁积气、门静脉积气、腹水和胆囊周围积气。其中门静脉积气和腹水的诊断敏感性优于 X 线。近年彩色多普勒超声（CDS）检测和定量肠壁血流应用可发现有患儿肠壁局部或多处血流灌注不良，是评价肠道血循环状况的手段。

5.磁共振成像（MRI）

MRI 可看到泡沫样肠壁、肠腔中异常液平面等现象，可作为肠坏死的非损伤性诊断手段，有助于 NEC 手术时机的选择。

五、诊断

1.疑似 NEC

腹胀，突然出现喂养不耐受，但 X 线检查没有肠壁积气、门静脉积气、膈下游离气体等。

2.明确 NEC

腹胀伴有 X 线检查肠壁积气或门静脉积气，或两者同时存在。X 线检查其他征象可有肠袢固定扩张，肠梗阻，肠壁穿孔有膈下游离气体等。

六、鉴别诊断

1.中毒性肠麻痹

原发病为腹泻或败血症时，易将坏死性小肠结肠炎误诊为中毒性肠麻痹，但后者无便血。X 线平片上无肠壁间积气等。

2.机械性肠梗阻

X 线腹平片上液平面的跨度较大，肠壁较薄，无肠壁间隙增宽模糊，无肠壁积气，结合临床不难区别。

3.肠扭转

机械性肠梗阻症状重，呕吐频繁。腹部 X 线平片示十二指肠梗阻影像，腹部阴影密度均匀增深，并存在不规则多形气体影，无明显充气扩张的肠曲。

4.先天性巨结肠

有腹胀。X 线平片上有小肠、结肠充气影，需与早期坏死性小肠结肠炎鉴别。前者有便秘史，无血便，X 线平片动态观察无肠壁积气征。

5.自发性胃穿孔

多由于先天性胃壁肌层缺损引起，常见于胃大弯近贲门处。患儿生后 3～5d 突然进行性腹胀，伴呕吐、呼吸困难和发绀。X 线平片腹部仅见气腹，无肠壁积气或肠管胀气。

七、治疗

1.禁食

怀疑本病时即开始禁食，腹胀明显者同时行胃肠减压，禁食时间 7～10d。恢复胃肠道喂养指征为一般情况好转，腹胀消失，肠鸣音恢复，大便潜血阴性。

2.支持疗法

全胃肠道外营养和足量液体。

3.抗生素应用

一旦出现 NEC 应静脉给予抗生素 10～14d。

4.腹膜引流与外科手术治疗

NEC 单纯合并气腹也可先采用腹膜引流，需手术患者生命体征稳定后进行。有报道对极低出生体重儿发生 NEC 合并穿孔、不能耐受手术者，可做腹膜引流。

八、预防

1.合理喂养

对极低体重儿首选母奶，早期微量喂养，不应增奶过快。不能喂母乳者可选用早产儿专用奶粉，并按照指南所示方法进行喂养。避免过度及高渗喂养。

2.益生菌

口服益生菌可抑制肠内致病菌的过度繁殖，使异常的肠通透性、失衡的肠微生态系统恢复正常。还可提高肠道屏障免疫功能、减低炎症反应。

3.表皮生长因子

近年发现补充外源性 EGF 对于 NEC 患者十分重要，临床尚未普遍开展。

4.糖皮质激素

产前应用激素对 NEC 预防作用还需进一步临床研究。

九、预后

本病病死率高，特别是胎龄＜28 周，出生体重＜1000g 者。有败血症、DIC、持续腹水者预后差。5%～30%存活者有肠狭窄。切除回肠终端可以导致维生素 B_{12} 缺乏和贫血，肠切除广泛者引起短肠综合征和营养不良。严重 NEC 存活后可以留有残疾，需要进行长期神经发育的随访。

第四节　新生儿黄疸

由于新生儿胆红素代谢的特点可引起新生儿生理性黄疸，这类黄疸在生后2～3d开始出现，4～6d达高峰，峰值一般不超过257μmol/L (15mg/dL)，足月儿10～14d消退，早产儿2～3周消退，结合胆红素不超过25.5～34μmol/L(1.5～2.0mg/dL)。小儿一般状况好，食欲正常。但有多种因素或疾病可引起加重黄疸，属非生理性。故对有黄疸的新生儿应区别其黄疸是生理性还是病理性。病理性者应查明病因。

一、病因及临床表现

1.未结合胆红素血症

(1)胆红素产生增加：包括同族免疫性溶血(ABO、Rh、MN等母婴血型不合)；红细胞酶的缺陷如G-6-PD缺陷。丙酮酸激酶缺陷、己糖激酶缺陷；红细胞结构缺陷(遗传性球形红细胞增多症，遗传性椭圆形红细胞增多症)；血肿或内出血；红细胞增多症，感染性疾病。

在我国同族免疫性溶血病，以ABO血型不合为多见，母为O型或B型，第一胎即可发生，在生后1～3d即呈病理性黄疸程度往往较轻。Rh血型不合虽然较ABO血型不合少，但症状重，在出生时或生后1～2d即有明显症状，表现为胎儿水肿，黄疸重伴贫血，多见于母Rh(－)，婴儿Rh(＋)，亦可母婴均为，Rh(＋)但E、e或C、c抗原不合。

红细胞G-6-PD缺陷在我国广东、广西、福建、四川等地较多见，患者多数为男性、接触樟脑丸，服用维生素K_3、K_4、川连或窒息，酸中毒、细菌性感染等诱发溶血。

红细胞增多症指静脉血细胞比容＞0. 65，见于宫内慢性缺氧，脐带延迟结扎，母-胎输血、胎-胎输血。

(2)葡萄糖醛酸转移酶活性不足：包括酶活性低下(早产儿、甲状腺功能减退症)；酶缺乏(先天性非溶血性高未结合胆红素血症，即Crigler-Najjar综合征Ⅰ型、Ⅱ型)；酶活性受抑制(母乳性黄疸，暂时性家族性高胆红素血症即Lucey-Driscoll综合征，感染性疾病)。甲状腺功能低下患儿除黄疸消退延迟外，尚表现少哭少动、进食少、腹胀、脐疝、胎粪排空延迟等。

Crigler-Najjar综合征Ⅰ型生后不久未结合胆红素即显著升高并超过340μmol/L(20mg/L)，如不处理常发生胆红素脑病；Ⅱ型症状较Ⅰ型轻，黄疸出血现较晚，基本上不超过340μmol/L。Luccy-Driscoll综合征，母血中存在抑制葡萄糖醛酸转移酶活性的物质(激素)，通过胎盘进入胎儿体内，该物质使新生儿出现高胆红素血症，胆红素常超过340μmol/L。由于生后该物质不再进入新生儿体内，原有的渐消失，黄疸持续2～3周消退。

(3)胆红素“肠-肝循环”增加：包括胎粪排空延迟、肠梗阻、母乳性黄疸。胎粪排空延迟可见于巨结肠、甲状腺功能减退，生后经胃肠道喂养迟或哺乳少，出生后3d后仍排胎粪。

肠梗阻者有呕吐物含胆汁，生后排胎粪。

母乳性黄疸机制未完全明确。目前认为与胆红素肠道重吸收增加有关，黄疸高峰在7～

14d,但黄疸持续1～3个月才消退,除黄疸外,小儿一般状况及进食、粪便均正常。

2.结合胆红素血症

(1)先天性胆管闭锁。

(2)先天性胆管扩张症。

(3)遗传代谢病:半乳糖血症、果糖不耐受症、α_1 抗胰蛋白酶缺乏症。

(4)静脉营养

先天性胆管闭锁患儿在新生儿期粪便颜色可正常或淡黄色,黄疸持续且加重,粪便颜色逐渐变淡直至陶土色,而尿色变深,肝渐肿大、质硬。

先天性胆管扩张症主要症状为腹痛、腹块和黄疸:症状发作多为间歇性,但很少在新生儿期发生。

遗传代谢病中半乳糖血症相对多见,患儿出生时无异常,但开奶后出现呕吐、腹泻、低血糖、肝肿大、黄疸等症状,停止含乳糖食品症状即改善、消失。

3.混合型

未结合和结合胆红素均增高

(1)宫内感染:弓形虫、风疹及巨细胞病毒感染及梅毒。

(2)生后感染:败血症。

(3)重症Rh溶血病

(4)母糖尿病:宫内感染者均可出现高胆红素血症,但他们往往有其他症状,诸如早产或低出生体重儿、弓形虫、巨细胞病毒感染者小头畸形、颅内钙化点、脉络膜视网膜炎等;而先天性风疹患儿可伴有白内障、先天性心脏病等;先天性梅毒患儿则有皮疹、骨骼病变等。

二、诊断要点

1.下列情况应考虑为病理性

(1)生后24小时内即出现黄疸。

(2)血清胆红素＞255μmol/L。

(3)血清胆红素值上升每24h＞85μmol/L。

(4)血清结合胆红素＞25.5μmol/L或占血清胆红素＞15％。

(5)足月儿满14d、早产儿满21d仍有黄疸。

2.根据血清总胆红素、结合胆红素水平判断是高未结合胆红素血症、高结合胆红素血症或混合型

3.病史提供的线索

(1)黄疸、贫血、脾切除及较早发生胆囊病的家族史,提示遗传性球形红细胞增多症。

(2)前一胎有黄疸、贫血史,提示同族免疫性溶血。

(3)前一胎有黄疸要考虑母乳性黄疸、Lucey-Driscoll综合征。

(4)母孕期患病情况,有无糖尿病?感染性疾病要考虑先天性感染。

(5)出生时脐带延迟结扎,有可能红细胞增多。

(6)进食少或同时伴呕吐,可致肠蠕动少致胆红素肠-肝循环增加,但要分析进食少的原因:感染?畸形?代谢性疾病?喂养不当?

(7)小于胎龄儿,可能有红细胞增多症或宫内感染。

(8)小头畸形见于宫内感染。

(9)苍白见于溶血病或出血。

(10)头颅血肿或其他部位血肿。

(11)瘀点、瘀斑见于先天性感染、败血症、重症溶血病。

(12)肝脾肿大:见于溶血性疾病、先天性感染及肝脏疾病。

(13)脉络膜视网膜炎见于先天性感染。

4.黄疸出现时间对诊断有一定参考意义

生后24h内出现明显黄疸者应考虑母婴血型不合溶血病或宫内感染;生后2～3d出现黄疸可以是生理性,若为病理性则可能为轻型ABO溶血病、新生儿早期感染等;生后4～7d出现病理性黄疸,可因感染、胎粪排空延迟、头颅血肿等;生后第2周黄疸不减甚至加重,除感染外尚应考虑母乳性黄疸及甲状腺功能减退,在我国南方地区G-6-PD缺陷发生率较高(主要为男性发病)是病理性黄疸重要病因,其黄疸出现时间多数在生后2周内。胆管闭锁、胆管扩张症常在新生儿后阶段引起高结合胆红素血症。

5.伴随症状对诊断有帮助

溶血病往往有不同程度贫血,但血肿、内出血亦可致贫血、黄疸;感染者常有体温异常、食欲减退等症状,宫内感染有宫内发育迟缓、小头畸形、肝脾肿大、血小板减少等表现;胎粪排空延迟者在出生3d后仍排胎粪,但要除外巨结肠、甲状腺功能减退;母乳性黄疸见于母乳喂养者,除黄疸较深症状外无其他异常;肛管闭锁者粪便颜色转淡而尿色转深;甲状腺功能减退者,体温偏低,皮肤有花纹、进食少,脐疝、腹胀。

6.病理性黄疸

小儿出现精神萎靡、吸吮反射、拥抱反射减弱,要注意是胆红素脑病警告期的表现。

7.母乳性黄疸

根据系母乳喂养儿且一般情况良好并排除其他病因。必要时暂停喂母乳2～3d血清胆红素有较明显下降。

8.实验室检查

(1)贫血、网状细胞升高可见于溶血性疾病及出血。

(2)母婴血型不合溶血病,不能单以血型不合而确诊,应进一步检查证明婴儿红细胞被致敏:抗人球蛋白试验(直接法)阳性,并做释放试验以了解何种血型抗体,亦可检测婴儿血清中有无血型抗体。

(3)血涂片见球形红细胞除考虑球形红细胞增多症外,亦可是ABO血型不合溶血病,做进一步检查以确诊。

(4)怀疑细菌性感染应做血、尿培养;宫内感染做血清抗体检测。

(5)结合胆红素升高要尽早鉴别是胆管闭锁(外科性)或异常代谢病等内科疾病。下列检查结果提示为胆管闭锁:动态观察血清胆红素持续不变或上升,十二指肠降部引流液无胆红素和胆酸,超声显像胆总管显示不清,胆囊较小或缺如,静脉注射^{99m}锝放射性核素积聚肝内,肠道无放射性核素。

三、处理

1.治疗

引起病理性黄疸的基础疾病,并酌情选择下列措施以防止胆红素脑病的发生。

2.降低血清胆红素

光疗、酶诱导剂(苯巴比妥、尼可刹米),交换输血均可降低血清胆红素。光疗及交换输血指征见表8-1。酶诱导剂呈现效果较复早产儿效果差,不能作为主要治疗方法,但可治疗Crigler-Najjar综合征Ⅱ型:提早开奶促使胎粪排空,胎粪排空延迟者灌肠均可减少胆红素经肠壁再吸收。

表8-1　不同出生时龄的足月新生儿黄疸干预推荐标准

时龄(h)	总血清胆红素水平(μmol/L)			
	考虑光疗	光疗	光疗失败换血	换血加光疗
～24	≥103(≥6)	≥154(≥9)	≥205(≥12)	≥257(≥15)
～48	≥154(≥9)	≥205(≥12)	≥291(≥17)	≥342(≥20)
～72	≥205(≥12)	≥257(≥15)	≥342(≥20)	≥428(≥25)
～72	≥257(≥15)	≥291(≥17)	≥376(≥22)	≥428(25)

注:括号内数值为mg/dL值,1mg/dL=17.1μmol/L

3.减少胆红素生成

通过交换输血换出抗体和被致敏的红细胞;控制感染:G-6-PD缺陷者避免用具氧化作用的药物;红细胞增多症者做部分换血。重症溶血病早期静脉滴注丙种球蛋白1g/kg,可抑制溶血过程。

4.保护肝脏酶活性

控制感染,纠正缺氧。甲状腺功能减退者替代治疗。

5.增加白蛋白与胆红素的连接

适当输血浆或白蛋白,禁用有夺位作用的药物(磺胺异噁唑,苯甲酸钠),避免寒冷及饥饿以防止体内游离脂肪酸增高起夺位剂作用。

6.防止血脑屏障暂时性开放

及时纠正呼吸性酸中毒及缺氧,避免高渗性药物快速注入。

血型不合溶血病交换输血血源选择:

ABO血型不合者采用AB型血浆,O型血细胞混合的血。Rh血型不合者采用Rh血型同母亲(例如由抗D抗体引起的溶血病应输不含D抗原的血;由抗E抗体引起者则不输入含RhE的血),而ABO血型同患儿的血。

7.纠正贫血

新生儿溶血病早期贫血(往往有胎儿水肿)采用浓缩血换血。

不论是否进行过换血治疗,要注意(尤其是Rh溶血病)在出生后2～3周是否有晚期贫血及其进展情况。若小儿因贫血而体重不增、心率增快、呼吸快等症状可酌情输血(血源选择如前述)。重组人类红细胞生成素150IU/kg,能减轻“晚期贫血”程度、缩短病程。

第九章　小儿内科疾病

第一节　急性上呼吸道感染

急性上呼吸道感染简称上感，是小儿最常见的疾病。当主要侵犯鼻、鼻咽和咽部时，常诊断为急性鼻咽炎、急性咽炎、急性扁桃体炎等，也可统称为上呼吸道感染。

病毒、细菌和肺炎支原体等均可引起，但原发性上感以病毒引起者最为多见，约占90%以上，主要有呼吸道合胞病毒、流感病毒、副流感病毒、腺病毒、鼻病毒、柯萨奇病毒、埃可病毒、冠状病毒等。病毒感染后易继发细菌感染，形成混合感染。常见于溶血性链球菌、肺炎链球菌、流感嗜血杆菌等。婴幼儿由于上呼吸道的解剖生理特点和免疫特点易患本病。若有全身诱因如维生素D缺乏性佝偻病、营养不良等疾病；或护理不当、气候改变和不良环境因素等，则易致反复感染或使病程迁延。

本病症状轻重不一。与患儿年龄、感染病原及机体抵抗力不同有关，年长儿症状较轻，而婴幼儿常较重。

一、急性鼻咽炎

急性鼻咽炎俗称伤风或感冒，病原体侵犯鼻及鼻咽部为主，主要病原为鼻病毒、副流感病毒、呼吸道合胞病毒和冠状病毒，其他病原少见。以鼻塞、喷嚏、流涕、干咳、咽痛、发热等为主要症状。年长儿症状较轻，常于受凉后1～3d出现上述卡他症状；有些在发病早期可有阵发性脐周疼痛，与发热所致阵发性肠痉挛或肠系膜淋巴结炎有关。婴幼儿局部症状不显著而全身症状重，可骤然起病，高热、咳嗽、食欲差，可伴有呕吐、腹泻、烦躁，甚至高热惊厥。体格检查可见咽部充血，扁桃体肿大，颌下淋巴结肿大、触痛等。病程3～5d，如体温持续不退或病情加重，应考虑合并细菌感染或出现并发症。

二、急性咽炎

急性咽炎是咽黏膜、黏膜下组织和淋巴组织的急性炎症。单纯性咽炎以学龄前儿童多见，婴儿期较少。主要由病毒引起，亦可由A组溶血性链球菌或支原体引起。如患儿同时伴有结膜炎、鼻炎、咳嗽、声音嘶哑或溃疡、皮疹、腹泻等，常提示病毒性咽炎。

1.疱疹性咽炎

系柯萨奇A组病毒引起。急性起病，表现高热、咽痛、流涎、厌食、呕吐等，咽部充血，咽腭弓、腭垂、软腭等处可伴有 2～4mm 大小的疱疹，周围有红晕，破溃后形成小溃疡。病程 1 周左右。多发生于夏秋季。

2.咽-结合膜热

由腺病毒 3、7 型引起。以发热、咽炎、结合膜炎为特点，表现高热、咽痛、眼部刺痛、咽部充血、一侧或两侧滤泡性眼结合膜炎，可伴有胃肠道症状、颈部、耳后淋巴结肿大。病程 1～2 周。本病常发生于春夏季，可在儿童集体机构中流行。

3.链球菌咽炎

以 5 岁以上高发。年长儿常以头痛、腹痛、呕吐等非特异性症状起病，伴高热，数小时后出现咽痛。后者轻重不一，重者可造成吞咽困难。但咽部检查只有 1/3 患儿发现典型扁桃体肿大、渗出和咽部充血。早期可伴有颈前淋巴结肿大伴触痛。扁桃体广泛充血、软腭表面有瘀点、瘀斑提示链球菌感染。发热一般持续 1～4d，严重者病程可达 2 周。年长儿急性咽炎伴发热，但缺乏上呼吸道卡他症状，应首先考虑本病。一般认为，本病年长儿居多，但亦可发生于婴儿，而且一旦发生，常病程迁延。

三、急性扁桃体炎

急性扁桃体炎多伴有不等程度的急性咽炎，可由细菌或病毒引起，也可为混合感染。病毒感染所致者，症状与一般咽炎相似，有咽痛、低热和其他轻度全身症状。检查可发现扁桃体及舌腭弓黏膜充血肿胀，有时在扁桃体表面可见斑点状渗出物，同时软腭和咽后壁可见小溃疡，双侧颊黏膜充血伴散在出血点，但黏膜表面光滑。急性化脓性扁桃体炎起病急，局部及全身症状均较重，咽痛剧烈，吞咽困难，疼痛常向耳部放射。下颌角淋巴结肿大。全身表现常有畏寒、高热，幼儿可因高热而抽搐、呕吐或昏睡。检查可见扁桃体弥漫性红肿，隐窝口可有滤泡状黄白色脓点，并可连成假膜，但不超出扁桃体范围，易于拭去，不留出血创面，此点可与白喉鉴别。链球菌感染所致者多大于 2 岁。

上呼吸道感染的并发症在婴幼儿较为多见，可波及邻近器官，或向下蔓延，引起中耳炎、鼻窦炎、咽后壁脓肿、颈淋巴结炎、喉炎、气管炎、支气管肺炎等。病原亦可通过血液向远处传播，形成脓毒血症、化脓性病灶及心肌炎等。年长儿若患链球菌性上感，可由于变态反应引起急性肾炎、风湿热等。

病毒感染者血白细胞计数正常或偏低，细菌感染者血白细胞常增高，以中性粒细胞为主。咽拭子培养可有病原菌生长；链球菌引起者血中抗“O”抗体滴度可增高。病毒分离和双份血清抗体反应有助于病毒感染的诊断，但由于费时较长，操作复杂，难以在临床中应用。近年来免疫荧光、酶联免疫等方法的开展，有利于病毒感染的早期诊断。

根据临床表现，急性上感不难诊断，但需与流行性感冒鉴别。后者有明显流行病史；全身症状重，如发热、头痛、咽痛、肌肉酸痛等；上呼吸道卡他症状常不明显。腹痛明显者应与急性阑尾炎鉴别。后者腹痛常先于发热，腹痛部位以右下腹为主，呈持续性，有腹肌紧张和固定压痛点；血白细胞及中性粒细胞增高。此外，上感可作为各种传染病，如麻疹、流行性脑脊髓膜炎、猩红热等的前驱症状，因而应结合流行病史、临床表现及实验室资料综合分析，并观察病情演变加以鉴别。

病毒感染所致者以对症支持治疗为主，注意休息、多饮水。高热患儿以物理降温为主，酌情结合口服药物降温。咽痛者可含服咽喉片，严重者适当应用对乙酰氨基酚或布洛芬；如发生高热惊厥可予镇静、止惊等处理。酌情使用抗病毒药物如利巴韦林（病毒唑），疗程为 3～5d。细菌感染者，或病情重、有继发细菌感染可能，或有并发症者可选用抗菌药物，常用青霉素，疗程 3～5d。如证实为溶血性链球菌感染，或既往有风湿热、肾炎病史者，青霉素疗程应为10～14 日。青霉素过敏，或青霉素治疗无效者可应用含 β 内酰胺酶抑制剂的复合 β 内酰胺类，或头孢霉素、大环内酯类抗生素。为提高用药依从性，有人主张应用头孢霉素每日 1 次疗法，并缩短疗程，但目前尚缺乏大规模的临床验证。羟氨苄青霉素每日 1 次疗法可能成为青霉素治疗链球菌咽炎的替代方案。应注意呼吸道隔离，预防并发症。

上呼吸道感染的预防主要靠加强体格锻炼、增强抵抗力；合理喂养，防治佝偻病及营养不良；避免去人多拥挤的公共场所，避免被动吸烟。根据气温变化适当增减衣服。根据病情酌情使用免疫调节剂，如无明确指征（如低丙种球蛋白血症），一般不主张使用丙种球蛋白。

第二节　肺炎

肺炎是由感染或其他因素所致的肺部炎症。以发热、咳嗽、气促、呼吸困难和肺部固定的细湿啰音为其临床主要特征。肺炎是我国儿童保健重点防治的“四病”之一，也是发展中国家 5 岁以内儿童疾病死因之首。一年四季均可发病，以冬春季节及气候骤变时发病率为高，多由急性上呼吸道感染或支气管炎向下蔓延所致。

一、肺炎的分类

1.按病理分类

分为大叶性肺炎、支气管肺炎、间质性肺炎。

2.按病因分类

分为感染性肺炎和非感染性肺炎。感染性肺炎包括病毒性肺炎、细菌性肺炎、真菌性肺炎、支原体肺炎、衣原体肺炎、原虫性肺炎等。非感染性肺炎包括吸入性肺炎、过敏性肺炎、坠积性肺炎等。

3.按病程分类

分为急性肺炎（病程 1 个月以内）、迁延性肺炎（病程 1～3 个月）、慢性肺炎（病程 3 个月以上）。

4.按病情分类

分为轻症肺炎、重症肺炎。

5.按临床表现典型与否

分为典型肺炎和非典型肺炎。

二、临床表现

(一)支气管肺炎

为小儿时期最常见的肺炎,尤以3岁以下婴幼儿最多见。

1.轻症肺炎

以呼吸系统症状为主,大多急性起病。

主要表现为:

(1)呼吸系统症状:咳嗽较频,初为刺激性干咳,以后咳嗽有痰。呼吸加快,多出现在发热、咳嗽之后。

(2)全身症状:发热,热型不定,多为不规则热,程度不一。小婴儿及重度营养不良患儿可不发热,甚至体温不升。患儿精神不振、烦躁不安、食欲减退、轻度腹泻或呕吐。

(3)体征:呼吸频率可达40~80次/分,可有鼻翼扇动、点头呼吸、三凹征、唇周发绀。肺部可听到较固定的中、细湿啰音,以背部两侧下方及脊柱两旁较多,于深吸气末更明显。肺部叩诊多正常,病灶融合时,可出现肺实变体征。新生儿、小婴儿症状和体征可不典型。

2.重症肺炎

病情重,除呼吸系统改变外,常伴循环、神经、消化系统受累的临床表现。

(1)循环系统:轻者心率稍增快,重症者可出现不同程度的心肌炎或心力衰竭。肺炎合并心力衰竭者可表现为:①心率突然增快,安静时婴儿>180次/分、幼儿>160次/分;②呼吸加快,安静时>60次/分;③极度烦躁不安,明显发绀,面色发灰;④颈静脉怒张,肝脏短期内迅速增大;⑤心音低钝或出现奔马律;⑥尿少或无尿,颜面或下肢水肿。若并发心肌炎者,则表现为面色苍白,心动过速、心音低钝、心律不齐,心电图表现为ST段下移和T波低平、双向和倒置。重症患儿可发生休克及DIC。

(2)神经系统:轻症因缺氧和毒血症可致中枢神经系统功能紊乱,常出现嗜睡、烦躁不安,或两者交替出现。重症者可出现不同程度的意识障碍、惊厥、前囟隆起、瞳孔对光反射减弱或消失、呼吸节律不齐甚至停止、脑膜刺激征等中毒性脑病的表现。

(3)消化系统:可出现食欲缺乏、呕吐、腹泻、腹胀等。重症肺炎常发生中毒性肠麻痹,出现严重腹胀,以致膈肌升高进一步加重呼吸困难,听诊肠鸣音消失。胃肠道出血患儿可吐出咖啡样物、便血或便潜血试验阳性。

(二)几种不同病原体所致肺炎的特点

见表9-1。

表 9-1　几种不同病原体所致肺炎的特点

	呼吸道合胞病毒肺炎	腺病毒肺炎	金黄色葡萄球菌肺炎	肺炎支原体肺炎
好发年龄	＜2 岁，6 个月内尤多	6 个月至 2 岁	新生儿、婴幼儿	婴幼儿、年长儿
临床表现	发热不高或无热，喘憋为突出表现，临床上有 2 种类型：①毛细支气管炎，全身中毒症状轻；②间质性肺炎，全身中毒症状较重	起病急，中毒症状重，稽留高热，咳嗽频繁，易发生心肌炎、心力衰竭、中毒性脑病	起病急、病情严重、进展快，全身中毒症状明显，弛张热，易并发休克、败血症、化脓病灶	低、中度发热，刺激性干咳为突出表现，可出现全身多系统受累的临床表现。婴幼儿以呼吸困难、喘憋较突出
肺部体征	出现早，以哮鸣音、呼气性喘鸣音为主，肺部可听到细湿啰音	体征出现较晚，发热 4～5 天后才出现湿啰音	出现早，散在中、细湿啰音	体征多不明显。部分可听到干湿啰音，病灶融合有实变征
X 线改变	①肺气肿和支气管周围炎阴影；②线条状阴影增多或网状阴影	出现较早，呈片状阴影或融合成大病灶，肺气肿多见	变化快，有小片状影，迅速出现肺脓肿、肺大疱、脓胸、脓气胸	4 种改变：①肺门阴影增浓；②支气管肺炎改变；③间质性肺炎改变；④均一的实变阴影
白细胞数	正常或降低	正常或降低	明显增多，核左移	正常或增多
治疗	抗病毒	抗病毒	青霉素类抗生素	大环内酯类药
病程	＜1 周	3～4 周	数周至数月	2～4 个月

三、诊断

支气管肺炎的诊断一般根据有发热、咳嗽、气促、呼吸困难和肺部固定的细湿啰音，结合 X 线检查即可确诊。确诊后有条件者可做相应病原学检查，并注意病情轻重，有无并发症等。在诊断时，还应注意与以下疾病进行鉴别：

1.急性支气管炎

一般不发热或低热，全身状况好，以咳嗽为主要症状，肺部可闻及不固定的干、湿啰音。X 线示肺纹理增多、排列紊乱。若鉴别困难，则按肺炎处理。

2.支气管异物

有异物吸入史，突然出现呛咳，可有肺不张和肺气肿，可资鉴别。但有的病程迁延，有继发感染或合并肺炎则类似肺炎，需注意鉴别。

3.支气管哮喘

咳嗽变异性哮喘可无明显喘息发作，主要表现为持续性咳嗽，X 线示肺纹理增多、排列紊乱和肺气肿，易与本病混淆。患儿具有过敏体质，支气管激发和舒张试验有助于鉴别。

4.肺结核

一般有结核接触史，结核菌素试验阳性，X线显示肺部有结核病灶可资鉴别。粟粒性肺结核可有气促和发绀，从而与肺炎极其相似，但肺部啰音不明显。

四、治疗

应采取综合措施，积极控制感染、改善肺的通气功能、对症治疗、防治并发症。

1.一般治疗

保持病室环境舒适，空气流通，室温18～22℃，湿度60%。尽量使患儿安静，以减少氧的消耗。给予易消化、高能量、富含维生素的饮食，少量多餐。不同病原体肺炎患儿应分室居住，以防交叉感染。置患儿于有利于肺扩张的体位并经常更换，以减少肺部淤血和防止肺不张。

2.病原治疗

绝大多数重症肺炎是由细菌感染引起，或在病毒感染的基础上合并细菌感染，故需抗生素治疗，使用原则：①根据病原菌选择敏感药物；②早期治疗；③联合用药；④足量、足疗程，重症宜静脉给药；⑤用药时间一般应持续至体温正常后5～7d，症状、体征基本消失后3天停药。支原体肺炎至少使用抗生素2～3周；葡萄球菌肺炎在体温正常后2～3周停药，一般总疗程≥6周。

WHO推荐4种一线抗生素，即复方新诺明、青霉素、氨苄西林和阿莫西林，其中青霉素是首选药。我国卫生部对轻症肺炎推荐应用头孢氨苄；金黄色葡萄球菌肺炎用氨苄西林、氯唑西林、苯唑西林；支原体肺炎、衣原体肺炎应用大环内酯类抗生素如红霉素、罗红霉素及阿奇霉素。病毒感染尚无特效药物，可试用三氮唑核苷、干扰素、聚肌胞等药物，中药治疗亦有一定的疗效。

3.氧疗

凡有低氧血症，有呼吸困难、喘憋、口唇发绀、面色灰白等情况立即吸氧。一般选用鼻导管法给氧，流量0.5～1L/min，氧浓度不超过40%；缺氧严重者，可用面罩法给氧，流量2～4L/min，氧浓度50%～60%。若出现呼吸衰竭，则使用人工呼吸器。

4.保持呼吸道通畅

及时清除患儿口鼻分泌物，经常协助患儿转换体位，同时轻拍背部，边拍边鼓励患儿咳嗽，以促使分泌物易于排出，病情许可的情况下可进行体位引流。给予超声雾化吸入，服用祛痰剂和支气管扩张剂等，利于咳痰液出；必要时予以吸痰。

5.腹胀的治疗

腹胀明显应禁食、予以胃肠减压，给予皮下注射新斯的明，以促进肠蠕动。

6.心力衰竭的治疗

若出现心力衰竭，应卧床休息，给予吸氧，并宜早期应用西地兰，首剂用饱和量的一半，余量分2次间隔4～6h给予，达到洋地黄化。另外，应酌情应用镇静剂、利尿剂、血管活性药物。

7.中毒性脑病的治疗

宜采用甘露醇脱水，根据病情每次0.25～1.0g/kg，每6h 1次。除此之外还应改善通气、扩血管、镇静止痉、应用糖皮质激素和促进脑细胞恢复等。

8.糖皮质激素的应用

若出现严重喘憋或呼吸衰竭、全身中毒症状明显、脑水肿、感染性休克时，可短期使用糖皮质激素，常用地塞米松静脉滴注，疗程3～5d。

9.并发症的治疗

脓胸、脓气胸者应及时进行穿刺引流，若脓液黏稠、经反复穿刺抽脓不畅或发生张力性气胸时，宜采用胸腔闭式引流。

五、预防

合理喂养，加强体格锻炼，以改善小儿呼吸功能；对易患呼吸道感染的患儿，在寒冷季节或气候骤变外出时，应注意保暖，避免着凉；定期健康检查，按时预防接种。

第三节　哮喘持续状态

哮喘发作时出现严重呼吸困难，在合理应用拟交感神经药物和茶碱类药物仍不见缓解，病情进行性加重，称为哮喘持续状态，又称哮喘严重发作。由于哮喘持续状态时支气管呈严重阻塞，是一种威胁生命的严重状态，一旦确定诊断，应积极进行治疗。

一、临床表现

哮喘急性发作或加重时突然出现气促、咳嗽、胸闷等症状，或进行性加重，常伴有呼吸窘迫、呼气流速下降为其特征。其发作可因数小时内接触致敏原等刺激物，呼吸道感染或治疗失败所致，病情加重可在数天、数小时内出现，亦可在数分钟内危及生命。在病情危重时患儿因喘息说话困难，语言不连贯，大汗，呼吸频率＞25～30次/分，心率＞140次/分，PEFR低于预计值60%，呼吸减弱，呼吸音甚至听不到，并出现紫绀、烦躁、意识障碍甚至昏迷，为致命性哮喘发作。

二、哮喘持续状态治疗

严重哮喘一旦被确定即需急诊治疗、住入重症监护病房，进行心脏监测。

1.氧疗

为保证组织有充分氧气，应保持供养，吸氧浓度以40%为宜，流量相当于6～8L/min，应用一般面罩吸入更为合适。使血气维持在PaO_2 9.3～12kPa（70～90mmHg）更为理想。不要应用氧气帐，因为氧气不会到达下气道，反因氧气对有些哮喘患者有刺激而引起咳嗽或病情加重，且不宜观察病情。多数患儿经30%～50%给氧后即可纠正低氧血症，但有的患儿给予充

分氧疗后 PaO_2 仍处于 6.7～8.0kPa(50～60mmHg)，应考虑可能因大量分泌物、肺不张或肺炎所引起，此时除积极输氧外还要清除痰液。虽然多数哮喘患儿血氧过低甚至严重缺氧，但氧分压低于 8.0kPa(60mmHg)的情况不多见，由于 8.0kPa 氧分压相当于动脉血氧饱和度的 90%，故很少有哮喘患者发绀或大脑功能受损，一旦发绀出现，意味着严重哮喘发作。在急性哮喘发作时，输氧量很少会使二氧化碳分压升高(慢性肺心病的患者除外)，因此没有必要用特殊的面罩或装置输氧。

2.镇静

缺氧及早期的呼吸性碱中毒可使哮喘患儿出现烦躁、不安、恐惧，有的甚至出现因刺激所致的持续性、痉挛性咳嗽，此时应考虑使用镇静剂。镇静剂应选择不抑制呼吸中枢的药物，如 5%水合氯醛。麻醉剂或巴比妥酸盐类药物(地西泮等)禁用或少量慎用，若在气管插管下可不受限制。

3.紧急的药物治疗

(1)吸入 β_2 受体激动剂：首选，对于急性重症哮喘患儿缓解症状和治疗的效果及安全性已无争议，β_2 受体激动剂的作用较为持久，且 β_2 受体激动剂所产生心血管不良反应较少，常用有沙丁胺醇(舒喘灵、万托林)或特布他林。在第 1 小时内每 20min 吸 1 次，1h 内吸 3 次，以后可以酌情连续吸入，每 2～4h 时可重复吸入 1 次，直至病情稳定。

(2)糖皮质激素：糖皮质激素和 β_2：激动剂联合作用是治疗严重哮喘的基础，糖皮质激素应用不足已被证明是哮喘致死的主要因素。

糖皮质激素对哮喘的作用是抑制炎症细胞趋化效应和炎症反应，减少炎症和细胞因子的释放，降低黏膜上皮和微血管的通透性，减轻黏膜水肿，并通过腺苷酸环化酶增强 β_2 受体激动剂的效应，减轻支气管的痉挛作用。严重哮喘对糖皮质激素的反应迟缓，通常在 4～6h 内还见不到明显的效应，而在轻、中度患者，反应约需 1h，对严重哮喘发作应尽早使用糖皮质激素。对糖皮质激素应用可采用应用甲基强地松龙 2～6mg/(kg·d)，分 2～3 次输注，或氢化可的松(有酒精过敏者禁用)，或琥珀酸氢化可的松，通常用静脉注射 5～10mg/kg，必要时可加大剂量。一般静脉糖皮质激素使用 1～7d，症状缓解后即停止静脉用药。若需持续使用糖皮质激素，可改为口服泼尼松 1～2mg/(kg·d)(每日最大量 40mg)，分 2～3 次服，经 3～4d 后停用。短期使用糖皮质激素的不良反应很少，严重哮喘是一种危险情况，决不要因担心不良反应而对糖皮质激素的应用有所犹豫。条件较差无甲基强地松龙时，可用地塞米松每次 0.25～0.75mg/kg，但效果不如前者。也可以雾化吸入丁地去炎松，雾化吸入每次 0.5～1.0mg，2 次/d，可以与沙丁胺醇和异丙托溴胺一起吸入。

(3)抗胆碱药：抗胆碱药在体内与乙酰胆碱竞争结合 M 受体，主要通过抑制分布于气道平滑肌上的 M 受体，从而松弛平滑肌；其次可降低细胞内 cGMP 水平、提高 cAMP/cGMP 比值，抑制肥大细胞的介质释放，有一定支气管舒张作用。目前临床联合应用溴化异丙托品与 β_2 受体激动剂能增加其疗效。剂量为≤2 岁患儿 125μg (0.5mL)，＞2 岁患儿 250μg(1mL)，以 0.025%浓度稀释至 2～3mL，3～4 次/d 雾化吸入。

(4)氨茶碱:小儿慎用,氨茶碱是茶碱和乙烯二氨组成的一种复合物,因而易溶于水。茶碱具有较明显中枢性呼吸刺激作用,可加强呼吸肌收缩。在急性重症哮喘发作时,茶碱仍为有价值药物,茶碱的支气管舒张效应与其血药浓度间呈明显的相关,由于氨茶碱的有效剂量和中毒剂量相近,应用时需进行血清茶碱浓度测定。

在哮喘严重发作时,可给一负荷剂量茶碱,在不同年龄及不同病情应用氨茶碱量不同,在用负荷剂量后30～60min,有条件者可测量茶碱血药浓度,如＞20μg/mL则停止继续给维持量,如低于10μg/mL,可适当增加药量(增加20%注射量)。以后可在给药12、24h后取血查血药浓度。氨茶碱开始负荷剂量为5～6mg/kg,要求在20～30min静脉滴注,以后＜9岁者1.1mg/(kg·h),＞9岁者0.7mg/(kg·h)给入,如患者给过静脉氨茶碱,不要用负荷剂量,可每次3～4mg/kg,以后给0.7～1.1mg/(kg·h)。如不用维持静脉给药亦可用氨茶碱每次4～5mg/kg,每6h重复静脉滴注1次,以20～30min静脉滴注。2岁以下茶碱清除率低,最好持续维持给药,其持续给药剂量为2～6个月患儿0.5mg/(kg·h),6～11个月患儿0.7mg/(kg·h)(表9-2)。

表9-2 不同年龄每日氨茶碱安全剂量

年龄(岁)	平均每日总量±标准差(mg/kg)
1～8	25±5
～16	20±5
＞16	12±3

(5)硫酸镁:镁离子舒张支气管的机制未完全清楚,一般认为镁能调节多种酶的活性,能激活腺苷环化酶,使三磷酸腺苷生成环磷酸腺苷(cAMP),提高cAMP/cGMP的比值,使肥大细胞介质不易释放,能激活低下的肾上腺素能受体功能,并降低支气管平滑肌的紧张度,使支气管扩张而改变通气情况。故目前硫酸镁在哮喘急性发作中正在取得一定地位,特别是对常规药物治疗无效者,是较安全治疗哮喘的药物。一般在静脉注射后20min有明显支气管扩张作用,尤其对极度烦躁患儿有一定镇静作用。儿童用量为每次0.025g/kg(25%硫酸镁每次0.1mL/kg)加10%葡萄糖溶液20mL在20min内静脉滴注,1～2次/d。用以上剂量静脉注射比较安全,但注射时仍应注意其呼吸、血压变化,少数患者出现乏力、胸闷、呼吸减弱、呼吸困难情况可用10%葡萄糖酸钙静脉注射。

(6)注射用β_2肾上腺素能激动剂:对于能够使用雾化器或面罩的患者,注射用药不但没有帮助,反而会增加毒性。因此,此种方法只用于呼吸严重受抑的患者。

肾上腺素皮下注射,在用β_2受体激动剂吸入、氨茶碱静脉滴注不能缓解症状时,或对于那些极度烦躁,无法吸入β_2受体激动剂或在气道上存在广泛黏液栓塞,或严重的支气管痉挛,以致吸入药物无法起到作用者,可每次皮下注射1∶1000肾上腺素0.01mL/kg,儿童最大不超过0.3mL。

静脉注射沙丁胺醇,小儿很少用。如雾化吸入沙丁胺醇及静脉滴注氨茶碱处理后病情未见好转,可用沙丁胺醇静脉注射,学龄儿童剂量为每次5μg/kg。如病情十分严重,亦可将沙丁胺醇 2mg 加入 10%葡萄糖溶液 250mL 静脉滴注，速度为1mL/min，即速率保持在 8μg/min 左右，静脉滴注 20～30min，起效时间为 20～30min。密切观察病情，若病情好转速度减慢，维持时间一般在 4～6h，故 6～8h 左右可重复用药，有时注射 β_2 受体激动剂会引起心律不齐。因此要进行心电监护，静脉注射 β_2 受体激动剂常引起严重低钾血症，如出现心律不齐或肌肉无力情况时，应随时注意。对学龄前期小儿沙丁胺醇剂量应减半。

在以上治疗措施无效时可用异丙肾上腺素静脉滴注，最初以每分钟 0.1μg/kg 缓慢滴注(0.5mg 异丙肾上腺素加入 10%葡萄糖溶液 100mL，每毫升含 5μg)，在心电图及血气监护下可每 10～15min 增加剂量，按每分钟 0.1μg/kg 的速度增加，直到 PaO_2 及通气功能改善，或心率达到 180～200 次/分时停用。有时可发生心律紊乱，如室性心动过速、室颤等，故必须进行心电监护及血气监测才可应用，症状好转可维持用药 24h。

由于 β_2 受体激动剂主要通过松弛支气管平滑肌起作用，故具有明显黏膜水肿，不仅仅是支气管痉挛的病症，单独使用 β_2 受体激动剂不能从根本上进行彻底的治疗。虽开始一些严重哮喘患者对 β_2 受体激动剂的反应快，而在有严重支气管痉挛时可产生不敏感性，故在治疗中应使患儿峰流速监测达到预计值 50%～75%时才不至于在治疗过程中复发。

4.维持体液及酸碱平衡

哮喘持续状态由于呼吸增加及摄入量不足常伴有轻度脱水，适当补充水分以维持血容量使黏稠黏液栓塞排出，但如过多液体输入可能会引起肺水肿。严重急性哮喘存在明显胸内负压，较易在肺间质内蓄积液体，可进一步加重小气道阻塞，由于哮喘急性期抗利尿激素分泌，如过多输液亦可出现低钠血症及水中毒。在临床上患者常因轻度脱水而需补液，开始可给 1/3 张含钠液体，最初 2h 内给 5～10mL/kg，以后用 1/5～1/4 含钠液维持，见尿后补钾。根据年龄及脱水程度，一般补液量每天 50～120mL/kg。哮喘持续状态时的呼吸性酸中毒，应以改善通气来纠正，代谢性酸中毒常可用吸氧及补液来纠正，明显的代谢性酸中毒可使用碳酸氢钠，稀释至等张液(碳酸氢钠为 1.4%)滴注，未能纠正时可重复同剂量 1 次。

5.抗心力衰竭治疗

低氧血症、高碳酸血症、酸中毒可导致肺动脉痉挛→肺动脉压力增高→充血性心力衰竭。同时双肺严重气肿→心舒张功能受限→体循环、肺循环淤血→心力衰竭加重。抗心力衰竭的原则是吸氧、镇静、强心、利尿及减轻心脏前后负荷。

6.抗生素

有细菌感染指征，可给予抗生素。勿大量、长期使用，否则，青霉素族类药物可增加气道的敏感性。红霉素类药物对气道反应性影响不大，但可减慢氨茶碱的代谢。脱水及肾上腺素治疗后，外周血白细胞可明显增高，应与感染相鉴别。胸部 X 线片上，斑点状肺不张可与肺炎相混淆。

7.气管插管及机械通气

对以上治疗无反应的呼吸衰竭患儿，需用呼吸机辅助通气治疗。机械呼吸的指征：①持续严重的呼吸困难；②呼吸音降低到几乎听不到哮鸣音及呼吸音；③因过度通气和呼吸肌疲劳而使胸廓运动受限；④意识障碍、烦躁或抑制甚至昏迷；⑤吸入40%氧气后发绀毫不缓解；⑥$PaCO_2 \geqslant 8.6kPa(65mmHg)$。机械通气的目的是在尽量减少气压伤的基础上足够的氧合和维持通气直至其他治疗充分显效。

第四节　急性支气管炎

急性支气管炎是婴幼儿时期的多发病、常见病，多继发于上呼吸道感染，也常为某些传染病（如麻疹、百日咳、白喉等）的一种临床表现。

急性支气管炎的病原体是各种细菌或病毒，或为混合感染。凡可引起上呼吸道感染的病原体均可引起急性支气管炎。在病毒感染的基础上，可继发细菌感染。常见的致病菌为肺炎链球菌，流感嗜血杆菌及β溶血性链球菌A组等。营养不良、佝偻病、特应体质等是本病发生的诱因。

一、临床表现

（1）发病可急可慢，多先有上呼吸道感染症状，逐渐出现明显的咳嗽。轻者无明显病容，重者可有发热、头痛、乏力、纳差、精神萎靡等，也可伴有腹痛、呕吐、腹泻等消化道症状。咳嗽一般持续7～10d。如不及时治疗感染，可向下蔓延导致肺炎。

（2）胸部听诊：有或多或少不固定的干啰音及大、中湿啰音，咳嗽或体位变化后可减少或消失。

（3）血象：白细胞数正常或偏低，继发细菌感染者可升高。胸部X线检查多阴性或仅见双肺纹理增粗、紊乱。

二、诊断要点

根据患儿的呼吸道症状、体征，结合辅助检查多可诊断，但应注意与支气管异物、肿瘤压迫、肺炎早期等疾病相鉴别。

三、治疗

1.一般治疗

注意休息，给予易消化食物，卧室温度、湿度要适宜。一般不用镇咳药物，咳嗽重、妨碍休息者可予适量镇静药物。痰多者可口服止咳化痰剂，也可给予雾化吸入治疗。

2.其他治疗

并发细菌感染者，可选用适当抗生素，局部理疗也有效。

3.预防

同上感。一旦感冒，应积极治疗，以免病情进展。

第五节　急性感染性喉炎

急性感染性喉炎为喉部黏膜弥漫性炎症，好发于声门下部，又称急性声门下喉炎。春、冬二季发病比较多，常见于1～3岁幼儿，男性发病较多。

一、临床表现

典型患者有短期(数天)咳嗽、鼻卡他症状和低热等症状。随后发展成典型的症候群：声音嘶哑、犬吠样咳嗽和吸气性喉鸣。症状常以夜间为重，并在第2～3天夜间达高峰。多继发于上呼吸道感染，也可为急性传染病的前驱症状或并发症。可有不用程度的发热，夜间突发声嘶、犬吠样咳嗽和吸气性喉鸣。咽喉部充血，声带肿胀，声门下黏膜呈梭状肿胀，以致喉腔狭小发生喉梗阻，呈吸气性呼吸困难、鼻翼扇动、吸气时出现三凹征。面色发绀，有不同程度的烦躁不安。白天症状较轻，夜间加剧(因入睡后喉部肌肉松弛，分泌物潴留阻塞喉部，刺激喉部发生喉痉挛)。少数患儿有呛食现象，哺乳或饮水即发呛，吃固体食物呛咳较轻。为了便于观察病情，掌握气管切开的时机，按吸气性呼吸困难的轻重将喉梗阻分为四度：①一度喉梗阻：患儿在安静时如常人，只是在活动后才出现吸气性喉鸣和呼吸困难。胸部听诊，呼吸音清楚。如下呼吸道有炎症及分泌物，可闻及啰音及捻发音，心率无改变。②二度喉梗阻：患儿在安静时也出现喉鸣及吸气性呼吸困难。胸部听诊可闻喉传导音或管状呼吸音。支气管远端呼吸音降低，听不清啰音。心音无改变，心率较快，120～140次/分。③三度喉梗阻：除二度梗阻的症状外，患儿因缺氧而出现阵发性烦躁不安，口唇及指(趾)发绀，口周发青或苍白。胸部听诊呼吸音明显降低或听不见，也听不到啰音。心音较钝，心率在140～160次/分以上。④四度喉梗阻：经过呼吸困难的挣扎后，渐呈衰竭，半昏睡或昏睡状态，由于无力呼吸，表现暂时安静，三凹征也不明显，但面色苍白或发灰。此时呼吸音几乎全消失，仅有气管传导音。心音微弱极钝，心率或快或慢，不规律。

二、诊断及鉴别诊断

小儿急性喉炎发作快，有其特殊症状，声嘶、喉鸣、犬吠样咳嗽、吸气性呼吸困难，一般诊断无困难，但应与白喉、急性膜性喉炎、喉水肿、喉痉挛、急性会厌炎、喉或气管异物等婴幼儿喉梗阻相鉴别。

三、治疗

小儿急性喉炎病情发展快，易并发喉梗阻，应及时治疗。使用抗生素及糖皮质激素治疗，疗效迅速良好。

1.给氧

缺氧或发绀患儿应给氧，以缓解缺氧。

2.糖皮质激素疗法

激素有抗炎、抗病毒及控制变态反应的作用，治疗喉炎效果良好，用量要大，否则不易生效。凡有二度以上喉梗阻均用激素治疗。常用泼尼松、地塞米松或氢化可的松；病情较轻者，可口服泼尼松 1～2mg/kg，每 4～6h 1 次。一般服药 6～8 次后，喉鸣及呼吸困难多可缓解或消失，呼吸困难缓解后即可停药。二度以上喉梗阻者可用地塞米松 0.1～0.3mg/kg 或 0.6mg/kg，或氢化可的松 5～10mg/kg 静脉滴注，共 2～3 天，或甲泼尼龙，至症状缓解。

3.镇静剂

急性喉炎患儿因呼吸困难缺氧，多烦躁不安，宜用镇静剂，如异丙嗪每次 1～2mg/kg 有镇静和减轻喉头水肿的作用。氯丙嗪则使喉肌松弛，加重呼吸困难，不宜使用。

4.雾化吸入

现多用雾化泵雾化吸入，将布地奈德吸入溶液 1～2mg 加入雾化器中，雾化吸入后加速喉部炎症及水肿的消退，并稀释分泌物。另外，可用肾上腺素雾化吸入，可有效减轻呼吸道梗阻。剂量为 0.5mg，用 2.5mL 生理盐水稀释，此种溶液可按需给予，严重患者甚至可持续给药。

5.直接喉镜吸痰

三度呼吸困难患儿，由于咳嗽反射差，喉部或支气管内有分泌物潴留，可在直接喉镜下吸出，除去机械性梗阻，减轻因分泌物刺激所引起的喉痉挛，多可立即缓解呼吸困难。在进行直接喉镜检查吸痰的同时，还可喷雾 1%～3%的麻黄碱和糖皮质激素，以减轻喉部肿胀，缓解呼吸困难。吸痰后，应严密观察病情变化，必要时进行气管切开术。

6.抗生素疗法

急性喉炎病情进展迅速，多有细菌感染，应及早选用适当足量的抗生素控制感染。常用者为青霉素、头孢菌素、红霉素和交沙霉素等。一般患儿用一种抗生素即可，病情严重者可用 2 种以上抗生素。应取咽拭子做细菌培养及药物敏感试验，以选用适当抗生素。

7.气管切开术

四度呼吸困难者，应立即行气管切开术抢救。三度呼吸困难经治疗无效者也应做气管切开。

8.其他对症疗法

体温高者，应用物理或药物降温。进流质或半流质易消化食物，多饮水，必要时输液。中毒症状重者，可输全血或血浆。痰黏稠干燥者用雾化吸入。

第十章　小儿外科疾病

第一节　急性淋巴结炎

急性淋巴结炎是小儿外科最常见的疾病之一，好发颈部及颌下，1～7 岁为发病高峰，单侧居多，双侧受累较少。

一、临床表现

由于患儿年龄及个体免疫功能差异，因而临床表现亦不完全一致，依临床表现分为 4 型。

1.硬肿型

病情多不重，全身症状轻微或无异常改变，仅局部肿胀，界限清楚，肿大淋巴结犹如肿瘤，易被误诊。

2.局限型

有典型的化脓性炎症反应过程，但比成人反应明显。患儿有发热、哭闹或食欲减退等全身症状。1 周后全身症状虽有好转，但局部肿胀疼痛仍较明显。病情进展大部分患儿局部化脓，少数局部肿胀逐渐吸收而消退。3～4 周病愈。

3.蜂窝织炎型

局部肿胀发展快，病变区域界限不清，但皮肤发红明显，触痛明显。肿胀可迅速蔓延至对侧、口腔、前胸壁及纵隔，有时肿胀压迫气管引起呼吸困难。全身症状明显，出现发热、烦躁、嗜睡、拒食等，有些患儿还可出现猩红热样皮疹，当发生高热惊厥、血压下降时说明病情危重。

4.中毒休克型

局部症状不明显或被忽略，病情严重又发展快，早期即可发生休克甚至死亡。此型少见。

二、诊断

根据局部淋巴结肿大、有压痛，或淋巴结如球形、有粘连、质硬，有的有波动或已破溃，诊断并不困难。有时为了鉴别诊断需要做穿刺细胞学检查。

正常小儿因淋巴结的构造和功能尚有一个逐渐完善的过程，所以有时可触及淋巴结如蚕豆状、形扁质软、无触痛、无粘连、活动、大小如黄豆，个别可达 1cm 左右。对皮下脂肪少的小儿有时歪头都可显示颈前部淋巴结的外形，此时容易被误诊为病理状态。

颈部急性淋巴结炎还需与下列小儿常见疾病鉴别：

1.流行性腮腺炎颌下腺型

此型亦表现颌下肿胀，但疼痛和触痛都较轻，皮肤大多不红，常见双颌下肿胀，多有传染病接触史。白细胞计数增高。如果为腮腺炎颊部的腮腺导管开口处黏膜肿胀。腮腺处有压痛。

2.淋巴结核

大多局部触痛不明显，肿胀亦不如淋巴结炎，且多有消瘦、全身乏力和盗汗史。胸部透视或胸部平片可显示肺及肺门的原发结核灶。OT 或 PPD 试验阳性，ESR 加快，淋巴结穿刺涂片或培养可找到抗酸杆菌。

3.颈部先天性囊肿继发感染

病史较久，渐进性增大是其特点，但继发感染化脓有波动时，穿刺液却多为稀黏液。

三、治疗

1.非手术治疗

(1)局部外敷：常用鱼石脂油膏、金黄如意散外敷，促使炎症和肿胀局限化。

(2)穿刺抽脓：当已形成脓肿且较小时，可单纯穿刺抽脓注入抗生素，如生理盐水稀释后的庆大霉素注入，对化脓早期效果好，约 1/2 患者可避免切开引流。对有些家长拒绝做切开引流患儿也可做此治疗。

2.切开引流手术

脓多而稠且脓腔较大者一般需及时切开引流，切开引流伤口渗血多时可填压碘仿纱条或凡士林纱条，切开后 1～2d 开始换药。口底蜂窝织炎常易引起呼吸困难，虽未形成脓肿，也应切开引流，以减轻对呼吸道的压迫。

3.抗生素治疗

所有急性淋巴结炎均需口服或静脉滴注抗生素。最常使用的抗生素有青霉素、氨苄西林、红霉素、庆大霉素或头孢类药物。必要时根据脓液培养和药敏结果更换抗生素。一般需连用2 周左右。

4.住院治疗

大多急性淋巴结炎门诊治疗即可痊愈，但下列情况需住院治疗：①中毒休克性或有中毒休克可能者；②病情重，门诊治疗效果不佳，高热不退；③免疫功能低下，食欲减退，伴脱水和营养不良者。

第二节　破伤风

破伤风是由破伤风杆菌侵入人体伤口在厌氧环境下生长繁殖，产生毒素，这些毒素作用于机体的神经、肌肉系统而引起的急性、特异性感染性疾病。其临床特征为牙关紧闭、全身肌肉强直性及阵发性抽搐。由于多年来推广新法接生及预防注射，使破伤风发病率明显降低，但病死率还很高，仍占小儿传染病死亡原因中的第三位。

一、临床表现

1.潜伏期

潜伏期的长短往往与曾是否接受过预防注射、创伤的性质和部位以及伤口早期处理的方式等因素有关。一般1～2周，短至1～2d，长达2月余。新生儿破伤风潜伏期4～7d。潜伏期越短，预后越恶劣，如果外伤后2d左右发病者，死亡率接近100%。

2.痉挛期

起病1～2d后出现典型症状，新生儿在起病24h内出现典型症状，早期有烦躁不安、全身不适，年长儿诉头痛、肢痛，肌肉张力逐渐增加。继之，咽肌、咀嚼肌痉挛导致吸吮、咀嚼、吞咽困难，伴流涎、恐水、牙关紧闭，面肌痉挛时呈苦笑貌，此时口角向上、外方牵引，双眉上举。颈背部肌肉痉挛时呈角弓反张，腹肌强直如板状，下肢及足伸直，双手握拳。初期每隔数小时发做一次，每次发作持续数秒至数分钟，随着病情加重，发作次数增多，持续时间延长。发作时患儿神志清楚，但表情十分痛苦、恐惧、大汗淋漓、有剧痛；肛门、膀胱括约肌痉挛发生尿潴留、便秘，松弛时则出现大小便失禁。喉肌、呼吸肌痉挛可引起呛咳、呼吸困难、发绀，甚至窒息。在强声、光、触摸、饮水、注射等刺激时，常导致痉挛发作。

患儿体温正常或低热，有的患儿在临死前体温常突然上升至41℃以上，新生儿肌痉挛时体温可升高。

3.恢复期

即痉挛发作次数减少，程度减轻至消失，但某些肌群仍有紧张和反射亢进现象，经积极治疗可逐渐好转，无并发症。

4.临床分型

(1)轻型：潜伏期在14d以上，症状在4～7d内逐渐发展，表现为牙关紧闭，仅局部肌肉痉挛，无吞咽困难。每天肌痉挛发作少于3次。

(2)中型：潜伏期在7～14d，发病48h后才出现痉挛，在3～6d内较快进展，有牙关紧闭、全身肌肉痉挛、吞咽困难，但无呼吸困难。每天肌痉挛发作多于3次。

(3)重型：潜伏期7d内，发病在48h内出现痉挛发作，在3d内发展到高峰。表现为牙关紧闭、全身肌肉强直、频繁发作，呼吸、吞咽困难，甚至发生窒息。有交感神经功能亢进表现如多汗、肢端发冷、血压升高、心动过速、阵发性早搏等。肌痉挛发作数分钟一次或呈持续状态。

5.并发症

破伤风并发症发生率很高，其中最常见也是最危险的是呼吸系统的并发症，如窒息、吸入性肺炎、肺不张、气胸、纵隔气肿等，另外，消化道尚可发生应激性溃疡、麻痹性肠梗阻；还可发生肌肉血肿、椎体骨折、各种继发感染等。新生儿可并发肺炎、败血症。

二、诊断

1.详细询问病史

如新生儿接生的方法、受伤和伤口处理的情况等，为诊断提供依据。如果患儿已有痉挛、颈强直、牙关紧闭、角弓反张、苦笑貌等典型表现，则可确诊。如果伤口分泌物培养出致病菌，更肯定诊断。在新生儿破伤风早期，有吃奶困难、哭闹，用压舌板检查口腔，压舌用力增大，张口困难可提示诊断。

2.实验室检查

(1)血常规：白细胞总数和中性粒细胞稍增高。

(2)分泌物培养：1/3 患者伤口分泌物可培养出致病菌。

(3)脑脊液检查：外观清、细胞数正常、有轻度蛋白增加。

(4)其他：丙氨酸氨基转移酶、门冬氨酸氨基转移酶，肌酸激酶可升高。

三、治疗

破伤风治疗原则是：抢救生命，减轻痛苦，防治并发症。我国采用中西医结合治疗法，已积累了丰富的经验，成效显著，治愈率现已达到 80%以上，为世界领先水平。具体治疗与护理措施如下。

1.一般治疗与护理

(1)保持呼吸道通畅：有缺氧发绀者，应及时吸氧。对病情严重，如咳嗽及吞咽反射消失、喉痉挛、支气管内分泌物多，应及早气管切开，防止窒息。若合并肺部感染，应及时控制炎症。有呼吸功能障碍者，可应用人工呼吸器辅助治疗。

(2)维持营养：由于患儿痉挛发作时消耗能量多，加之吞咽困难又无法进食，故必须静脉补允热量及水电解质。痉挛减轻时，可试用鼻饲法维持营养。新生儿病初暂禁食，痉挛减轻后用胃管喂养。

(3)加强护理：保持室内安静、空气温湿度，避免各种刺激，如强光、响声、阵风及不必要的检查和治疗。各种护理与治疗集中在同一时间进行，加强消毒隔离，防止交叉感染，严密观察，防止坠床和压疮。放置鼻饲管的患儿，防止窒息，气管分泌物多，要及时吸引。

2.清除毒素来源

凡有伤口均需清创，清创应在抗毒素注射后 1h 进行，伤口可用 1∶5000 高锰酸钾溶液或 3%过氧化氢溶液清洗。伤口周围用 10～20kU 破伤风抗毒素(TAT)或 3kU 人体破伤风免疫球蛋白(TIC)浸润后再扩创。新生儿脐部用 1%碘酊涂擦，然后暴露于空气中，保持干燥。在脐部周围注射 3kU 的 TAT。如原发伤口就诊时已愈合，一般不需再行扩创。

3.解除痉挛

合理使用止痉药物对减少死亡起到很重要作用。若使用不当，过量亦可抑制呼吸。以下几种常用止痉药物可联合或交替使用，以保持患儿处于嗜睡状态，刺激后能醒，又不发生痉挛为主。

(1)地西泮(安定)：有中枢神经的抑制作用，作用快，维持时间短，大剂量注射会发生呼吸抑制，一般剂量安全有效，常与其他止痉剂联合应用，常用剂量 0.1～0.3mg/kg溶于葡萄糖溶液中于 24h 内静脉滴注。轻症者口服，每 3～4h 给药 1 次。

(2)苯巴比妥(鲁米那):作用慢,维持时间长,安全有效,常可与安定交替使用,剂量3~5mg/kg,肌内或静脉注射,每8~12h给药1次。如果难以控制的严重痉挛,可用异戊苯巴比妥钠,5mg/kg,用5%葡萄糖或生理盐水稀释后缓慢静脉推注,一旦痉挛缓解应立即停止注射。

(3)氯丙嗪:镇静止痛作用,可口服、肌内注射及静注,特别是静脉滴注效果更好,常用剂量0.5mg/kg,用5%葡萄糖或生理盐水稀释后静脉滴注,每6~8h给药1次。

(4)水合氯醛:作用较快,常于痉挛发作时,临时加用药。剂量10%水合氯醛0.5mL/kg,口服或灌肠。

4.抗生素治疗

其目的是杀灭伤口内可能存在的破伤风杆菌繁殖体,减少产生外毒素以及其他细菌感染。还能防止肺炎、败血症等并发症。常用抗生素为青霉素,剂量2.0×10^{5}U/(kg·d),分次静脉滴注,疗程10d。对青霉素过敏者,可用头孢菌素、甲硝唑。

5.抗毒素应用

破伤风抗毒素(TAT)和人体破伤风免疫球蛋白(TIG),前者为马血清制品,两者均能中和病灶内尚未被神经末梢运动终板吸收及游离于淋巴、血液中的破伤风毒素,以减少毒素到达中枢神经系统。

(1)破伤风马血清抗毒素:不管年龄大小、体重及伤口情况,皮肤过敏试验阴性后,一次性给抗毒血清10~20kU肌内注射或静脉滴注即够,不必重复应用。对无法彻底清创的伤口者应用剂量可为20~50kU。

(2)TIG:目前认为比较有效而安全。不必做过敏试验,因半衰期长,通常只需1次深部肌内注射,新生儿剂量0.5~3kU,年长儿3~5kU。

关于TAT与TIG鞘内或脑池内给药的疗效,评价不一,有学者用0.25kU TIG鞘内注射,疗效优于1kU肌内注射。

6.中药治疗

中药对解痉、镇静、解毒有一定疗效,中西医结合疗效更佳。常用方“五虎追风散”加减(蝉蜕、南星、金蝎、天麻、僵蚕、钩藤、葛根、白芷,每次服用时以黄酒为引),也可用“玉真散”加味、“存命汤”加减。

四、预防

尽管破伤风是极为严重的疾病,但它是完全可以预防的,只要我们预防措施到位,完全可减少和消灭破伤风的发生。

1.卫生宣教

加强劳动防护,防止工伤事故。强调受伤后用清水洗涤伤口,防止污染。创伤较深、污染较重者,应首先在附近医院彻底清创。坚持推广新法接生,是预防新生儿破伤风的重要措施。

2.被动免疫

适用于未接种主动免疫的受伤者，由于伤口较深，污染较重，应在伤后24h内注射破伤风抗毒素做被动免疫，皮试阴性后一次肌内注射1.5～3kU，若病情需要可增至5～10kU，或有条件者可采用人体抗破伤风免疫球蛋白（TIG），每次0.25kU深部肌内注射，必要时可加倍剂量。

3.主动免疫

儿童活动频繁，受伤机会多，尤其农村儿童发生破伤风机会较多，故从婴儿期即应预防接种主动免疫，常用三联疫苗（DPT），方法安全有效，不良反应少。

4.伤后免疫

经过全程基础免疫或加强免疫者，在末次注射1年半内受伤时不需注射破伤风类毒素，超过1年半者可注射破伤风类毒素0.5mL。

5.新生儿脐部不洁预防

首先是新法接生，如遇脐部处理不当者，在24h内将残留脐带再消毒后剪去一段，重新结扎，用1∶5000高锰酸钾溶液或3%过氧化氢溶液冲洗后涂以碘酊，肌内注射1.5～3kU的TAT，或75～250U的TIG。

五、预后

破伤风平均死亡率为30%，重症患者为70%，未经治疗的新生儿破伤风，病死率为70%以上。大多死于窒息、吸入性肺炎、肺不张、气管内分泌物阻塞、继发感染、心力衰竭等。我国报道的破伤风病死率显著低于国外，这与国内患者较多，治病经验丰富以及采用中西医结合的治疗方法等有关。

第三节 食管裂孔疝

食管裂孔疝是指胃通过发育异常宽大的食管裂孔突入到胸腔内。像其他部位疝一样也可以伴有疝囊、回纳，甚至于发生嵌闭现象。

儿童阶段可以发生在各年龄组，往往在食管下端病损为主。

一、临床表现

由于许多新生儿仅伴有小裂孔疝，症状不典型，往往在临床上呕吐频繁或在X线检查中才发现有裂孔疝的存在。据文献报道似乎有地区差别，男女之比约为3∶1。

典型病史即是自出生后出现呕吐，其中80%患者是在出生后第一周内，另约15%是<1个月。一般呕吐量大、剧烈，大多数患者呕吐物含血性物，往往患儿母亲描述呕吐是棕褐色或巧克力色。大出血少见，呕吐为胆汁样亦罕见。

在无症状裂孔疝中，吞咽困难症状不太常见。当大量呕吐以后反而十分愿意摄入食物，吞咽中出现不适和烦躁通常提示在食管有狭窄与溃疡形成。一半以上患儿诉上腹部与剑突区有疼痛感。

贫血可以是由于出血及营养不良而致；贫血程度往往与食管炎严重程度有关。

合伴其他先天性畸形情况：

1.先天性幽门肥厚性狭窄

据英国资料统计150例儿童食管裂孔疝中，新生儿、婴儿组5例手术中发现有先天性幽门肥厚性狭窄。

2.偏头痛和周期性发作综合征

Bonham-Carter提出一组中有12例裂孔疝发生症状典型偏头痛和周期性呕吐。

3.声门或气管异常

少数文献报道有这种异常情况。

4.智力发育延缓

据一组资料分析150例中有12例合伴有智力发育障碍，其中2例苯丙酮尿症、3例糖尿病和7例伴Down症。

除上述情况外，因食管裂孔疝可以合伴食管下端炎性改变，又可因呕吐可误吸入肺部而导致吸入性肺炎。极个别严重患者可发生纳入胸腔的胃或肠管嵌闭梗阻甚至组织坏死。

二、诊断

临床上十分可疑患者往往行X线检查即可获得明确诊断，但有时需要反复多次。当胃内充满气体和咳嗽时，有一定量的反流，这在出生后初几个月中是正常的。如持续性反流则十分怀疑是否有裂孔疝可能，可做X线检查。

放射学检查主要是提示部分胃组织通过食管裂孔进入到胸腔，在某些患儿，甚至可见腹腔其他脏器组织也可随疝入胸腔。

也有一些征象可作为滑动性食管裂孔疝的参考，如：胃食管反流、食管胃角变钝、胃食管前庭上移和增宽、胃食管前庭段呈尖幕状、贲门以上管道黏膜纹增粗、扭曲和存在食管炎等。如出现这些征象，应做仰卧头低足高位检查，以提高检出率。

此外，食管动力学检查及食管pH 24h监测、食管内镜等也是辅助了解病况的检查方法。

三、治疗

新生儿期大多数滑动性食管裂孔疝（约占90%），可以经非手术治疗而得到缓解，包括半卧坐位、少量多次喂养及增加营养等方法。而食管裂孔旁疝、经非手术治疗未得到缓解且伴严重症状的滑动性食管裂孔疝则往往需要外科手术加以纠治。

非手术治疗原则是降低腹压、防止反流和药物治疗，后者主要包括抗酸、抗胆碱药物及镇痛解痉药等。儿童食管裂孔疝除一部分轻中型滑动性食管裂孔疝外，均需要行手术修补纠治。

1.手术适应证

①有并发症的裂孔疝，如严重的食管炎、溃疡、出血、狭窄、脏器嵌顿和膈部并发症；②食管

旁疝和巨大裂孔疝;③经内科正规治疗无好转者等。

2.手术选择的原则

手术必须要求做到:①贲门复位:使腹段食管回复到膈下正常位,且保留一段正常腹段长度,一般随儿童年龄而长度不一(1～3.5cm 不等),达到能对抗腹内压,这是贲门关闭的重要机制之一;②胃固定在腹腔:固定方法多种多样,如:Hill 提出的背侧胃固定术;③建立和(或)恢复抗胃食管反流机制:除了上述膈下腹段食管有足够长度外,还要有锐性 His 角,甚至有一部分学者提出加做 Nissen 胃底折叠术,以达到抗反流目的;④将扩大的裂孔缩小:主要缝合左右膈肌脚。

目前常用手术方法是经腹裂孔疝修补术,其优点不但可达到上述原则的要求,还可以探查腹腔内其他脏器有否畸变病损,在护理上也较经胸径路术方便一些。

手术结果:裂孔疝修补术后应随访,除了临床症状有无缓解外,还应做 X 线检查,特别注意有无反流,要做食管动力学测定和 pH 24h 监测,对比术前检查情况,以明确裂孔疝修补术抗反流的改善。据文献统计术后复发率为 0.98%～4%。

儿童裂孔疝修补术的早期术后并发症主要是肺部并发症,包括肺炎、肺不张、肺脓肿和哮喘病等及其他处感染,如:切口感染、脓胸、膈下脓肿和腹膜炎等。晚期并发症除了疝复发和胃食管反流外,常见的是气胀综合征,即不能打嗝和呕吐,其原因可能与手术中损伤迷走神经有关。故在手术中对做食管下端分离折叠术时,有相当一部分临床医师喜欢再加做幽门成形术,减少胃排空阻力,有利症状缓解。当出现复发时,需再次手术回复脏器及裂孔疝修补,复发大多数由于裂孔未能关闭到适当程度或缝合线撕裂。出现食管胃连接处狭窄,可望通过食管扩张得以解决。

严重的难扩性食管狭窄可做狭窄段切除食管-食管端端吻合、食管狭窄松解补片(结肠补片、人工生物合成补片)、代食管手术等。

第四节 脐疝

一、脐疝

脐疝是一种发育缺陷,为婴儿常见疾病,其发病率在性别间无差异,未成熟儿中显著增加,尤其在体重低于 1500g 的婴儿中占 75%。脐疝在某些特殊疾病中发病率增高,如 Beckwith-Wiedemann 综合征、先天愚型等。脐疝的自愈率很高,随着年龄的增长逐渐减少,极少延至学龄期。

(一)病因

脐疝发生的原因与脐部的解剖特点有关。在胎儿期,脐环下半部通过脐动脉和脐尿管,脐环上部通过脐静脉,婴儿出生后,这些管道随即闭塞而变成纤维索,与脐带脱落后的瘢痕性皮肤相愈合,因此该部是一薄弱区。脐疝的形成还与腹壁肌肉的发育有关,在婴儿时期,两侧腹直肌及前后鞘在脐部尚未合拢，这就使脐疝更容易产生。在上述的条件下，各种使腹腔压力增高的原因，如咳嗽（百日咳、支气管肺炎）、腹泻、过多哭闹等，皆能促使腹腔内容物经未愈合的脐环外突。1 岁以下婴儿，脐疝直径大都在 1～2cm 以内，年长儿童由于疝的长期外突，疝囊和皮肤均有扩张，直径可达 3～4cm。疝囊为突出的腹膜憩室，其外仅有皮肤覆盖，腹膜与皮肤深层及脂肪组织有粘连。突出的内脏多为大网膜或小肠，囊壁与其内容之间一般无粘连。

（二）临床表现

脐疝为圆形或卵圆形的脐部局限性肿块。当小儿安静以及在卧位时，肿块即消失，在哭闹、直立、咳嗽或运动等而使腹腔内压力增高时，肿块就突出，腹腔内压力愈高，肿块愈大，疝外的皮肤愈紧张，有时呈本色透明状。以指端压迫突出部、脐疝很容易回纳入腹腔，有时可以听到气过水声，压迫时小儿无任何痛苦。以指端深入脐孔内，可以清楚地触及脐环边缘，并可估计其直径。小儿咳嗽或哭闹时，指端感到明显冲击。

患脐疝的小儿一般无痛苦，也不引起胃肠道功能紊乱。个别小儿可能有局部膨胀的不适感。小儿脐疝可并发破裂，但极其罕见。脐疝很少发生钳闭，这与腹股沟疝迥然不同。

（三）治疗

婴儿脐疝绝大多数皆可自愈。随着年龄增长，腹肌亦发达，疝孔常能逐渐狭窄而闭合，一般发生在 1～2 岁，甚至到 3～4 岁仍可指望自愈。脐环的大小与自愈的可能性有关：一般脐孔直径在 lcm 左右者，不做任何处理皆能自行闭合。但脐孔直径在 2cm 以上者，特别是有增大趋向的患者，自愈的可能性较小。脐疝的治疗常规是 2 岁以下可暂不处理；2 岁以上，小的脐疝，可试行保守疗法 3～6 个月；如果不闭合即施行手术治疗；脐环直径大于 2cm 者，建议早期施行修补手术。必须指出，用钱币压迫外突的脐孔和绷带紧扎法，不能达到辅助自愈的目的，因为小儿腹部呈球形，绷带逐渐滑脱，不能保持其位置，而且仅平面压迫疝口，故脐环仍敞开。脐疝患儿因其他原因（如斜疝）手术而要全身麻醉者，可与家属商榷是否同时修补脐疝。

手术治疗脐疝修补术：绕脐疝至上或下做半圆形皮肤切口，分离皮肤、皮下组织及两侧筋膜上的脂肪组织，显露疝囊，切开疝囊腔，切除疝囊。缝合腹膜关闭腹腔，牢固缝合两侧筋膜缘缝合皮下皮肤，用消毒纱布覆盖。脐疝修补术简单，疗效良好，而且保留了脐的正常外貌，较脐切除术要优越得多。腹腔镜下脐疝修补已有报道。脐疝修补后常规需要用腹带进行保护。

二、鞘状突畸形

1.胚胎学

胚胎早期，腹膜在腹股沟内环处向外有一袋形突出，称为腹膜鞘状突，鞘状突沿睾丸引带下降。睾丸引带是连接位于后腹膜睾丸与阴囊底部的索带。鞘状突随睾丸后下降，进入阴囊，睾丸于胎儿第 8 个月到达阴囊后，鞘突盲袋就将睾丸的大部分包裹。此时，鞘膜腔与腹腔仍然保持相通。在出生前，鞘状突先从内环部闭合，而后靠睾丸上部的鞘状突闭合，最后整个精索部的鞘膜闭塞，萎缩成纤维索。遗留睾丸部分的鞘膜形成睾丸固有鞘膜腔，与腹膜腔不再相通。

腹膜鞘状突的闭塞有时发生停顿、延迟或不完全，使鞘突管仍然保持开放或部分开放，造成疝和积液发生的可能，成为小儿腹股沟疝和鞘膜积液的病理基础。

2.腹股沟疝

小儿腹股沟疝均是斜疝，几乎都是先天性鞘突未闭，其特点是疝囊后壁与精索紧贴。不是所有开放的鞘状突都将发生腹股沟疝。据统计，1 岁以内的婴儿尸体解剖发现鞘状突未闭者占 57%，而有疝的临床表现者，数值远低于此。只有当腹腔脏器被挤入未闭鞘状突时，才形成疝。腹内压增高则是疝的诱发因素，如小儿剧烈哭闹、长期阵咳、便秘和排尿困难等。此外，小儿腹股沟管很短，约 1cm，而且近乎垂直地从内环通向外环。腹压增加时，没有斜行腹股沟管的缓冲制约作用，压力直接指向皮下。婴儿又多仰卧，两髋常屈曲、外旋、外展，使腹肌松弛，收缩力减弱，婴儿期很容易发生疝。幼儿期后，腹股沟管长度增加，而且是斜向潜行通过腹壁肌层，腹股沟管和内环的关闭制约作用逐渐增强，2 岁以后，疝的发生率就有所降低。

第五节 肠梗阻

肠梗阻指肠内容物的正常运行受阻，通过肠道发生障碍，为小儿外科常见的急腹症。由于它变化快，需要早期做出诊断、处理。诊治的延误可使病情发展加重，甚至出现肠坏死、腹膜炎，甚至中毒性休克、死亡等严重情况。

一、临床表现

各种类型肠梗阻虽有不同的病因，但共同的特点是肠管的通畅性受阻，肠内容物不能正常地通过，因此，有程度不同的临床表现。

1.症状

(1)腹痛：机械性肠梗阻呈阵发性剧烈绞痛，腹痛部位多在脐周，发作时年长儿自觉有肠蠕动感，且有肠鸣，有时见到隆起的肠形。婴儿表现为哭闹不安、手足舞动、表情痛苦。绞窄性肠梗阻由于有肠管缺血和肠系膜箝闭，腹痛往往是持续性伴有阵发性加重，疼痛较剧烈。绞窄性肠梗阻也常伴有休克及腹膜炎症状。麻痹性肠梗阻的腹胀明显，腹痛不明显，阵发性绞痛尤为少见。

(2)腹胀：腹胀发生于腹痛之后。高位小肠梗阻常表现上腹部饱满；低位梗阻的腹胀较高位梗阻为明显，表现为全腹膨胀；闭袢式肠梗阻出现局限性腹胀；麻痹性肠梗阻呈全腹膨胀。

(3)呕吐：高位梗阻的呕吐出现较早且频繁，呕吐物为食物或胃液，其后为十二指肠液和胆汁；低位梗阻呕吐出现迟，初为胃内容物，静止期较长，后期的呕吐物为积蓄在肠内并经发酵、腐败呈粪样带臭味的肠内容物；绞窄性肠梗阻呕吐物呈血性或咖啡样；麻痹性肠梗阻呕吐次数少，呈溢出性。低位小肠梗阻的呕吐出现较晚。

(4)排便排气停止：排便排气停止是完全性肠梗阻的表现，梗阻早期，梗阻部位以下肠内积存的气体或粪便可以排出。绞窄性肠梗阻可排出血性黏液样便。

2.体征

(1)全身情况:单纯梗阻的早期,患者除阵发性腹痛发作时出现痛苦表情外,生命体征等无明显变化。待发作时间较长,呕吐频繁,腹胀明显后,可出现脱水现象,患者虚弱甚至休克。当有绞窄性梗阻时可较早地出现休克。

(2)腹部检查:可观察到腹部有不同程度的膨胀,在腹壁较薄的患者,尚可见到肠形及肠蠕动波。单纯性肠梗阻的腹部虽胀气,但腹壁柔软,按之有如充气的球囊,有时在梗阻的部位可有轻度压痛,特别是腹壁切口部粘连引起的梗阻,压痛点较为明显。当梗阻上部肠管内积存的气体与液体较多时,稍加振动可听到振水声。腹部叩诊多呈鼓音。肠鸣音亢进,且可有气过水声及高声调的金属声。

绞窄性肠梗阻或单纯性肠梗阻的晚期,肠壁已有坏死、穿孔,腹腔内已有感染、炎症时,则体征表现为腹膜炎的体征,腹部膨胀,腹部压痛、肌紧张及反跳痛,有时可叩出移动性浊音,腹壁有压痛,肠鸣音微弱或消失。

直肠指检可见直肠空虚无粪便,且有裹手感,提示完全性肠梗阻;指套上染有血迹,提示肠管有血运障碍。

二、诊断

1.病史及临床表现

典型的肠梗阻有阵发性腹部绞痛、腹胀、呕吐、排便排气停止等自觉症状,腹部检查呈现腹胀、肠形、压痛、肠鸣音亢进等征象。在粘连性肠梗阻,多数患者都有腹部手术史,或者曾有过腹痛史。

2.X 线检查

(1)X 线平片检查:典型的完全性肠梗阻 X 线表现是肠袢胀气,腹立位片出现多个肠袢内有呈阶梯状气液面,出现排列成阶梯状的液平面,气液面是因肠腔内既有胀气又有液体积留形成,只有在患者直立位或侧卧位时才能显示,平卧位时不显示这一现象。如腹腔内已有较多渗液,直立位时尚能显示下腹、盆腔部的密度增高。空肠黏膜的环状皱襞在肠腔充气时呈"鱼骨刺"样,而结肠、直肠内无气。

不完全性肠梗阻 X 线征象为不连续的轻、中度肠曲充气,结肠、直肠内有气。绞窄性肠梗阻 X 线可见单独胀大的肠袢不随时间改变位置,或有假肿瘤征、咖啡豆状阴影。麻痹性肠梗阻 X 线征象是小肠和结肠全部充气扩张。

(2)消化道造影检查:钡灌肠检查用于鉴别肠梗阻的程度。结肠扩张为麻痹性肠梗阻或不全性肠梗阻,结肠干瘪细小可确定为完全性肠梗阻,但在临床上较少应用。钡灌肠还可用于疑有结肠梗阻的患者,它可显示结肠梗阻的部位与性质。

钡餐造影检查,即口服钡剂或水溶性造影剂,观察造影剂下行过程,可明确梗阻部位、性质、程度。若钡剂下行受阻或显示肠腔狭窄则明确肠梗阻的诊断。但因造影剂可加重梗阻故宜慎用。梗阻明显时禁用。

3.化验检查

肠梗阻早期化验指标变化不明显。晚期由于失水和血液浓缩，白细胞计数、血红蛋白、血细胞比容都可增高，血电解质与酸碱平衡发生紊乱。高位梗阻，可出现低钾、低氯、代谢性碱中毒。低位梗阻，则可有电解质普遍降低与代谢性酸中毒。绞窄性梗阻或腹膜炎时，血象、血液生化测定指标改变明显。

4.腹腔穿刺

可了解有无腹膜炎及肠壁血供障碍。腹腔液混浊脓性表明有腹膜炎，血性腹腔液说明已有绞窄性肠梗阻。当肠管有明显胀气或肠管与腹膜粘连时，不宜进行腹腔穿刺。

三、治疗

急性肠梗阻的治疗包括非手术治疗和手术治疗，治疗方法的选择根据梗阻的原因、性质、部位以及全身情况和病情严重程度而定。不论采用何种治疗均首先纠正梗阻带来的水、电解质与酸碱紊乱，改善患者的全身情况。

1.非手术治疗

(1)胃肠减压：是治疗肠梗阻的主要措施之一，胃肠减压的目的是减轻胃肠道的积留的气体、液体，减轻肠腔膨胀，有利于肠壁血液循环的恢复，减少肠壁水肿，使某些原有部分梗阻的肠袢因肠壁肿胀而致的完全性梗阻得以缓解，也可使某些扭曲的肠袢得以复位。胃肠减压还可减轻腹内压，改善因膈肌抬高而导致的呼吸与循环障碍。

(2)纠正水、电解质与酸碱失衡：血液生化检查结果尚未获得前，可先给予平衡盐液(乳酸钠林格液)。待有测定结果后，再添加电解质与纠正酸碱紊乱，在无心、肺、肾功能障碍的情况下，最初输入液体的速度可稍快一些，但需做尿量监测，必要时做中心静脉压(CVP)监测，以防液体过多或不足。在单纯性肠梗阻的晚期或是绞窄性肠梗阻，常有大量血浆和血液渗出至肠腔或腹腔，需要补充血浆和全血。

(3)抗感染：肠梗阻后，肠壁循环有障碍，肠黏膜屏障功能受损而有肠道细菌易位，或是肠腔内细菌直接穿透肠壁至腹腔内产生感染。肠腔内细菌亦可迅速繁殖。同时，膈肌升高引起肺部气体交换与分泌物的排出受限，易发生肺部感染。因而，肠梗阻患者应给予抗菌药物以预防或治疗腹部或肺部感染，常用的有以杀灭肠道细菌与肺部细菌的广谱头孢菌素或氨基糖苷类抗生素，以及抗厌氧菌的甲硝唑等。

(4)其他治疗：腹胀后影响肺的功能，患者宜吸氧。回盲部肠套叠可试用钡剂灌肠或充气灌肠复位。采用非手术方法治疗肠梗阻时，应严密观察病情的变化，绞窄性肠梗阻或已出现腹膜炎症状的肠梗阻，经过短暂的非手术治疗，实际上是术前准备，纠正患者的生理失衡状况后即进行手术治疗。单纯性肠梗阻经过非手术治疗 24～48h，梗阻的症状未能缓解或在观察治疗过程中症状加重或出现腹膜炎症状时，应及时改为手术治疗。但是在手术后发生的炎症性肠梗阻除有绞窄发生，应继续治疗等待炎症的消退。

2.手术治疗

手术的目的是解除梗阻、去除病因，手术的方式可根据患者的情况与梗阻的部位、病因加以选择。

(1)单纯解除梗阻的手术：这类手术包括为粘连性肠梗阻的粘连分解，去除肠扭转，切断粘连束带；为肠内堵塞的切开肠腔，去除粪石、蛔虫团等；为肠扭转、肠套叠的肠袢复位术等。

(2)肠切除肠吻合术：肠梗阻是由于肠肿瘤所致，切除肿瘤是解除梗阻的首选方法。在其他非肿瘤性病变，因肠梗阻时间较长，或有绞窄引起肠坏死，或是分离肠粘连时造成较大范围的肠损伤，则需考虑将有病变的肠段切除吻合。在绞窄性肠梗阻，如腹股沟疝、肠扭转，绞窄解除后，血运有所恢复，但肠袢的活力如何判断，方法有：①肠管的颜色转为正常，肠壁保持弹性并且蠕动活跃，肠系膜边缘动脉搏动可见说明肠管有生机；②应用超声多普勒沿肠管对肠系膜缘探查是否有动脉波动；③从周围静脉注入荧光素，然后以紫外线照射疑有循环障碍的肠管部，如有荧光出现，表示肠管有生机；④肠管已明显坏死，切除缘必须有活跃的动脉出血。

肠管的生机不易判断且是较长的一段，可在纠正血容量不足与供氧的同时，在肠系膜血管根部注射1%普鲁卡因或苄胺唑啉以缓解血管痉挛，将肠管标记后放回腹腔，观察15～30min后，如无生机可重复一次，当确认无生机后始可考虑切除。经处理后肠管的血运恢复，也显示有生机，则可保留，必要时在24h后应再次剖腹观察，如发现有局灶性坏死应再行切除。为此，第一次手术关腹时，可采用全层简单缝合的方法。

(3)肠短路吻合：当梗阻的部位切除有困难，如肿瘤向周围组织广泛侵犯，或是粘连广泛难以剥离，但肠管无坏死现象，为解除梗阻，可分离梗阻部远近端肠管做短路吻合，旷置梗阻部，但应注意旷置的肠管尤其是梗阻部的近端肠管不宜过长，以免引起盲袢综合征。

(4)肠造口术或肠外置术：肠梗阻部位的病变复杂或患者的情况差，不允许行复杂的手术，可在膨胀的肠管上，亦即在梗阻部的近端肠管做肠造口术以减压，解除因肠管高度膨胀而带来的生理紊乱。小肠可采用插管造口的方法，可先在膨胀的肠管上切一小口，放入吸引管进行减压，但应注意避免肠内容物污染腹腔及腹壁切口。有时当有梗阻病变的肠袢已游离或是肠袢已有坏死，但患者的情况差不能耐受切除吻合术，可将该段肠袢外置，关腹。待患者情况复苏后再在腹腔外切除坏死或病变的肠袢，远、近两切除端固定在腹壁上，近端插管减压、引流，以后再行二期手术，重建肠管的连续性。

四、预后

预后与早期诊断、早期治疗密切相关。一般单纯性肠梗阻患儿在矫正脱水酸中毒后，手术治疗效果良好。但绞窄性肠梗阻则取决于手术治疗的时机，若抢救不及时，可危及生命。切除坏死肠管过多，后遗短肠综合征，影响患儿的生长发育，预后较差。

参考文献

[1]刘春峰.儿科诊疗手册[M].3版.北京:科学出版社,2020.

[2]罗小平,刘铜林.儿科疾病诊疗指南[M].3版.北京:科学出版社,2020.

[3]石一复.实用妇产科诊断和治疗技术[M].2版.北京:人民卫生出版社,2020.

[4]吴小川.儿科临床思维[M].3版.北京:科学出版社,2019.

[5]刘春峰,魏克伦.儿科急危重症[M].北京:科学出版社,2019.

[6]徐光霞,秦山红,赵群.临床妇产科诊疗技术[M].北京:世界图书出版社,2019.

[7]卢淮武,陈勍.妇科肿瘤诊治流程[M].北京:人民卫生出版社,2019.

[8]马丁.妇产科疾病诊疗指南[M].3版.北京:科学出版社,2018.

[9]谢幸,孔北华,段涛.妇产科学[M].9版.北京:人民卫生出版社,2018.

[10]徐丛剑,华克勤.实用妇产科学[M].4版.北京:人民卫生出版社,2018.

[11]夏慧敏,龚四堂.儿科常见疾病临床诊疗路径[M].北京:人民卫生出版社,2014.

[12]王卫平,孙锟,常立文.儿科学[M].9版.北京:人民卫生出版社,2018.

[13]朱翠平,李秋平,封志纯.儿科常见病诊疗指南[M].北京:人民卫生出版社,2019.

[14]冯晓玲,韩凤娟.妇科疾病辨治思路与方法[M].北京:科学出版社,2018.

[15]郁琦,罗颂平.异常子宫出血的诊治[M].北京:人民卫生出版社,2017.

[16]贾晓玲,宋立峰,林森森.妇产科疾病临床诊疗技术[M].北京:中国医药科技出版社,2017.

[17]王建六.妇科泌尿学与盆底重建外科[M].北京:人民卫生出版社,2017.

[18]郎景和.妇产科学新进展[M].北京:中华医学电子音像出版社,2017.

[19]夏志军.女性泌尿盆底疾病临床诊治[M].北京:人民卫生出版社,2016.

[20]江忠,宫琦.简明儿科常见疾病诊疗及护理[M].上海:同济大学出版社,2014.

[21]杨欣,鲁永鲜.女性盆腔疾病诊治掌中宝[M].北京:北京大学医学出版社,2020.

[22]李旭,徐丛剑.女性生殖系统疾病[M].北京:人民卫生出版社,2015.

[23]冯力民,廖秦平.妇产科疾病学[M].北京:高等教育出版社,2014.